U0229376

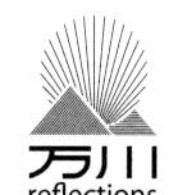

一步万里阔

Bodies Politic:

Disease, Death and Doctors in Britain, 1650—1900

病人、医生、江湖郎中：近代英国的医疗与社会

[英]罗伊·波特 著

欧阳瑾 译

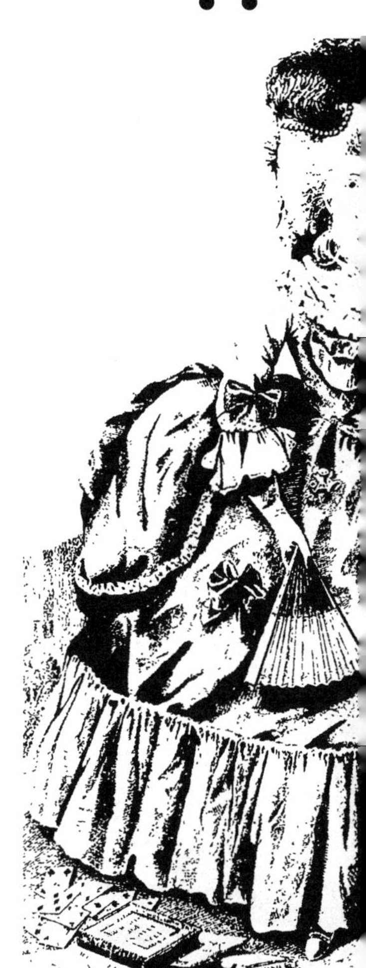

中国工人出版社

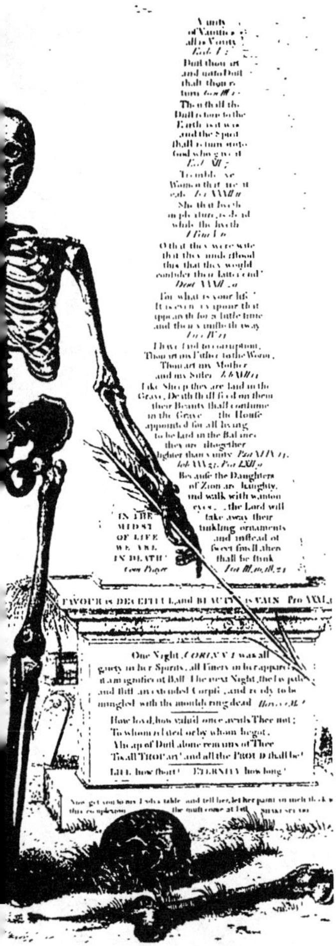

Vanity of Vanities, all is Vanity!

Dust thou art and unto Dust shalt thou return

Then shall the Dust return to the Earth as it was, and the Spirit shall return unto God who gave it

Tremble ye Women that are at ease

She that liveth in pleasure is dead while she liveth

O that they were wise that they understood this that they would consider their latter end!

For what is your life? It is even a vapour that appeareth for a little time and then vanisheth away

I have said to corruption, Thou art my Father: to the Worm, Thou art my Mother and my Sister

Like Sheep they are laid in the Grave; Death shall feed on them: their Beauty shall consume in the Grave ... the House appointed for all living ... to be laid in the Balance they are altogether lighter than vanity

Because the Daughters of Zion are haughty, and walk with wanton eyes ... the Lord will take away their tinkling ornaments ... and instead of sweet smell there shall be stink

IN THE MIDST OF LIFE WE ARE IN DEATH!

FAVOUR is DECEITFUL, and BEAUTY is VAIN

One Night CORINNA was all gaiety in her Sports, all Finery in her apparel ... at a magnificent Ball. The next Night she lay pale and stiff an extended Corpse, and ready to be mingled with the mouldering dead.

How lov'd, how valu'd once avails Thee not;
To whom related or by whom begot,
A heap of Dust alone remains of Thee
'Tis all THOU art! and all the PROUD shall be!

LIFE how short! ETERNITY how long!

谨以此书

献给Natsu

我一生的挚爱

这些文件，交给了一群能够巧妙地从词语、音节和字母中找出其神秘意义的高手。比如，他们可以破译出“马桶”是指“枢密院”，“鹅群”是指“参议院”，“瘸腿狗”是指“侵略者”，“瘟疫”是指“常备军”，“秃鹰”是指“大臣”，“痛风”是指“大祭司”，“绞刑架”是指“国务大臣”，“便壶”是指“贵族委员会”，“筛子”是指“宫女”，“扫帚”是指“革命”，“捕鼠夹”是指“官职”，“无底洞”是指“财政部”，“阴沟”是指“朝廷”，“小丑”是指“宠臣”，“折断的芦苇”是指“法庭”，“空酒桶”是指“将军”，“脓疮”是指“政府”。

——乔纳森·斯威夫特

《格列佛游记》，1726

目 录

前　言

撰写本书的想法，源自数年前一种职业觉醒在我脑海中一闪而过的瞬间。尽管在整个职业生涯中，我一直都以历史学家自居，可我当时突然意识到，自己从来没有认真审视过图画在历史研究中的作用，或者说，从未正视过图像证据对于研究历史的意义。

如此之迟认识到这个盲区，其实并不意外。我们这些历史学家，往往都是古腾堡的弟子，深陷于文字织就的网络之中不能自拔。我们会细细研读书面资料，用文字证据支撑我们的论点，用平平淡淡的文章表述自己的研究结果、得出定论。事实上，在纸张上撰文就是我们这个行业所用的原材料与工具。这一点，在大多数情况下听起来都是言之有理的，因为它反映了历史的一个关键真相：创造历史，就意味着把自己也写进历史。虽然笔杆子的力量可能永远不会真正强于刀剑——这是写作之人多么伟大的一种痴心妄想啊！——但笔杆子通常都算得上是强者的得力助手。如今，大多数学者所研究的精英人士，都已通过书吏之手与铭文、账簿、信件，最后的挽歌、讣告与方尖碑而永留史册。自古以来，我们的世界一直以理性为中心，被“有书籍的民族”及其“写作就是力量”的哲学所主导，如今依然如此。

诚然，文化势利主义者向来都瞧不起纯粹的视觉性资料。我们常说，表象具有欺骗性；我们常说，美丽很肤浅，只会吸引眼球而不会吸引心灵；我们常说，图画是什么，不就是洞穴崖壁上若隐若现的有趣阴影，不就是对真实情况的拟像或者歪曲吗？[1] 几个世纪以来，柏拉图主义和犹太－加尔文主义毫不留情地打破传统观念，不信任“表象”与“外观”，已经获得了巨大的权威性。其中，以憎恶偶像崇拜的思想最为显著。文字备受世人推崇的优越性，则进一步强化了人们的偏好，比如认为精神胜于躯体、理智胜于感官、书籍胜于肉体。反过来，这些价值判断全都支持（抑或削弱了）公认的真理和社会等级，尤其是支持（抑或削弱了）有文化的男性（即“阳物之笔”）对他们所描绘的女性的统治权。[2] 即使到了如今，人们也依然普遍认为，看书要比看电视或看电影（这个词很能说明问题*）“更好”，而对于那些“放在咖啡桌上做做摆设”，即带有插图装饰的通俗书籍，学术界仍然会嗤之以鼻。不可否认的是，这些问题都很复杂，简单的说教对解决它们并无裨益。[3] 然而，我们完全可以说，在这些偏见的影响之下，众多历史学家（包括我自己）却仍然深受一种古怪的、甚至是有意为之的“近视”所困，出版机构的财务人员则助长了这种“近视”，因为他们都担心，使用图画会导致书籍的价格变得昂贵。

这次顿悟促使我萌生了一种渴望，让我想要深入探究我的历史研究领域里一直以来被忽视的一隅。数十年来，我都在致力于研究

* 这里原文用的是习语“go to the pictures”（去看电影），其中的 picture 本义指“图画”，故作者才有此说。——译者注（若无说明，此书脚注均为译者注）

英国“漫长的 18 世纪”的医学领域，包括病人、医生、治疗方法，以及关于身体生病与健康的各种观点。不过，我始终囿于文字资料的研究。如今我却开始思索，图画究竟会揭示什么？它们会不会诠释并强化那些标准的历史故事？它们会不会让人产生一些另类的或者不同的“解读”？假如每幅图画都包含一个故事，那么，我们目前可用的图画会讲述什么故事？

出于文化与技术两个方面的原因，漫长的 18 世纪掀起了一场创作图画的热潮，不管是小说与通俗读物中的插图、地形版画、体育版画、技术绘图、讽刺漫画、解剖图集、商业名片，还是威廉·布莱克极其鄙视的对脸部彩绘的普遍喜好，都纷纷涌现。[4] 与此同时，捍卫新潮的人则满怀希望，认为图画传播光明的作用并不逊于语言与文字。与荷兰同行不同的是，英国的艺术家直到 18 世纪才开始创作出一些涉及医学主题的作品。[5]

可没过多久，我就对自己的愚笨大感震惊，因为我竟然想把图像证据完全孤立在其他类型的证据之外来加以处理——这完全就是荒唐地重复自己以前目光短浅的做法，只不过这一次正好相反！我的初步研究十分清楚地表明，视觉信息与文字是同一种文化的两面。比如，乔治王朝时期的讽刺版画中就充斥着文字，而我目前正在浏览的许多医疗场景图画，也都属于诗歌、戏剧或者小说中的说明性插画。[6]

以前的图画，并不是独立于文字、旨在让不识字的人能够理解文字作品的创作。相反，在当时，文字与图画紧密结合。不过宏大的历史绘画一般不会采用这种方法，并不会用很多文字进行连续不断的评论，以说明画中的英雄或者神话人物。从事美术创作的人会

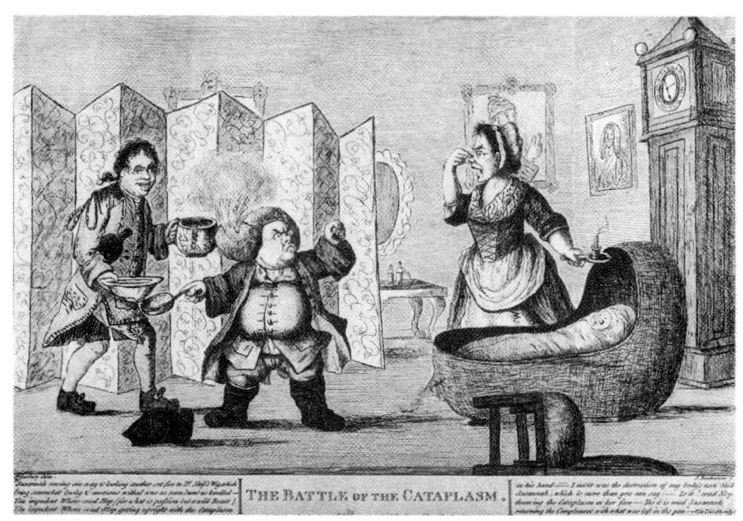

《膏药之战》，詹姆斯·布雷瑟顿，1773。

图中文字如下。苏珊娜一边骂骂咧咧，一边看着另一个方向，不小心点燃了斯洛普医生的假发。假发有点浓密和油腻，很快就烧了起来。盛怒之下的斯洛普就像一头野兽，他一边大叫："你这个无礼的娼妇！"一边拿着膏药站起身来。"我从来没有碰坏过哪个人的鼻子，"苏珊娜说道，"您不能那样说！""是吗？"斯洛普大声说道，将膏药朝她的脸上扔了过去。"是的！"苏珊娜尖叫着，用锅里剩下的东西进行反击。

配文出自劳伦斯·斯特恩的《项狄传》。当时项狄难产，大家乱作一团，女仆苏珊娜点燃了产科医生斯洛普的假发，斯洛普则把一团膏药扔到了苏珊娜的脸上。这幅版画与小说差不多是同一时期的作品，印行之后，这场冲突还被改编为一出戏剧中的一幕。

习惯性地给自己的画作或者雕塑作品冠以标题、添加座右铭、贴上标签或引用文学语录，他们的作品中往往充斥着文化典故。如今，将语言与视觉信息结合起来属于惯常做法，如大开本的单页诗作、带有插图的小说与权威著作、商业广告甚至是墓碑，皆是如此。[7]

因此，我的研究很快发生了变化。我原以为研究对象是成堆的图片，但实际上它们已演变为如何使用图文结合的方式阐释生理与医学问题。我也十分清楚地认识到，探究视觉证据的目的是丰富我们对文化表征（cultural representation）的理解，而不要指望图画资料会打开一扇扇隐秘历史的窗户，无论是风俗画、雕塑作品还是外科手册中的版画，都不例外。[8]本书分析的图画资料，凑巧留存于岁月深处，让我们能不受干扰地一窥过去种种隐蔽的现实。本书展示的医生的图画与病人的寓言故事，并不是那个业已失落的世界的一次成像照片，而是具体场景中的鲜活人物，是一个个在文化舞台上昂首阔步的角色。从内容和形式上看，这类图画均深受道德隐喻与漫画传统的影响，经由解释性的手法，体现了当时的话语实践与审美期望。不管是文字资料还是图画资料，所有呈现都是人为的。诚然，接下来我们进行的是对真实事物的探究——但前提是，我们得承认一切表征皆为现实。[9]还要说明一点：本书并不会自诩为一部艺术史之作，根据艺术实践来诠释图画的问题，有待更加训练有素、更具慧眼的人去解决。我对视觉资料的兴趣，在于将其融入更加广阔的文化背景之中。

最后我想指出，本书以我此前的作品为基础撰写而成。在此前的 4 部作品中，有两部是与多萝西·波特合著，它们探究了英国近代早期的病人（包括疯病患者）与医生之间的关系，梳理了人们在信件、日记、杂志和自传中所记载的态度与行为。[10] 相比之下，本书的核心主题则是图画与文字记录中的人物与形象，也就是被大众消费、媒体建构及公众身份创作出来的典型患者与医生。我相信，非正统医疗（Unorthodox Medicine）在本书中会得到应有的评价，只不过，若想了解关于这个主题的更多内容，还得请读者参阅本人的其他作品。[11]

1　尘世舞台

艺术史家已经注意到，18 世纪的画家都喜欢利用文字暗示，让人们去深入探究其作品。[1]不妨以威廉·荷加斯的《妓女生涯》系列版画中的第五幅为例：其中绘有两位态度倨傲的医生，他们头戴华丽的假发，脚穿带扣之鞋，袖口有蕾丝花边，手持藤杖，正在争执不休；与此同时，身裹毛毯、患有梅毒的女主人公莫尔·哈克庞特，却在他们的争吵中咽下了最后一口气（参见图 1.1）。那两个蠢货究竟是谁呢？对此，世人一直激烈争论，尤其是对于那个趾高气扬地用手杖敲击着药瓶的家伙的身份。他是不是约书亚·“斑点”·沃德，即当时那个最气派的江湖郎中呢？[2]或者，此人是不是像大多数人认为的那样，是理查德·洛克医生？这些人的理由，就在于画中右侧痰盂旁的煤斗顶上放着一张写有“洛克医生”的纸，纸上摆着莫尔的几颗牙齿，想必，正是洛克那种备受吹捧的水银梅毒疗法的副作用，才使得莫尔的牙齿脱落了。打翻的桌子旁还有一张传单，上面写着“止痛项链实用方案”几个字，这是当时治疗出牙期幼儿疾病的流行疗法，也是治疗梅毒这种“隐疾”的方法。[3]同时，壁炉旁还散落着一些碗、药瓶和一个灌肠袋。

洛克出生于 1690 年，因其“无与伦比的药剂”（即“唯一的性

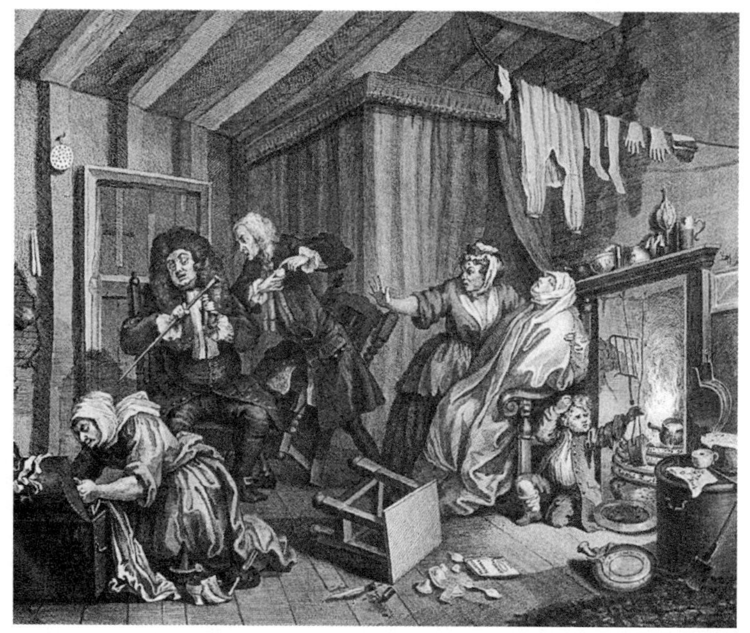

图 1.1　《妓女生涯》，威廉·荷加斯，1732。

莫尔·哈克庞特坐在炉边，身上裹着发汗毛毯，已经奄奄一息，两名医生则在一旁争论着（人们认为，这两人分别是理查德·洛克和让·米苏宾），用于治疗性病的各种流行药品散落在地板上。当时的医生曾把水银当成治疗梅毒的“流涎疗法”中的药物，导致病人的牙齿松脱。莫尔的几颗牙齿，就放在一张带有洛克医生之名的纸上。一名妇人正在照料莫尔，另一名妇人则开始提前准备寿衣。

在《向芬奇利的进军》和《一日四时之早晨》两幅作品中，荷加斯再次提到了洛克。

病解药”）而臭名昭著，该药剂被吹嘘为“治性病的出色特效药”。此人在当时可是赫赫有名的大人物，其形象经常出现在版画之中（参见图 1.2）。戈德史密斯曾如此描述说：

> 这位了不起的人物，身材矮胖，走起路来左摇右晃。此人在画作中的形象，通常都是坐在他那扶椅上，食指和拇指捏着一个小瓶，四周则是腐烂的牙齿、钳子、药丸、药包和药罐子。他称自己的医术无人能及：“您的病情绝对不会恶化，所以不用紧张，放心好了，我会治好您的。”

版画家和杂文作家自然都希望利用典故来嘲讽洛克和其他一些知名度很高的江湖郎中，不过后者也十分懂得如何让自己声名远扬。[4]

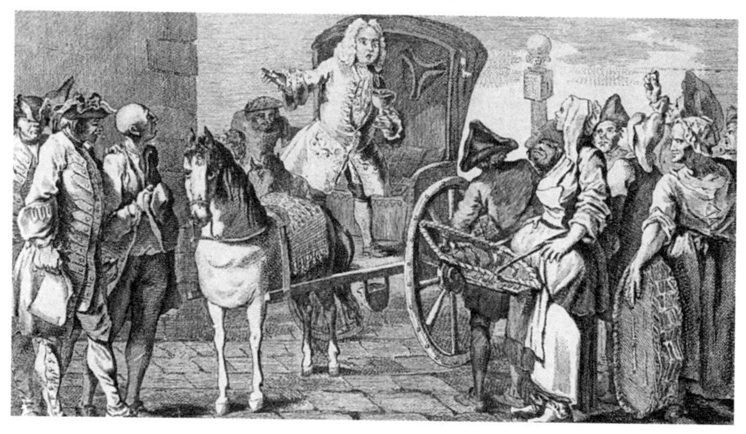

图 1.2 《科芬园的洛克医生》

一名男子抱着书，书名为《洛克医生的52法》，一名孕妇则在售卖“杜松子酒”（即当时的“大众烈酒”）。

人们通常认为，那个从椅子上跳起来为其药丸进行辩解的家伙，就是臭名远扬的让·米苏宾医生。据说，此人也出现在荷加斯的《时髦婚姻》系列版画中的第三幅中，只不过伪装成了年老矮胖、罗圈腿、牙齿掉光的“蒙·德·拉·皮卢勒”（参见图 1.3）。该系列版画中的反面人物、患有梅毒的贵族斯坎德菲尔德子爵前去看病的场所，据说就是米苏宾位于科芬园圣马丁巷 96 号的住宅。在这幅版画中，荷加斯绘满了各种医疗用品：解剖标本、埃及的木乃伊、独角鲸的长牙、理发师的剃须盆、两台古怪的机器、一个尿壶、一个脑

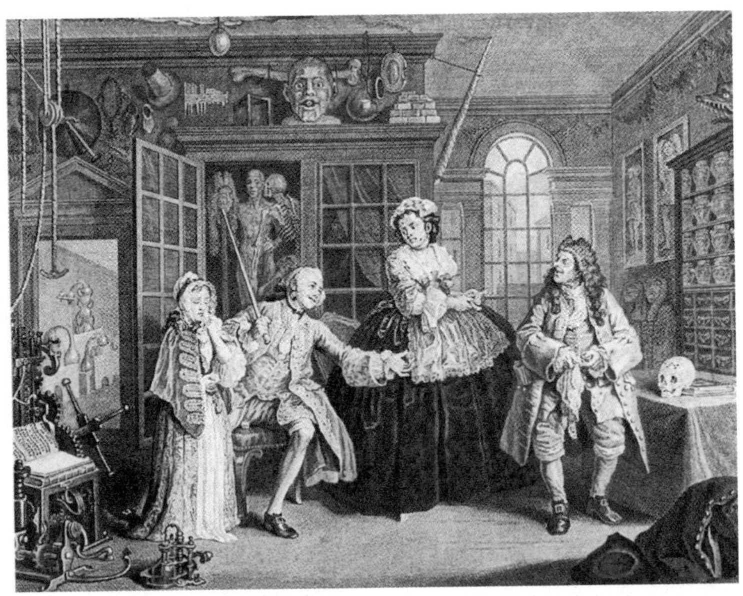

图 1.3　《时髦婚姻》，威廉·荷加斯，1745。

在江湖郎中让·米苏宾的这座“博物馆”里，斯坎德菲尔德子爵正将一个药盒递给一位年轻女子，其中很可能装有一种专治性病的药物。图中的机械装置里，有一台肢体脱臼矫直器。屋檐之下，还伏有一条象征着传统药剂师的鳄鱼。

积水患儿的脑袋、破梳子、一杆标枪、一副盾牌和长矛，以及其他各种炫耀米苏宾医疗水平和社会地位的俗丽之物。[5]

如果人们对画中人物身份的鉴定是对的，那么，荷加斯就是在巧妙地对那些自命不凡的医生进行讽刺挖苦。他的创作前提，无疑带有一丝嘲讽江湖郎中的意味，但这位可笑自负的米苏宾——在《汤姆·琼斯》一作中，亨利·菲尔丁曾称："他经常说，自己的真正目标就是让世人都'向天下名医米苏宾大夫致敬'。"——其实却是一位"正规的"内科医生，1719 年毕业于法国一所大学，并且获得了英国皇家内科医生学会颁发的行医执照。[6] 荷加斯一如既往地糅合表象与现实，从而让我们推断出，那些招摇、卖弄的正规医生是真正的江湖骗子。于是，他的文字—视觉双关手法就会激发我们去深思：这些版画的含义，远比我们眼睛看到的要丰富。

书名、题词、图注和其他一些零碎的文字，经常被植入版画当中。乍一看去，这样做的目的是让观众了解艺术家要传达的信息，可实际上却是通过视觉上的双关、不和谐的并列与双重含义，在观众心里播下怀疑的种子。[7] 不妨以乔治·克鲁克香克的《忧郁之魔》（参见图版 1）为例。一位神情忧郁的绅士坐在壁炉旁，炉中空无一物，只有一份长长的账单。此人身穿睡袍，头戴帽子，脚趿拖鞋，被各种各样的麻烦包围着：一名法警给他送了一张传票；一名刽子手把绞索套到了他的脖子上；一个魔鬼还殷勤地递给他一把割喉所用的剃刀。他的脚边，一名身材矮小的教区执事陪着 3 名孕妇，而在一位骨科医生的带领下，一名殡葬从业者带着一具棺材向他奔来。墙壁之上，挂着沉船事故、火灾以及主人公被一名悍妇追赶的画作。椅子旁放着一本书，名叫《倦怠》，书架上还有两本，分别是《人生之苦难》与《家庭医疗》。

这是一幅充斥着各种征兆的画作，我们必须悉心审视。为什么这位绅士会面临着刽子手与法警带来的灾难性征兆？我们该如何看待画中的那几本书？其中两本书的书名，含义不言而喻。《倦怠》是玛丽亚·埃奇沃思所作的一部小说；詹姆斯·贝雷斯福德的《人生之苦难》，则通过赛恩西蒂夫和特斯提*抱怨人生多磨难的对话，幽默风趣地记录了人类的种种愚蠢之举。

不过，第三本书又该如何理解？1769 年，内科医生威廉·布臣（William Buchan）出版了他的《家庭医疗》（*Domestic Medicine*）一书，作为其理性健康观点的宣言。布臣虽是爱丁堡大学培养出来的正规医生，但他公开抨击了自己所在行业的约束性做法和神秘化之处，希望向所有人"揭露"医学，并且拥护一种大胆的医学平民主义，致力于对民主知识与人类权利作出贡献。他认为，"治疗"被医学阴谋集团垄断和歪曲得太久了，只要病人摒弃医疗界限定的、复杂烦琐的过度用药，选择自助自救、简单的疗法、朴素的饮食、卫生和自律，健康就掌控在每个人自己的手中。

《家庭医疗》大受欢迎，持续出版发行了 90 年之久。据说当时每个苏格兰小农场里都收藏有两本书，就是布臣的这部作品和《圣经》。[8] 那些为忧郁所困的可怜之人或许将此书视作一种安慰，视作身体健康的一道护身符。然而，克鲁克香克却指出了一种完全相反的情况：实际上，阅读医疗书籍可能是一种错误，会让人变成悲观

---

*两人的姓名都带有双关义。"赛恩西蒂夫"（Sensitive）指"敏感"，"特斯提"（Testy）指"暴躁易怒"，它们属于人类的两大弱点。此处从音译。

的疑病患者，甚至会准备割喉自尽。的确，医学著作本身就提醒过，轻易阅读此类作品，最终有可能走向病态。[9]果真如此的话，焦急的观众或许会想：集中注意力观看诸如《忧郁之魔》这样的版画，会不会也很危险？画中的各种警告，会不会于人有害？

1768年，广受欢迎的演员兼剧场经理塞缪尔·福特演了一出名叫《瘸腿魔鬼》的滑稽剧。[10]此剧嘲讽的现象在乔治王朝时期随处可见，即医学界与法律界种种愚蠢的自大浮夸。该剧以一幕让伦敦戏迷感到激动的情节达到了高潮：1767年，英国皇家内科医生学会中持有执照的开业医生掀起了一场街头示威活动，抗议学会中的资深成员在那个令人敬畏的机构内部的权力垄断（参见图版2）。[11]在福特的这出戏剧中，有一幕是一群律师和医生正在凝神细看一张画：

> 斯奎布*：多么漂亮的版画啊，伙计们！这是刚从印版上取下来的，来摸一摸吧，湿乎乎的，好像可以拧出印油来。
>
> 朱力普：请问，好博士，主题是什么呢？我不明白。
>
> 斯奎布：不明白？哎呀，这不是明摆着的事吗。用脑子想一想，你这个笨蛋！你看不出来吗？瞅瞅标题，你这个小淘气！不过，你没有眼镜，可能看不见。我来看看吧，《国家庸医，或者不列颠尼亚**将死》，明白了吗？
>
> 朱力普：明白了。

---

* 此处引文中的名字都有双关义。“斯奎布”（Squib）本义是指“嘲讽，讽刺性的文章”；“朱力普”（Julep）本义是指“糖浆药水”；“阿波泽姆”（Apozem）本义是指药物的“煎剂”。

** 不列颠尼亚（Britannia），大不列颠或大英帝国的拟人化象征，为手持三叉戟、头戴钢盔的女战士形象。

斯奎布：你看，她直挺挺地躺在一张小床上，根据床头的那副盾牌和长矛，你可以推测她就是不列颠尼亚。

阿波泽姆：显而易见，整个世界似乎都很不对劲。

斯奎布：说得好，小阿波泽姆！我看你很有眼见。她患的是嗜睡症，你瞧她病得多厉害，手都放到了头上，你明白了吗？

朱力普：明白了，明白了。

斯奎布：那就好，看看她左手边的那个人，就是把药剂灌到她嘴里的那个人，应该是在给她喂鸦片酊，好让她更快睡着。

朱力普：鸦片酊！使用得当的话就是一剂良药，我还记得，有次给一个牙关紧咬的人喂过……

斯奎布：去你的牙关紧咬吧！别再胡说，你这个狗东西！我倒希望你牙关紧咬呢！该死，我都忘记自己要说什么了……你们看到跟那帮可怜的家伙站在一起的瘦个子，就是手里拿着稻草的人了没有？

阿波泽姆：显而易见。

斯奎布：他应该是要……他在用那根稻草挠她的鼻子，要唤醒不列颠尼亚。不列颠尼亚一惊，猛地一跳，把喂药人手里的那瓶鸦片酊撞掉了。所以，你们看，那些人把不列颠尼亚从死亡中拯救了出来。

朱力普：是，是。

斯奎布：嘿！你细想一下其中的讽刺意味，我认为相当尖锐，对不对？

朱力普：我没法说我完全明白……那是……那是……

斯奎布：没明白？我真是太傻了，竟然把时间浪费在一个笨蛋身上！我也没法在红里昂广场看一本新出的小册子了，6点钟我必须赶到军士旅馆，去给两名临时印刷做保释辩护。

阿波泽姆：可是，斯奎布博士，您似乎忘了医生学会的情况，忘了您的同胞。

斯奎布：我可没时间去注意他们那些鸡毛蒜皮的争吵，这个国家！这个国家！阿波泽姆先生，这个国家真让我忧心呢。[12]

我没有找到一幅与福特的描述完全吻合，且标题叫作《国家庸医，或者不列颠尼亚将死》的版画。[13]然而，很多作品都大致描述过上文提及的场景，即带有象征意义的不列颠尼亚萎靡不振，因假医生（即政客们）而染病，被他们忽视或者毒害，最终，她会被一个英雄人物所拯救。1804年，吉尔雷所作的版画《死神与医生之间的不列颠尼亚》（参见图版4），揭示的则是国家正在接受医生（即政客们）的"治疗"，或者更准确地说，是在受到后者的虐待。[14]吉尔雷因亨利·阿丁顿的下台而得意，其创作暗示了这位前首相的"灵丹妙药"（即"撰写草案"）已经将虚弱不堪的不列颠尼亚置于坟墓边缘——死亡被他拟人化，成了正准备入侵英国的大敌拿破仑。直到不列颠尼亚的前"主治医生"小皮特重新掌权，把阿丁顿撵出了下议院，同时将查尔斯·詹姆斯·福克斯臃肿的身体踩在脚下之后，国家才得到拯救。图中的皮特就像挥舞一盏灯笼那样，手中高舞着一瓶"宪政光复"的"药水"，口袋里则露出了一本《恢复健康的艺术》。丢弃在地上的，是"辉格党药丸"（Whig Pills，实际上是骰子，因为福克斯是一个臭名昭著的赌徒，辉格党则是他的一场豪赌），而在福克斯高高举起的手中，除了假药，还有某种"共和制香脂”。[15]

福特的这部滑稽剧及其引发的问题，揭开了我撰写本书的序幕。提到一幅名为《国家庸医》的版画，本身就足以让乔治王朝那些关注新闻、八卦和流言的戏迷们竖起耳朵了。[16]福特在本剧中用的手法并非典型的“戏中有戏”，而是“戏中有画”。让观众发笑的，是唠唠叨叨的威尔士律师斯奎布与朱力普、阿波泽姆这两位药剂师，针对画中难以理解的文字展开的争执——正如洛克与米苏宾之流：病人在他们眼前咽了气，他们却还在为各自的诊断和疗法争吵不休。既然探究此类版画以及类似的文化产品的意义是本书的主题，那么，最终的笑柄有可能就成了我，以及你们这些读者：我们是不是都属于斯奎布和朱力普之类的人呢？因为“叙述的正是你的故事”*。

当然，对画作意义的争论清楚地表明了当时的所谓专业人士的愚钝：假如他们连版画都看不懂，那么，人们又为何要相信医生能够诊断疾病呢？这群目光短浅、自以为是和争论不休的人自诩为贤明的政治家，因深谙统治之术而沾沾自喜，并且以他们对画作的解读证明了自己是好公民为傲，这是多么荒谬！福特这部滑稽剧所嘲讽的医生，正是当时的版画和小说所讥讽的人在舞台上的形象。

通过解读克鲁克香克的漫画、福特的滑稽剧以及其他类似资料，本书提出了一些问题，涉及如何描述英国后复辟时代的身体与医学这两个主题。当时的医学，承载着哪些象征意义？身体与治疗实践

---

* 原文为拉丁语“*De te fabula narratur*”。出自古罗马诗人、批评家兼翻译家昆图斯·贺拉斯·弗拉库斯的《讽刺诗集》。

又如何为更广泛的政治与国家话题提供隐喻性写照？卫生与社会两方面的重大发展，使这些问题成为当时亟须解决的问题。

在近代早期，没有人能无视疾病的侵袭。每个人都行走在死亡的阴影之下。实际上，能活下来就算是在世者的万幸了，因为逝去的人不计其数，尤以婴儿和幼童为甚。王政复辟时期，英国暴发了300年来最严重的一场瘟疫，仅仅是从1665年至1666年，伦敦就有1/8的人口死亡。虽说瘟疫带来的威胁在偶然之间消退了，但可怕的天花与其他热病每年仍会夺走数万人的性命，而佝偻病与白喉等所谓的“新疾病”也日益严重。[17] 刚刚生产完的母亲，纷纷死于产褥热；痢疾热导致年幼者夭折，有高达2/5的儿童死于5岁之前；青少年感染天花；痛风、风湿和呼吸系统的疾病则让老年人苦不堪言。[18] 海港和工业城镇的兴起，导致了新的“秽病”；肺结核这种“白色瘟疫”，变成了屠戮城市居民的可怕杀手。[19] 乔治王朝时期，英国因神经质、歇斯底里和精神失常等疾病高发而臭名昭著，它们被统称为“英国病”（English Malady），这让这个岛国获得了“欧洲疯病和自杀中心”的恶名。[20]1767年，大卫·加里克曾向他的哥哥乔治无奈地说道：“生病——生病——生病……噢，生病——生病——呕吐！”劳伦斯·斯特恩的《项狄传》则在文学上进行了呼应：“生病！生病！生病！生病！”这种情况，实在是不足为奇。[21]

此外，当时的人还认为，医学几乎没有什么能力来防范这些威胁——医生的医术，似乎是一面不堪一击的纸盾牌（参见图版3）。“学术医学”（learned medicine）借鉴了希波克拉底和盖伦留下的遗产，并且建立在数个世纪的经验之上，其以临床敏锐性为傲，如今依然十分重视通过调节饮食和进行锻炼来管理健康。这种医学理念的治疗原理，就在于利用通便、发汗、催吐以及理发师兼外科医生进行的放血仪式，让人排出体内的有毒物质，旨在恢复身体“平衡”和增强体质。他们曾使用几十种药物，从草本的“单方”到掺有锑、汞和其他有毒成分的化学、矿物和金属制剂，不一而足。其中一些药物属于有用的缓和剂，从带来的“戏剧性”效果（比如通便与催吐）这个意义来看，许多药物也都“有效”。不过很少有药物像抗生素那样“有效”，它们无法彻底杀死导致感染的微生物（当时，微生物完全不为世人所知）。总体而言，自古代以来，医学挽救生命的本领几乎没有什么进步。外科手术的情况也差不多。不可否认，当时的外科医生实施了许多有益的外科手术，比如包扎伤口、割开疖疮、安装疝气带、拔牙，以及前面刚刚提到过的放血。然而历史已经表明，除了最简单的伤口或骨折，其余的所有外伤最终都会受到感染，或者变成坏疽。因此，当时的手术范围非常有限，不过即使这样，手术也经常导致一些令人痛苦不堪、有时甚至会致命的并发症。

在这种情况下，世人对医疗行业感到喜忧参半便不足为奇了。内战时期的激进派认为，掌管着伦敦皇家内科医生学会的腐败集团已经让医疗走上了歧途。该学会于1518年获得特许成立。批评者宣称，学会的寡头控制着医生的会员资格、监管着城市的医疗业务，对一些更新、更好或更便宜的治疗方法的推广形成了阻碍，其中就包括坚定维护阿维森纳经典著作的帕拉塞尔苏斯所倡导的疗法。宗教煽动者洛多维克·马格尔顿曾发牢骚说，医生是“世间最大的骗子”。[22] 类似的批评，长期以来都不绝于耳。

英国的医学界确实没有自鸣得意的理由。当时，顶级的医生都是在国外接受教育，主要是法国和意大利，后来还有荷兰。这一事实凸显了牛津与剑桥两所大学的不足。18 世纪以前，在英国首都以外受过大学教育的医生可谓凤毛麟角，大多数行医者都是通过当学徒获得医术，缺乏正规的解剖训练或者科学培训。[23]

批评者不承认医生对人们的益处。自命不凡、鹦鹉学舌般复述古希腊格言的医生，很容易成为他们的抨击对象。都铎王朝时期导致大量人口死亡的汗热病，于 1665 年达到顶峰的黑死病，或者 18 世纪持续不断地暴发的热病，都没有提高医疗技术。瘟疫期间，皇家内科医生学会里的资深研究员纷纷逃离首都，而皇家御医们在查理二世弥留之际把情况搞得一团糟，以至于国王还向他们郑重道歉，说自己不该“死得如此不合时宜”，这些闹剧都无益于医疗技术的提高。简而言之，当时疾病肆虐，人们普遍把医疗行业视为一个与“敌人”同榻而眠的“双面间谍”（参见图 1.4）。

若说当时的医学没有可靠地治愈病人，其实当时的人们也没有真的指望医学能创造奇迹。在一定程度上，这导致了当时的医学并未为世人所重视，故历史学家不应当仅根据技术熟练程度、科学突破以及治愈率来对当时的医学加以评判。从一种更广阔的视角看，医学属于“自告奋勇”，且为公众所接纳：无论是支持抑或是怀疑，公众都认为医学是一个由经典文献和基本原则、建议与箴言、“病患”与“健康者”构成的知识宝库，是一个集各种人物、学说与行业惯例之大成的整体，因为其具有种种戏剧性、壮观乃至神奇的特点，以及可用人类学、戏剧学、礼仪、宗教和美学术语来进行诠释的规程，而理应得到尊重——或者受到痛斥。[24]

用一种更广阔的世界观来看，如此仪式化的医学还是有意义的。

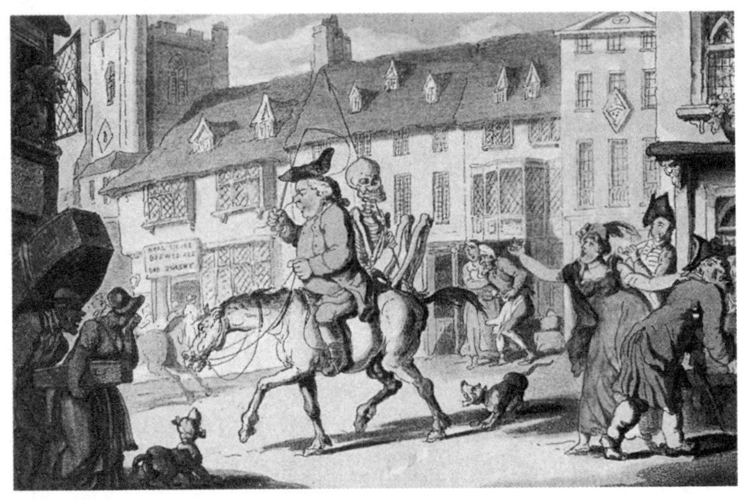

图 1.4　《英国的死亡之舞》，托马斯·罗兰森，1816。

该系列版画于1814年4月至1816年3月发表，其中附有威廉·康姆所撰的诗句。它们借鉴了中世纪的肖像画传统，描绘了死亡存在于生命当中的主题。

这幅画说明了殡葬业者与庸医之间邪恶的联盟关系。窗中的殡葬业者看到年迈的医生诺斯特姆骑着老马而来，死神则坐在他的后面。他们走到殡葬业者门前时，“死神打了个喷嚏——诺斯特姆就死了”。殡葬业者痛失好友，悲恸不已。被妻子数落之后，他回答道：“你真是个愚蠢的女人，老诺斯特姆直挺挺地躺在地上，他是我最好的朋友！这个好人，仰面躺在那里，我的生意，现在就很难做了！如果医生让人们都活得好好的，我们这些殡葬业者的生意怎么能红火起来？可是我们的生计！庸医死了之后，他们也就不再杀人了……”

对《英国的死亡之舞》一作的深入论述，请参见第四章。

毕竟，人的生命历程不就是在一个庄严辉煌且华丽壮观的尘世舞台之上倾情上演的吗？在神圣的“尘世舞台”（theatrum mundi）上，整座“剧场”加上以人类 7 个阶段 * 的生活场景（tableaux vivant）为

* 据莎士比亚称，人生分为婴儿（infant）、学童（school-boy）、情人（lover）、战士（soldier）、法官（justice）、老叟（pantaloon）和第二个童年（second childishness）7 个阶段。

标志的所有角色、性格、言辞与姿态，为人生这出戏剧提供了解释的范畴：整个世界就是一座舞台，其中的演员都有各自的台词、面具、道具和提示，以及各自的登场与落幕。[25]这种观点，也并未止步于莎士比亚。"'人'（Person）之一词，"哲学家托马斯·霍布斯曾如此指出：

> 本为拉丁文，意指人（man）的"伪装"（disguise），抑或"外表"（outward appearance），更具体一点，是指伪装脸部的面具或面罩……这样看来，"人"与"演员"无异，皆处于舞台之上与日常交流之中。而"扮演"（Personate）一词，即"表演"，或扮成自身，或扮成他人。[26]

1711年，约瑟夫·艾迪生在《旁观者》杂志上称："我们这些人……仿佛身处剧院，人人皆有指定的戏份。人的首要任务，就在于完美演绎本人的角色。"[27]威廉·荷加斯也曾把这些观点转化为其视觉艺术的风格，他回忆道："画作就是我的舞台，男男女女皆为我的演员，经由情节与表达，他们上演着一出出哑剧。"[28]

在世人醉心于舞台的时代，英国的议会促进了人们的口才与表演艺术的发展。"街头政治"提供了一个令人眼花缭乱的公共剧场，其中充斥着流行的口号和情感道具，比如"自由之树"（liberty tree）、《大宪章》、竞选演讲台、"正义之剑"（sword of justice）、绞索、罗宾汉、卢德国王、圣乔治和龙，以及其他民间英雄与妖怪。[29]

在这样的背景下，难怪当时的人们会认为医学并不仅仅有狭隘的效果（即"治百病"），而是将其颂扬或谴责为表演与演出、一个治疗（或虐待）的场所，其中的医生为表演者（或骗子），言辞与仪式才是医术的本质。在医疗这种“表演”中，气派、姿势和对待病人的态度都很重要，甚至具有治疗作用。如簧巧舌拥有一种魔力，可以起到药物（或一种刺激因素）的作用。乔治·巴格利维曾惊叹道：“我竟然表达不出，医生的话对患者的生活产生了什么样的影响，对患者想象力的影响又究竟有多大。”这位意大利医生顺应自己的时代，强调了想象力在产生信任的过程中的神奇力量：“医生如果能言善辩并且精于说服之术，就可以仅凭语言的力量，为他的疗法增添功效，大大增强患者的信心与希望，以至于有时会用极其荒唐的药方去疗治疑难杂症。”[30]约翰·海加斯在其著作中坚称，医疗向来都有赖于安慰剂效应，而对近代早期的人而言，善恶的暗示力量从未丧失，即使其力量激起过无尽的愤怒，也是如此。[31]

有人曾主张医学不应仅治愈疮疡与下疳，还要治愈染病的心灵，治愈灵魂的各种疾病，甚至要治疗家庭、社会和国家的创伤。阿波罗既是艺术之神，也是疗愈之神，通过他的形象，人们构建了身体与仪式表演的紧密联系，而“参与表演是一种宣泄与治疗”的观念使这种联系得到加强。罗伯特·伯顿曾称，病人“有时自己就是演员”。[32]江湖郎中、哑剧伶人与街头艺人摩肩接踵，于集市之中用夸张滑稽的表演竞相吸引旁观者的注意，这一事实证明他们具有转移和分散注意力的共同本领（参见图版 5）。在上层社会，一些多才多艺的人常常也像阿波罗一样，兼任医生、艺术家和表演者。解剖学家可以在皇家艺术院里教授研习艺术的弟子，而在漫长的 18 世纪里，许多诗人、剧作家和文人墨客也都修习过医学——有的甚至还行过医，比如约翰·洛克、约翰·阿布斯诺特、理查德·布莱克默、伯纳德·曼德维尔、塞缪尔·加斯、马克·阿肯塞德、奥利弗·戈德史密斯、乔治·克雷布和伊拉斯谟斯·达尔文。[33]

至于他的医术和滑稽戏，
世间很少有人与他匹敌，
他的滑稽戏就是医术，
他的医术就是滑稽戏。

草药师、博物学家兼剧作家约翰·希尔“爵士”曾因这首朗朗上口的短诗而泄气得很，按照这首诗传达的意思，忍受他的戏剧就相当于吞下苦药。[34]

医药虽然有可能因为“治疗作用”而受到颂扬，却同样很容易因为它是一场空洞的骗局，类似于夸夸其谈，以及天主教牧师们蛊惑人心的胡说八道而遭到批评。[35]无论是褒是贬，医学的存在都与人们认为它是一种戏剧表演模式这一观念紧密相关，不管人们认为其是短小的节目，或者是一种戏法、伪善的说教、魔术还是废话。[36]

既然人们把医学描述得如此浮夸和极具表演性，并且由于其低俗和招摇撞骗的模式给人带来诸多欢笑，那么，本书将把医学当成一种超越了科学或技术的狭窄范围的艺术（或者“秘术”）来进行探究。医学集劝诫与教诲为一体，是精神和心理治疗的工具，是讽刺的尖刀，是道德说教的媒介，是社会的安慰剂或腐蚀剂。正如“自食恶果”*之类的谚语所证明的那样，它是一丸“苦药”，要么具有

---

* 原文为“take your medicine”，字面意思是“服药”，但实际上是一句俗语，意指“接受惩处；忍受不愉快的事物”。

通便、净化作用，要么就是有毒。[37]并且，通过投射与移情，身体也成了道德评判的化身：美丽、和谐、健康与善良在根本上属于一个整体，与病态、邪恶和丑陋本质上属于一体无异。[38]

因此，医学就变成了一出准宗教道德剧——可能曾被世人称为“以痛易痛”——它涉及生死大事，并且以超越狭隘的技术性与功能性标准的方式与风格上演。它也是一个竞争激烈的领域，被医生、牧师与王公贵族争夺。是谁，拥有人类躯体的最高统治权，不论生死？又是谁，拥有权利和责任来缓解身体承受的痛苦？在汉诺威王朝（1714 年）以前，君主制度在医疗方面自有其利害关系，因为“用触摸治疗‘王触病’”（即瘰疬*）是斯图亚特王室支持并且大肆吹嘘的一种特权。年幼的塞缪尔·约翰逊就是最后一批获得“王触”治疗的人之一，1712 年英国女王安妮为他们施疗。[39]各种权威机构竞相宣称对他人的身体拥有所有权：兵役和执法权属于皇家官员；施洗、丧葬和复活（还有偶尔出现的驱魔）属于教会；至于维护父权主义的父亲、主人和丈夫，就更不用说了。

医药并不能明显而可靠地“奏效”的事实，导致人们对其应有的规程和行医之人产生了争议。后复辟时期出现的印刷革命，让此类争议的频率与热度都大大增加了。那是一场名副其实的风暴，小册子、诗歌、戏剧、期刊、杂志、报纸、美文（belles-lettres）等纷纷涌现，最后是小说。17 世纪初期，英国每 10 年就有 6000 种左右的书刊出版，到 18 世纪的头 10 年，这一数字跃升至约 21000 种，

---

* 瘰疬（scrofula），即如今通称的“淋巴结核”。“王触病”（king's evil）是当时对此病的俗称，因为在中世纪的英、法两国，人们相信这种疾病可以由国王触摸患者头部而得到治愈。

而到 18 世纪 90 年代，出版的书刊杂志已高达 56000 多种。英国日益变成了一个纸张的世界，人们的生活开始由印刷的文字所书写。[40]

经典出版物蓬勃发展。广受欢迎的“指南”类书籍和年历当中，包括大量的食疗与家庭医学书籍，出现了《人人皆为己医》《家庭医生》之类的作品。其中很多书籍都由外行人士所撰，比如约翰·卫斯理的《原始医学》，但也有很大一部分实际上由医生执笔，其中最具影响力的当属前文提到的布臣的《家庭医疗》。[41] 这类作品教给读者种种具有戏剧性的家庭治疗方法，旨在消除人们在瘟疫时代产生的焦虑情绪。不过正如我们看到的那样，它们的作用或许适得其反，甚至会让人们越发焦虑。

新兴出版物也纷纷涌现。1700 年，报刊上登载的还只是新闻，1713 年报刊的年总销量约为 250 万份。到了 1801 年，仅在伦敦一地，就有 13 种日报和 10 种三周出版一次的报纸，这些报纸的年总销量跃升至 1600 万份——在荷加斯的版画中，我们经常看到人们阅读报纸的场景（参见图 1.5）。塞缪尔·约翰逊曾热情洋溢地指出：“它们广为世人所用，而且种类繁多，适合每个人的品味。”[42]

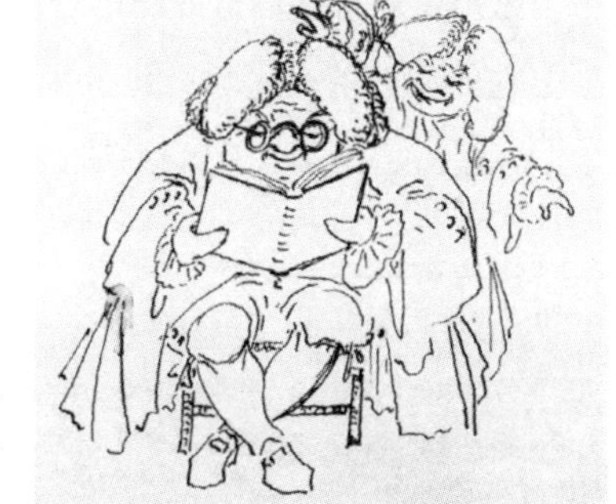

图 1.5　描绘一位胖子正在看书的钢笔漫画。

当时描绘读者的画作与版画广为流行，说明阅读在这一时期蔚然成风。请注意画中之人全神贯注于阅读时的满足之情。

正如当下，当时的报纸界定了什么事情很重要（“新闻”）、反映了事件与观点、塑造了人们的思维习惯，并且促成了新闻的发生。“一位丈夫会在报纸上提醒大家，不要借钱给妻子，也不要赊东西给妻子，”塞萨尔·德·索绪尔曾在 1725 年如此写道，“江湖郎中则会刊登广告，称自己包治百病……阅读这些报纸，您就会了解到这座大城市里所有的流言蜚语和人们的一言一行。”[43] 诚如这位瑞士游子所说，当时报纸上的专利药品广告尤为繁多，只要不断地重复刊登，这些广告就会产生一种与毒品类似的吸引力。

杂志也紧随其后。丹尼尔·笛福的《评论》创刊于 1704 年，理查德·斯蒂尔于 1709 年创办了《闲谈者》，而《旁观者》的第一期也于 1711 年 3 月 1 日面世，且发行量达到了 600 多份。接着，又出现了数百种杂志，尤其是《绅士杂志》，其医疗报道范围广泛、生动活泼，故享有盛誉。疾病与医生、卫生与健康管理、医药广告，这些真真假假的内容在这种轻松而有益的阅读热潮中占据重要地位。[44]

这些昙花一现的出版物促生了一种全国性的版画文化，它们由大都市里的文人墨客所创作，为全国各地的有文化者所消费，为这个国家提供了日常消遣的聪语智谈、奇闻逸事、休闲娱乐和教育信息。它们创造了大量的文化行规和虚构角色——其中，“旁观者先生”（Mr Spectator）及其俱乐部里的成员、“约翰牛”* 及其酷似者

---

* 约翰牛（John Bull），指英格兰人或者典型的英国人，源于 1727 年苏格兰作家约翰·阿布斯诺特出版的讽刺小说《约翰牛的生平》。主人公“约翰牛”是一个头戴高帽、足蹬长靴、手持雨伞的矮胖绅士，为人愚笨而且粗暴冷酷、桀骜不驯、欺凌弱小，后逐渐为英国人自嘲时所用。

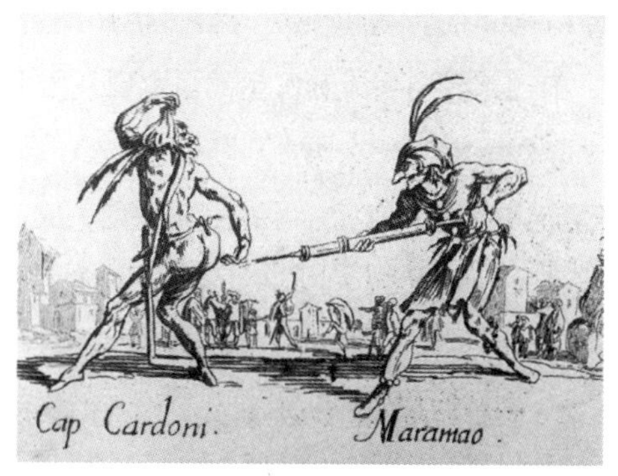

图 1.6 《卡多尼上尉与马拉马奥》

我们很难说清，这幅17世纪的版画究竟在多大程度上再现了即兴喜剧这种街头表演。然而，画中医学与戏剧相结合的痕迹却极其明显。

让・迈格尔、稻草人、吃大蒜的赤脚法国农民，以及一些粗鲁、排外的刻板形象最为著名。这些小角色当中，有置人于死地的医生，有疑病患者，有爱管闲事、实则外行的“万事通”，有痛恨医疗行业的人，还有我们在布臣的作品中看到的那些愁眉苦脸、体弱多病的人。有些角色还借鉴了一些可以追溯至古代的著名原型，比如即兴喜剧（*commedia dell'arte*），像是本・琼生和莫里哀的作品（参见图 1.6）。[45]

熟悉已经定型的人物角色、道德寓意、谐谑妙语、诙谐反诘、名言警句和“情景喜剧”中的场景，对于“文化归属感”十分重要。心怀抱负的公众读者都信奉这种归属感，因为他们渴望被接纳为局内之人，成为印刷业创造并维持着的一个个高水平圈子里的潜在参与者。[46] 在那种带有自恋色彩的“旁观者”文化当中，观众会把自己与阅读的角色等同起来，故从媒体中获取日常谈资、找到个人喜好与厌恶的东西以及加入恰当的圈子，就是一件很“酷”的事情，而受害者、病人和医生的角色则开始由新闻报道来规定了。

在乔治王朝时期的100年里，小说开始兴起，成了人们重新审视自身和尝试新身份的媒介。[47] 小说（novels）恰如其名，具有新奇性（novel），而其“人性化的叙事”，则为作家描绘各种病态角色提供了丰富的机会。[48] 亨利·麦肯齐那部催人泪下的畅销作品《重情者》，就是一部毫不留情的编年史，记录了不幸、疾病、痛苦和悲惨的死亡，其富有人情味的写作套路不断被世人追逐模仿。[49]

有人曾经提出担忧，认为读者会在小说的角色和情节中迷失自我，最终将浪漫与现实混淆，陷入低俗小说所宣扬的病态幻想之中。假如空虚的头脑中充斥着种种琐碎无聊的思想，那么，臆想和歇斯底里——而非有益于健康的家庭治疗和自我修养——难道不是印刷革命的产物吗？布里斯托尔态度激进的医生托马斯·贝多斯（Thomas Beddoes）曾愤而发声，认为所有通俗而乏味的小说“无疑是最有害的东西……虚构的世界，会让那些耽于幻想、沉浸其中的人不愿走出来正视现实”。[50] 小说向世人灌输了种种病态的梦想：“常见的情爱小说，理当被视为令人憎恶之物，它们会麻痹身心。”——这句话暗示庸俗小说会诱使青少年自慰。[51]

图画创作数量的大幅增长，也反映了这一点问题。1700年，相比法国、意大利和荷兰，英国在图画创作领域可以说是黯然失色。然而，到了1800年，英国的图画创作却走在了世界前列，不仅版画的数量急剧增长，描绘的对象也变得多种多样：有英国国王与王后、著名女演员、赛马、豪宅、城镇风光、战地平面图、历史与神话中的场景，还有一些伟大艺术品的再现。[52]

此外，18 世纪还兴起了政治漫画。尽管自古代以来，变形手法（distortion）就被世人用于呈现喜剧效果，但直到文艺复兴时期，将这种手法应用到个人身上的做法才变得普遍，而且直到 18 世纪 40 年代，英国才出现专业漫画家的作品，这种作品是业余爱好者在结束"大旅行"* 返回英国时引入的，他们还把圈内的幽默培养成了一种时髦的贵族消遣。[53] 威廉·荷加斯确立了一种独特的英国传统，此人对道德主题的辛辣讽喻，将漫画艺术从浅薄的娱乐消遣变成了犀利的讽刺。

漫画讽刺的范围不断扩大，从而将社会事件以及政治评论纳入了进来。在早期，英国平均每周会出版三四种政治版画，但在动荡不安的时期，比如沃波尔消费税危机、七年战争、威尔克斯事件、美国战争，以及后来的法国大革命期间，这种版画的创作量与销量会大幅增长。尽管有少数作品的销量极其巨大，比如荷加斯描绘约翰·威尔克斯心怀恶意地奸笑着的版画在数周之内发行了 4000 份，但由于技术和市场两方面的制约，版画的印刷量通常不足，故其最大发行量通常也都很低。18 世纪的黑白版画价格不菲，比报纸贵了 3 倍，而一幅彩色版画的价格则相当于一张戏票。所以，版画并不是一件可以随手买下来，看了笑一笑就扔掉的东西，而是人们偶尔才会花重金买下，要挂在客厅里的艺术品（参见图 1.7）。[54]

马修·达利与玛丽·达利夫妇、乔治·伍德沃德与罗伯特·戴

* 大旅行（Grand Tour），旧时英国富家子弟接受教育的过程中，到欧洲大陆各地进行观光的一种旅行游历，目的是开阔他们的眼界，是完成学业的一个必经阶段。

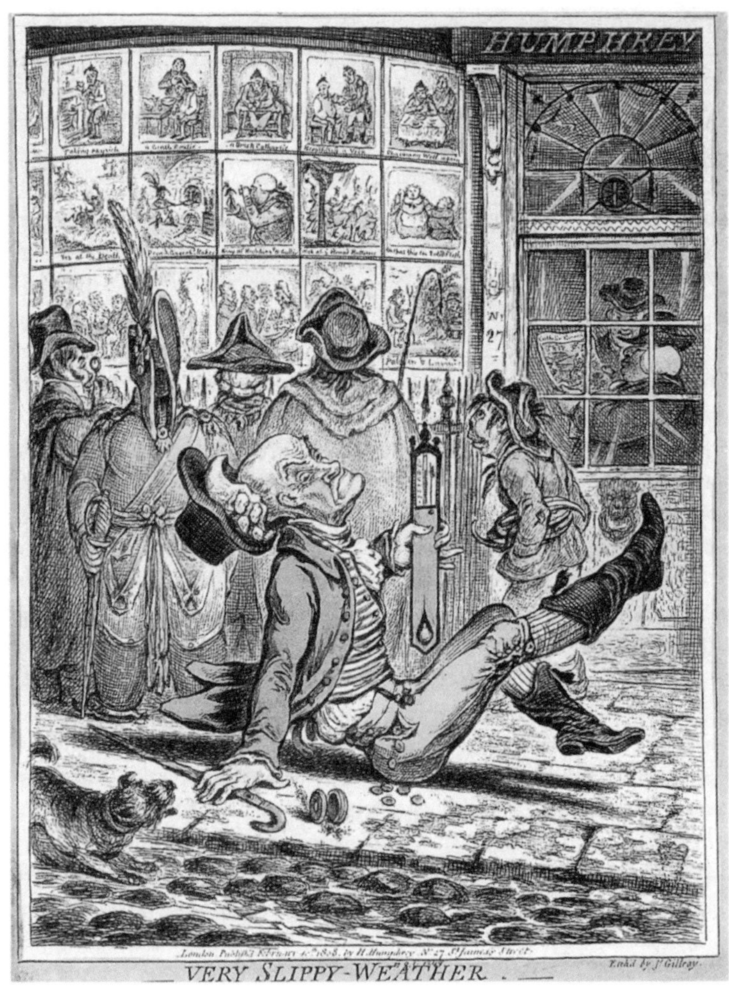

图 1.7　《非常湿滑的天气》，詹姆斯·吉尔雷，1808。

吉尔雷的这幅版画，描绘了其雇主韩芙蕊夫人在圣詹姆士街上开的印刷所的情况。橱窗中展示的是吉尔雷创作的，关于病人经受不当治疗的系列版画。许多从不购买版画的人（比如图中门前的那位庄稼汉），都有机会观赏印刷所橱窗中陈列的作品。

顿以及其他一些版画家和出版商，为托马斯·罗兰森、詹姆斯·吉尔雷及乔治·克鲁克香克等天才人物铺平了道路，从而让英国的漫画艺术迎来了一个“黄金时代”。然而，自维多利亚女王即位之后，英国的讽刺艺术逐渐摆脱了原始状态，漫画也得到了完善，变成了不那么恶毒的幽默图画，其中的代表作就是创刊于 1841 年的《笨拙》周报，以及《名利场》。[55]

本书介绍和分析了一种传统基督教大众文化背景下医学的情况。这种文化根据惯例性行为与事件，将人类的境遇在一个神圣的舞台上演绎了出来：上帝与魔鬼、人类的堕落（the Fall）、朝圣者的艰难前行以及其他精神苦旅；生与死、生存艺术（*ars vivendi*）与死亡艺术（*ars moriendi*）、罪恶与救赎、死亡与复活。但在这一幕幕神圣的戏剧中，医学始终都是一个有点无足轻重的角色。

然而，这种情况即将发生变化。17 世纪的“新科学”（new science），以及接下来的启蒙运动，让医学从神圣的戏剧性表演转变成现实的医疗实践，具有了更加自然的意义。诚如玛丽·道格拉斯所言，经由此种转变趋势，“西方医学逐渐与宗教分道扬镳了”。[56] 1621 年，在《忧郁的解剖》一作中，罗伯特·伯顿认为魔鬼撒旦会亲自并直接用疾病来惩处罪孽深重的人类。[57] 然而，到了 18 世纪末，这样的解释在精英阶层中已经站不住脚了。内科医生伊拉斯谟斯·达尔文请身为“月光社”* 成员的朋友詹姆斯·瓦特注意“魔鬼与圣人之间进行的永恒之战”时，他不过是在开玩笑，表达一种黑

---

* 月光社（Lunar Society），由十几位生活在英格兰中部的科学家、工程师、仪器制造商和枪炮制造商于 1756 年成立的民间学术社团，他们定期在英国的伯明翰聚会，对应用科学和技术的发展发挥了重要影响。

色幽默罢了：

> 现在，您一定已经得知，这个所谓的魔鬼对我耍了一个狡猾的花招，让我恐怕无法来贵府和各位圣贤见面，以防不小心把肺周病导致的麻疹传染给佩吉特勋爵那9个漂亮的孩子。我觉得，这种疾病确实是魔鬼带来的！勋爵一定不会以9个无辜的小家伙日夜咳嗽为乐。请问你们这个学识渊博的社团，这种局部的恶会不会带来普遍的善呢？[58]

信仰自然神论（deist）的达尔文显然已发现，古老的基督教神正论（Christian theodicy）实际上是胡说八道。当时，对人类力量的信心和对人类进步的梦想，正在让世人对人性和社会前景的理解由悲观转向乐观，即使这种进步前景必然会带来相关问题。

在大量谬见日渐式微的同时，启蒙时代的人们也欣然接受了种种文雅风气，提升了羞耻感阈值，高度重视礼貌和随之而来的内敛。反过来，强调礼仪的新趋势又预示了种种更严格的、与福音主义（Evangelicalism）和维多利亚主义（Victorianism）有关的身体约束准则。[59]新的戒律和禁忌，即将主宰人类的身体——而要打破这些戒律和禁忌，极易引发争议。随着世人的重点从灵魂的救赎转向世俗的幸福，医学也朝着舞台中央迈出了一步，行医之人与健康问题注定会引起公众和媒体的高度关注。在多产画家罗兰森创作的1300多幅讽刺版画中，有相当多的一部分内容（约为50幅）直接涉及广义的医学主题。[60]

如今，对于文字和图画的创作者是否向读者传达某种特定意图这一点，学者们还有争议。本书要强调的，就是各种延迟的和不确定的意义、相互矛盾的观点（医患之间、男女之间、精英与平民之间的对立观点），以及表现形式的多价性（polyvalency）。古典文学全盛期（Augustan）的作家普遍钟爱挖苦与讽刺的表达风格，他们曾不断颠覆符号的稳定性，可以说，这一点就是视觉图像没有固定特点、没有可以确定的单一意图的本质。[61] 无论图画是否比文字更有说服力，它们无疑都具有传达原始的无意识（弗洛伊德学说）或潜意识意义的本领。[62] 而后现代派（post-modernist）的批判，则嘲讽了对作者意图进行的轻率解读与借题发挥——因为它们都属于将图画内容过分简单化的行为。

最后，还要简单介绍一下本书后面的内容。接下来的两章探究了一些各具特色又相辅相成的关于身体的不同见解。[63] 第二章的重点放在堕落的肉体上（它是基督教视角的根基），探究了肉体堕落的各种变化形式与意义。第三章通过对比，论述了和谐而健康的身体，它被古典时期（Classical）与文艺复兴时期的思想家所推崇，后来又被启蒙哲学从生理学的角度进行了阐释。由于涉及阶级、种族和性别方面的先入之见，这些关于丑与美、疾病与健康、身体好与坏的理论最终导致了种种令人惊讶的悖论。比如，贬损有可能给畸形的身体注入一种具有颠覆性的能量，而理想化的身体尽管有可能气宇非凡，却会显示出自身隐藏着的种种病态。[64]

第四章探讨了身体在痛苦与疾病当中，以及在医疗制度之下的各种表征。既然人们在很大程度上认为痛苦无法言说，那么，疾病究竟如何显露？再则，显露疾病的做法究竟是化解了它们带来的威胁，还是让它们变得更险恶？对疗法进行的探究，会进一步揭露一个谜题：人们往往将治疗描述得比疾病本身更令人痛苦。人们对待医疗行业的态度，以及在恐惧控制和疼痛管理方面的经验，又会给我们带来什么启示？

第五章转向了医生本身。我们在维多利亚时代以前的版画与油画中看到的良医形象，基本上都是“内部”创作出来的（尤其是委托他人绘制的肖像，或者书籍扉页上的画像），而行业外部的人对医生的评价大都不佳，这也印证了俗语中表达的那种不信任感：“能医不自医。”在乔治王朝时期的小说中，行医者被嘲讽为“泔水医生”或者“臭真菌医生”。伊丽莎白·蒙塔古无可奈何地说自己“所吃的药的重量快赶上药师的体重了，实在不知道有什么益处，除了能磨炼人的耐心、让人不轻信他人”。许多病人听了都会大声表示赞同。[65] 在一个越来越需要医生的时代，为什么世人对医生的评价却如此不堪？在这种负面形象形成过程中，为什么医生自身似乎也难辞其咎呢？

第六章则以对应的方式，将病人作为英雄、受害者，或者荷加斯式“滑稽历史”的笑柄来进行探究。不管是被人心怀同情地加以勾勒，还是被挖苦成愚蠢而暴躁的疑病患者，作为“近代道德主体”的病人，已被纳入那些宣泄患者所处困境，倾诉患者的需求、希望与恐惧的道德故事中。不过，这种对患者进行的描述，究竟是具有治疗作用，还是恰恰相反？

第七章探讨了更广泛的医疗行业领域，以及领域外的人群。在医疗这一职业内部发生变革的时代，身份等级的传统遭到了多大程度的抨击？有哪些新的职业身份正在取而代之？江湖郎中的情况又如何？他们曾让正规医生遭到致命打击或心怀嫉妒，尽管受到无休止的中伤，他们却仍然令人羡慕地掌控着自我形象的大规模生产。在一个兜售形象的时代，人们是否应当把江湖郎中视为未来医生的典范？

接下来的一章，通过论述世人最终制定“医德”来纠正冲突和避免职业危机，把医生与病人放到一起进行探讨。[66] 这一章回顾了之前的论述，强调了在临床、经济、性别以及最终的生死问题上，患者身体如何被医生“蹂躏”进而陷入了危险。制定医学伦理规范，究竟是真的可以解决这个问题，还是说它们仅仅是另一种改变形象的方法，是一种言辞更浮夸的手段？

身体与医学是一对相互依存的矛盾统一体，它们更广泛的象征性影响，构成了第九章的核心内容。该章探究的，是疾病与治疗方面的习语向政治领域迁移的情况。究竟是什么，让这个时期的医学变成了承载着象征性价值观的一种载体？假如把政治家比作社会的医生，那么，这种情况对整个国家的健康又承载着什么内涵？[67]

本书最后一章着眼于维多利亚时期，探究了世人描绘病人与医生两种形象时的变化情况。新的描绘技术（尤其是摄影术）对此有没有产生重大影响？[68] 或者，由于维多利亚时期承袭了乔治王朝时期与摄政时期的种种价值观，所以各种创新是不是要归功于文化规范的转变？形象的改变，是否能映射医疗行业实践的发展？

我还想明确一点：本书是一部论述文化的作品，这种文化传达了我们对身体、健康和医学实践的理解。除了植根于经典文献中的故事与观点，视觉图像构成了本书的一大要素。图画与文字结合，能引导我们去了解当时的人在痛苦、羞耻和生命垂危情况下的所思、所言与所行。

2 丑陋怪诞的身体

> 我钟爱毕达哥拉斯学派，因为他们超然身外，能够好好思考。囿于身体时，没人会正确思考。
>
> ——劳伦斯・斯特恩，《项狄传》[1]

身体并不仅仅是一堆骨肉，它还是一种表达的媒介。我们都是通过自己的身体来进行感受与体验的，它们定下了自我与社会之间的界限与交叉点，提供确定人生、历经人生并赋予人生意义所需的种种模式与象征。语言，尤其是最精确的隐喻，证明了我们需要不断通过身体去正视和融入这个世界，并且通过世界去感知身体。比如，我们可以不假思索地说出像"知识体系""政治机体""某人""无人"等词汇*。[2]

自柏拉图以来的哲学家，提出了微观世界与宏观世界之间以人类为中心的对应关系，详细阐述了人类身体、社会机体和宇宙整体之间的相似之处。经由这些相似，人类所在的小小世界就变成了天地万物（Creation）的缩影（"人乃万物之尺度"）。[3] 作为规定秩序

* 这些词汇中，都含有"身体"（body）一词。

的化身，身体各个部位当然会经受种种评判。高与矮、瘦与胖、前与后、直与弯、内与外、右与左、阳刚之气与阴柔之美、头与尾，进一步细化了社会、道德、性别和政治差异，就像“殿下”与无微不至服侍他的“女佣”和“男仆”一样。肉体的存在，不断反映、支持或削弱社会文化现状，支持（或颠覆）权力与威望的等级。身为一个永不停歇的“标志制作者”，社会机体亲手为所有的活动打上烙印——比如诽谤、排斥、升华、污名化、打压、惩罚，等等——这些活动，让社会上形形色色的“演员”各司其职。

身体机能主要是在暗中运行的：我们对此毫无察觉，就证明了它的无所不在。但必须强调的是，我们的文化在传统上以羞耻与谦逊的名义，规定我们必须系统地遮挡身体，并且让身体保持静默。[4]研究古罗马帝国的历史学家爱德华·吉本在其自传中记载了童年时期经历的各种病痛，同时向读者保证说，他不会“效仿蒙田那种毫无遮拦的坦率，毕竟蒙田喜欢把自己所患疾病的所有症状，以及每副药剂对其神经与五脏的作用一一指出来”。[5]一如既往，这种否定性的声明同时也是一种吸引读者注意的策略，这概括了可怜的肉体无可避免的模棱两可性：遮掩就是暴露，自尊也隐含于羞耻之中。下文所探讨的，就是这具极其不光彩的身体。

基督教的“主导叙事”，讲述的是肉体的悲剧，“圣保罗的教义”（Pauline）、“新柏拉图主义”（neo-Platonic）和清教徒（Puritan）思想中的主流，则被笛卡尔的“身心二元论”（Cartesian dualism）进一步合理化，认为肉体非但不如灵魂与精神、理性与意识，没有它们所具备的高贵禀赋，事实上还对它们构成了威胁。[6]简而言之，诚如哈姆雷特绝妙的双关语所言，肉体既太过坚实，又太过肮脏。这是一个难以回避的结论：弗洛伊德学派中持解放天性论的人试图用精神上的惩罚来对抗肉体的各种冲动（尤其是性欲），可以说是最终重申和强化了这种贬抑与否认。当代的健美运动、整容手术与节食之举背后的自恋情结，也发挥着同样的效果，具有讽刺意味地让人们永无满足之日。

大体而言，早期的基督教在赞美上帝之杰作的同时，既通过德尔图良、拉克坦提乌斯、圣奥古斯以及早期教会中其他神父的著作，在神学上对肉体进行了贬损，也通过隐士与殉道者所颂扬、践行的禁欲之举，实实在在地贬损了肉体。[7] 这种禁欲主义，在与"斯多葛主义"（Stoicism）以及与之类似的，将精神凌驾于肉体之上的古希腊－罗马哲学和东方信仰进行论争的同时，还会借鉴它们的长处。摩尼教属于后者当中的极端例子，竟然将肉体等同于邪恶。[8]

虔诚的信徒曾经不得不接受一具肮脏的肉体。斯图亚特王朝初期的清教徒和"痛苦的传教士"罗伯特·博尔顿认为，肉体"让凡是看到它的人都感到恐惧，那是一种极其可恶而可憎的情景"。[9] 傲气必须受到打压。清教徒的性格特征，令他们谴责肉体的虚荣享乐。菲利普·斯塔布斯的《恶习流弊之剖析》，对现世之人放任耽于贪欲的肉体摆脱惩罚的做法进行持续谴责，认为那些沉溺于感官享乐的人最终肯定会得到惩罚。他指出，有些人说"跳舞是有益健康的运动，然而恰好相反，我就知道有很多人由于过度跳舞，在短时间内变得衰弱并且跛了脚，直至死亡都是如此"。这位加尔文主义者还幸灾乐祸地称，那些可怜虫都"因蹦跳而摔折了腿"。[10]

圣保罗大教堂的主持牧师约翰·邓恩极其痴迷于死亡，以至于他会把自己包在裹尸布里，预先演练生命终止时的情形。他还将尸体称为“毒匣子”。1623 年病重之后，他创作了《紧急时刻的祷告》这部反思与祈祷之作，开篇就对“人类的悲惨境遇”进行了深入的思考：“片刻之前我还好好的，可接着就病倒了……尽管我们会研究健康，我们会仔细探究自己所吃的肉类、喝的饮料、听的音乐和做的运动……但在须臾之间，疾病就会像一门火炮，击溃一切、颠覆一切、毁掉一切。”[11] 疾病逐渐潜入“背信弃义”的肉体：“疾病在我体内开疆拓土，建立了王国与帝国。”[12]

斯图亚特王朝时期的主流宗教观念认为，天地万物既古老又腐朽，从其“皱纹”（山岳、峡谷、悬崖）与“秃顶”（滥伐的森林）即可看出“支离破碎，连贯性全无”。[13] 衰老的世界（mundus senescens）与衰老的肉体（corpus senescens）平分秋色，而瘟疫、灾难、匮乏、饥荒和战争，全都预示着世界末日即将来临。因此，疾病应当是一种永恒的死亡警告（参见图 2.1）。

在 18 世纪的约克郡，一位妇女即将分娩，便请来了产科医生。仆人俄巴底亚把药包的绳子绑得太紧，斯洛普医生取不出手术器械。医生掏出刀子，想把绳子割断（绳子预示着脐带），却不小心划伤了大拇指：“该死的……”斯洛普医生大发雷霆，“打这么些结干什么！”他诅咒俄巴底亚：

> 愿他吃饭、喝水、挨饿、受渴、斋戒、睡觉、打盹、走路、站立、坐着、躺着、干活、休息、如厕和放血之时，皆受诅咒。
>
> 愿他全身的官能，皆受诅咒。
>
> 愿他全身内外都受到诅咒——愿他的头发受到诅咒——愿

P.157.
THE
MIRROVR
which
Flatters
not.
O that they were Wise, that they vnderstood This,
that they would Consider their latter End! Deut: 32.29.
——— MORS sola fatetur
Quantula sint hominum corpuscula. ——— Iuvenal:

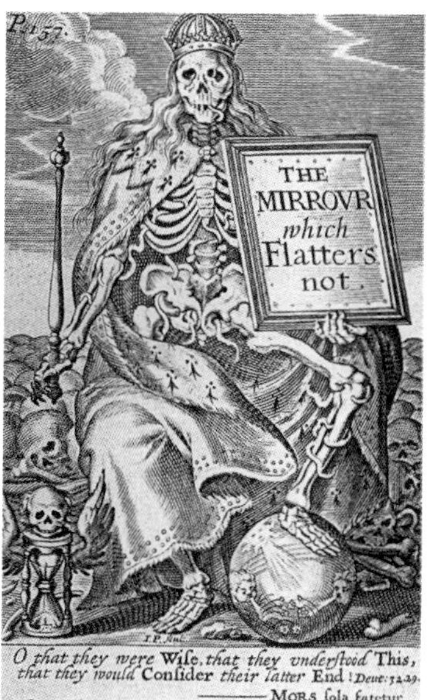

图2.1 《不会奉承的镜子》卷首版画，约翰·佩恩。

图中文字为：噢，愿他们有智慧，能明白这事，肯思念他们的结局！

请注意，在死神的随身物品（沙漏、头骨等）当中，还有托马斯·罗兰森的《英国的死亡之舞》中反复出现、踏在地球之上的死神之脚。该系列版画将在第四章加以探讨。这幅版画还涉及一个政治主题：国王都希望被人奉承。

> 他的大脑，他的头顶……他的太阳穴、额头、耳朵、眉毛、脸颊、嘴唇、喉咙、肩膀、手腕、胳膊、双手、手指皆受到诅咒。
>
> 愿他的嘴巴、胸膛、心脏、五脏六腑，一路往下，直到肚子都受到诅咒……愿他全身无处健康。[14]

当然，这种情节是虚构出来的——是劳伦斯·斯特恩牧师的《项狄传》里的一幕。由于罹患肺结核久病不愈，并且在性功能方面极度受挫，这个由教士转变成时髦小说家的人曾饱受情欲与身体缺陷的折磨。然而，撇开个人问题，这段情节也表明了身体曾被教会官方憎恶到了何种程度，竟至于一个人从头到脚都受到了诅咒。斯洛普医生吟诵的这段诅咒是真实存在的，可以追溯到盎格鲁-萨克逊时代，而当时的措辞也要比前文中的简短摘录更加毫不留情。如果在理性时代，虔诚地对身体进行诅咒的观念已经变成了一种滑稽且不合时宜的错误，那么斯特恩的小说本身就是针对肉体的种种弱点与缺陷进行的一贯说教。[15]

万事皆空。“世界有如泡沫，”弗朗西斯·培根曾如此哀叹道，

> 人生苦短，
> 不若拃长。[16]

亚历山大死后，哈姆雷特王子深思之后，则如此说道，

> 亚历山大已被安葬，化为尘土；尘即土，土即尘，我们可以将它变成沃壤；可是，为什么这个人所化的沃壤，世人竟然不能用于去堵塞啤酒桶呢？
>
> 不可一世的恺撒死后化为黏土，
> 还可以堵塞破洞，挡风阻雨。[17]

18 世纪的异见派（Dissenting）医生理查德·凯伊曾恳求上帝提醒他：“我为尘土。”上帝自然照办。凯伊在 35 岁时就患上热病死了。[18]

“肉体邪恶”这种虔诚的譬喻，可能曾被医学和科学领域里的研究发现所证实。瘟疫证明肉体具有种种弱点，梅毒和其他致命的、让人形容俱损的疾病，则把情欲、罪孽与痛苦紧紧联系起来。[19] 尤为重要的是，17 世纪发明的显微镜是一种神奇的玩具，其揭示了大量令人厌恶的蛆虫以人类为食的现象，从而证实了奥古斯丁认为

“人类有如粪土”的观点。不过，并非所有的寄生虫都如此微小。约翰·伊夫林在其《日记》中曾如此写道：

> 泰森医生曾在伦敦皇家学会展示一位病人所排出的绦虫，此虫长达24英尺，身有数节，每一节长不过1英寸。经仔细检查，他发现此虫的口和胃器官的数量多达400个，它会黏附于人体肠道之中，吸收营养与体液，从而有损人体健康。虫子体内充斥白色乳糜，若用烈酒滴于虫身，乳糜会喷涌而出。这种虫子长得出奇，如果只有一个口器官，应该不会如此肥硕。[20]

那条绦虫的确奇异非凡，在某种程度上体现了天地万物的丰富性，不过它也会让人觉得毛骨悚然。

柏拉图哲学中关于肉体服从于理性的思想，以及基督教中肉体卑下的观念，孕育出了诸多将肮脏、丑陋与残暴、无序与粗俗混杂起来看待事物的方式。据性情暴躁易怒的沃尔特·项狄的儿子所述，沃尔特曾经习惯性地把自己的暴烈情绪贬作“屁股”：“虽然这种表达很简练，但这也是在丑化我们下半身的各种欲望与嗜好。”[21]这里便能看出“身体是所有粗俗之物的缩影”的观念。

早在20世纪40年代初，俄罗斯评论家米哈伊尔·巴赫金就极其敏锐地阐明了近代早期文化中的下层阶级、下身与卑劣行为之间普遍存在的关联性。“堕落也就意味着一门心思关注自己的下半身，”他曾如此评价人类这个“下层社会”，“因此，它与排泄和交配、受孕、妊娠及生育等行为有关。”[22]身体代表着粗俗，有着种种不受约束与非理性的激情（参见图版 6）。对肉体进行辨识、谴责、控制和惩罚，在西方的哲学与宗教、艺术与伦理道德、法律与秩序当中都得到了高度重视。[23] 本章余下的内容，将对这种有原则的、彻底的蔑视在近代初期的几种表现加以探究。

据欧文·戈夫曼所下的定义，所谓的耻辱（Stigma）*，是指“个人被剥夺获得社会完全认可的资格”。这位杰出的美国社会学家指出，古希腊人发明的这个术语，本意是指一种身体标志，旨在标识个体的身份地位：

> 这些标志被铭刻或烙刻在身体上，表明带有此种标志者为奴隶、罪犯或叛徒——是一个有污点者，虔敬方面有所败坏，应当避而远之，在公共场所尤应如此。后来，到了基督教时代，这个术语中则增添了两层隐喻意义：第一层为神圣恩典的身体标志，以皮肤上的疹状斑纹的形式出现；第二层则是对这一宗教典故的医学影射，指身体不适的症状。[24]

戈夫曼教导我们，不要用古希腊人的方式将耻辱视为一种自然的、内在的从属标志，而应将其视为社会标签的产物，涉及将人们对于卑劣、憎恶或者可耻的判断投射到弱势的个人或群体身上，从而将反感变成令人憎恶之事，将害怕转变成令人恐惧之物。在创造

---

*“Stigma”一词源自希腊，本义指奴隶或犯人身上的烙印（其“耻辱”一义即由此衍生而来），而自基督教广为传播之后，人们开始用它来指代耶稣受刑时的伤痕，自此该词有了“圣痕”或“圣伤”的意思，成了继承耶稣受难、救赎世人这一使命的标志了。

这种“受损身份”的过程中，污名化的行为不但界定了差异，将其称为“劣性”，还会责怪那些因身体差异而与众不同的人。

心理学家和人类学家将这种妖魔化的过程归结为一种通过将自我与他者区分开从而让世界保持秩序的本能需求，即区分白与黑、局内人与局外人、本地人与外国人、异性恋者与同性恋者、纯洁者与受玷污者。经由这些两极分化的做法，我们脆弱的自我认同感就通过将底层民众归于病态而获得了支撑。因此，一种污名会强化另一种污名。比如，黑人、同性恋或女人常被认为“疯狂”，对这些群体的污名化强化了疯狂的污名，而疯狂的污名又进一步导致了这些群体的污名化。[25]

在近代初期的数百年里，背负污名者群体中最“出类拔萃”的就是女巫，她们身上带有相当明确地被称为“恶魔文身”（*stigmata diaboli*）的印记，比如胎记、疣子、痣，以及类似的身体缺陷。这些瑕疵通常位于“隐秘之处”，比如长在腋窝或生殖器上，而在最可恶的情况下，凡人根本看不到，只能由牧师、猎巫者及宗教法庭从专业角度加以驱除。在“巫术作恶”（*maleficium*）指控中，上述污斑的存在与意义有可能成为一个事关生死的问题。[26]

疯病患者是距今较近的猎巫行动的典型目标，因为人们也曾认为他们身上带有污斑。民间智慧认为，疯狂自有疯狂的模样（“一目了然”），而这种广为流传的假设也得到了艺术与文学传统的支持。[27] 在讽刺作品及舞台剧中，疯人角色常常以极其野蛮、赤身裸体或破衣褴衫、蓬乱的头发上用稻草打着结的形象示人。更多的比喻又让这种观念更加深入人心，就像戴了绿帽子的男人头上有犄角一样，傻瓜则被人们描绘成了额上凸起一块石头的形象，于是，这块“愚蠢之石”就将性格缺陷深深地烙刻到了肉体之上。宫廷弄臣与舞台丑角还穿着色彩驳杂的衣服，头戴小丑帽，耍着囊袋和风车，扮着愚蠢荒诞的全套装束。

在这个模式化的过程中，精神病学对艺术发展起到了推波助澜的作用。自古希腊以来，医学就宣称能够辨别疯病与其他疾病。因为体态外貌（尤其是面容）在医疗体液学说中的作用是极其明显的，这种学说将体液、性情和肤色等内外表征当成了身心统一体的参照标准。性情暴躁易怒的人黄胆汁过多，在极端情况下会变得狂躁不已。抑郁症患者则是黑胆汁过多的受害者（忧郁质），可以通过其黢黑的皮肤、深色的头发与眼睛或者“愁眉苦脸”来加以辨识，请注意，这仍然是一种对黑色进行妖魔化的描述。

这些体液辨识法，得到了古希腊人留下的艺术与医学遗产的进一步补充。该遗产就是面相学，是一种利用面部特征来辨别性格，并且延伸到了（心理）病理学领域的技艺。面相学的规则，既宣扬了一些永久性解剖学特征的重要性，比如颧骨、下巴、鼻子、眉毛等的大小和形状（如今我们仍然会说到“高雅”与“低俗”之类的话*），也说明了一些易变特征的重要性，比如喜欢怒视、皱眉或者微笑的性情，以及肌肉紧绷和放松的情况。艺术家们曾从面相的角度研究过情感的传达，比如痛苦、喜悦、生气和愤怒，而医生在检查精神病院中的患者时，也会密切关注病人的面部表情。在 19 世纪初，查尔斯·贝尔曾将解剖学知识与艺术天赋结合到其杰出的面相学研究里，

* 原文为“high-brow”（高眉）与“low-brow”（低眉），引申为“高雅，深奥”与“低俗，缺乏文化修养”等意思。

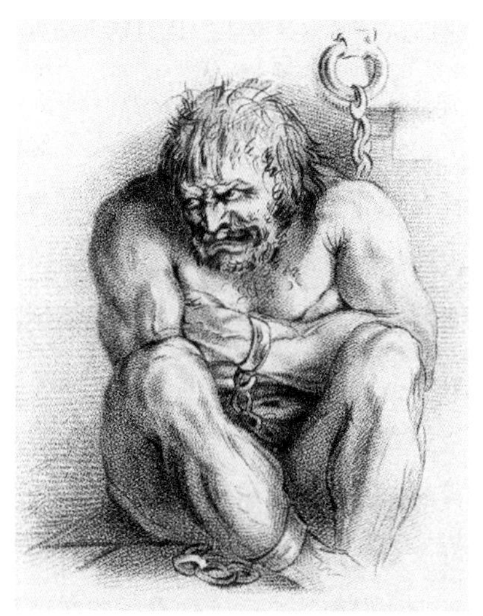

图 2.2 《疯狂》，查尔斯·贝尔，1806。

癫狂曾经沦为一种动物本能，疯病患者通过眉头紧锁和隆起的肌肉组织，证明了疯狂纯属感受的观点。贝尔描绘出了此人“死亡一般的阴郁”之色。疯人既令人觉得可怕，同时也是人们同情的对象。

其中就包括了对疯病患者的研究（参见图 2.2）。后来，意大利犯罪人类学家切萨雷·龙勃罗梭则宣称其已阐明了罪犯、疯子和性格缺陷者的特征，认为这些人的外貌类似于“低等”种族的面孔。[28]

然而，邪恶却会玷污它所触及的一切。污名无情地从被研究者身上扩散到了研究者身上。医学本身很容易经由联想而产生罪恶感，医生也会因为不得不对付肉体产生的肮脏废物而受到不公平的对待，比如处理血、呕吐物与汗液，还有屎与尿。医生要给病人催吐灌肠、开堕胎药与毒药、闻粪便的气味、尝尿液的味道，故一直都被描述成病人堕落肉体的肮脏帮凶，很容易受到后者的传染，堪比刽子手、殡葬业者和屠夫。[29]“他们皆为肤浅的动物，”塞缪尔·泰勒·柯勒律治曾经如此声称，“只想着跟身体与肠道打交道，眼中似乎浑无他物。”[30]治疗疯病的医生尤其受到了此种污名化对待，有无数“颠倒乾坤”的笑话，都暗示这些医生比其病人更疯狂。

出于“肉体是灵魂的标志”这种观念，世人会在讽喻时把丑陋者视为邪恶之人，而把邪恶者视为丑陋之人。[31] 憎恶肉体，并且揭露肉体的种种荒谬之处，就是讽刺作家鞭挞邪恶、嘲弄愚行的致命武器，怪诞则是漫画风格当中描绘堕落的人类的艺术。[32] 讽刺作品对世人认为尤其不洁、可耻或丑陋的身体部位或功能加以抨击，故常常会变得极其低俗，就像荷加斯对《格列佛游记》中一个片段进行的详细阐述一样。格列佛用撒尿的办法扑灭了皇宫中的一场火灾，可令他感到吃惊的是，他竟然遭到了那些讨厌的侏儒们的羞辱性报复：他们把一个巨大的灌肠器塞进了他的体内，而最后的一句“去你的”，也很直截了当。[33]

《格列佛游记》的作者斯威夫特对肉体的憎恶，是一种对人类的悲观，并且发自内心。此人就如何对待肉体的建议，体现出了其野蛮的一面。他在《一个温和的建议》一作中提出了解决爱尔兰人口问题的办法，他竟然宣称家里养育的婴儿可以制成美味的晚餐。[34]《格列佛游记》中描绘的类人生物全都丑陋怪异，无一例外——要么太大，要么太小，或者像其中的“耶胡人”一样下流无耻：格列佛洗澡时，一位年轻性感的母“耶胡”竟然向他示爱，把他当成了自己物种中合意的一员，把他吓个半死。最糟糕的还是年老体衰的“斯特鲁布鲁格人”的结局：他们没了牙齿，视觉与听觉尽失，沦落成了一具具苟延残喘的尸体。“这是我见过的最窘迫、最可怖的景象，女人的状况比男人的更可怕。”[35]

下面这段引文证明了这位主持牧师强烈的憎女之情。我们不妨想象一下，一位人老珠黄的妓女在外出了一个晚上之后，准备上床睡觉时的情景：

此时，她取出一只假眼，
擦拭干净，放在身旁。
她的双眉，是用老鼠的毳毛制成，
她技巧娴熟地粘贴在两旁，
小心取下，先炫耀端详，
再平整地放到戏书之中珍藏。
然后她敏捷地取出鼓腮之物，
此物可让凹陷的颌部显得丰满。
解开铁丝，她从牙床之上，
取下整副假牙。
这位可爱的仙女继续宽衣，
接着解开了有钢架支撑的上衫，
制衣者有巧夺天工的手艺，
这种上衫可以束紧臃肿，让凹陷的地方充盈。
她抬起手来，
脱下支撑臀部的托垫。
用最温柔的触碰，
她接着细看自己的双腿、流脓的疤疮。[36]

在他笔下，女人的性征被伪装起来，掩盖了光鲜美丽的外表下腐烂与疾病的真相。然而，临睡之前的宽衣解带，却暴露了一切（参见图 2.3）。

of Vanities
all is Vanity
Eccle. I. 2.
Duſt thou art,
and unto Duſt
ſhalt thou re-
turn. Gen. III. 19.
Then ſhall the
Duſt return to the
Earth as it was
and the Spirit
ſhall return unto
God who gave it.
Eccle. XII. 7.
Tremble, ye
Women that are at
eaſe. Isa. XXXII. 11.
She that liveth
in pleaſure, is dead
while ſhe liveth.
I Tim. V. 6.
O that they were wiſe,
that they underſtood
this, that they would
conſider their latter end!
Deut. XXXII. 29.
For what is your life?
It is even a vapour that
appeareth for a little time,
and then vaniſheth away.
Jam. IV. 14.
I have ſaid to corruption,
Thou art my Father; to the Worm,
Thou art my Mother
and my Siſter. Job XVII. 14.
Like Sheep they are laid in the
Grave, Death ſhall feed on them
their Beauty ſhall conſume
in the Grave — the Houſe
appointed for all living —
to be laid in the Balance
they are altogether
lighter than vanity. Psal. XLIX. 14.
Job XXX. 23. Psal. LXII. 9.
Becauſe the Daughters
of Zion are haughty,
and walk with wanton
eyes — the Lord will
take away their
tinkling ornaments
and inſtead of
ſweet ſmell, there
ſhall be ſtink.
Isa. III. 16, 18, 24.
IN THE
MIDST
OF LIFE
WE ARE
IN DEATH!
Com. Prayer.
FAVOUR is DECEITFUL, and BEAUTY is VAIN. Pro. XXXI.
One Night, CORINNA was all
gaiety in her Spirits, all Finery in her
at a magnificent Ball! The next Night, ſhe lay pale
and ſtill, an extended Corpſe, and ready to be
mingled with the mouldering dead. Hervey's Med.
How lov'd, how valu'd once, avails Thee not;
To whom related, or by whom begot,
A heap of Duſt alone remains of Thee;
'Tis all THOU art! and all the PROUD ſhall be!
LIFE how ſhort! ETERNITY how long!
Now get you to my Lady's table, and tell her, let her paint an inch thick,
this complexion ſhe muſt come at laſt. SHAKESPEARE.

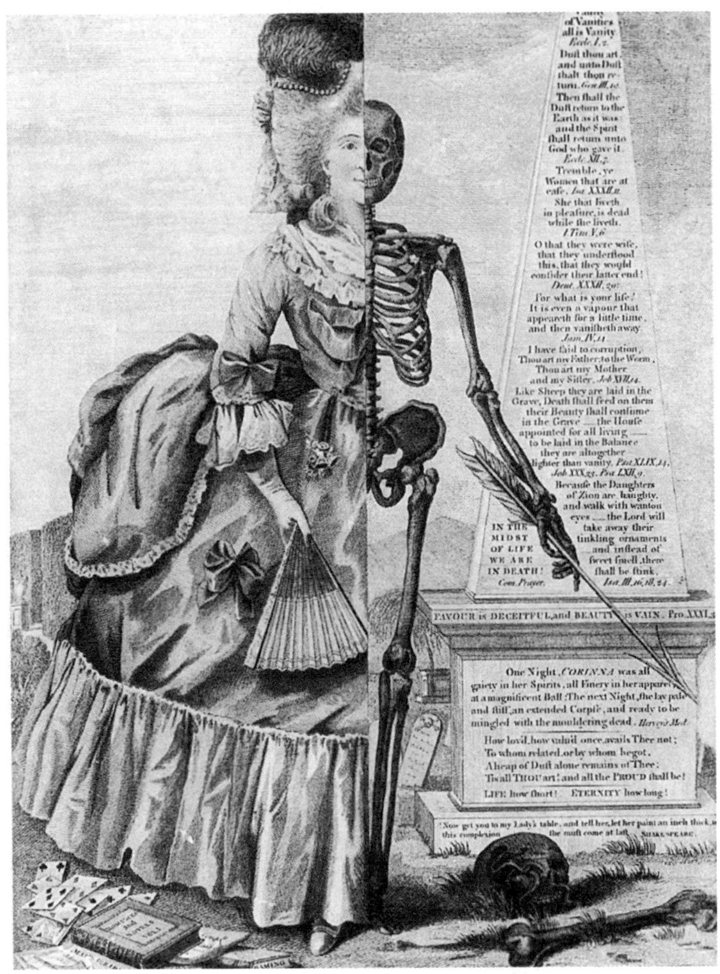

图 2.3　《生死之别，抑或论女性》，18世纪。

图中的女人被一分为二，半为骷髅、半为衣着考究的女郎，站在一块刻有《圣经》中关于虚荣与享乐语录的方尖碑旁。其中还有一处引语，选自詹姆斯·赫维的《墓前冥想》，此作讲述了科琳娜狂欢一夜之后第二天就死去的故事。地上一侧，有扑克、一份化装舞会的海报、一部“爱情小说”和一本关于赌博的书籍。“论女性”这一主旨，与亚历山大·蒲柏的《人论》相呼应。

因此，讽刺作品对肉体发起了一连串大力抨击，其标签就是诋毁。还有一种公认的、反对肉体的进攻性武器，那就是法律。随着（欧洲大陆上的）司法酷刑和其他惩处措施在正式公共平台上相继登场，法定程序对不守规矩的肉体采取了一致的惩罚之举，其目的不仅在于造成痛楚，还在于让公众产生耻辱感，其与一种将报复合法化的同态复仇法（*lex talionis*）保持着一致："以眼还眼，以牙还牙，以手还手，以脚还脚"（参见图 2.4）。[37] 对于罪大恶极者，极刑包括绞刑、砍头或火刑；对于罪行较轻者，刑罚则有鞭笞、黥面，以及戴上手足之枷的羞辱场景——而在传统的平民文化中，还有"示众"或者"游街"。在这种公开的羞辱中，一个人有可能被迫穿上衬裙，接受肉体上的羞辱。[38] 传统上，这些惩罚都被世人颂为道德惩戒措施——绞刑

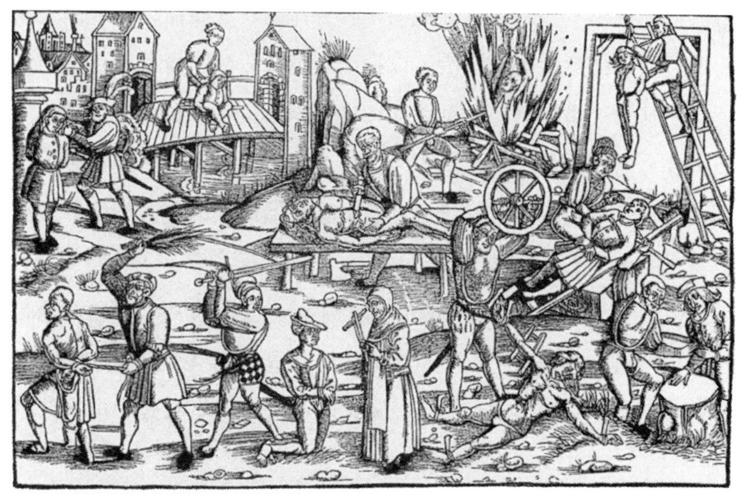

图 2.4 《不同的惩罚》

这幅版画描绘了对肉体实施的多种惩罚手段。

架也成了宣扬正义公开获胜的讲台——只不过绞刑实际上往往会陷入混乱，变成一场骇人的闹剧，或者一场极其恐怖而残忍的偷窥。

刑罚的目的在于让惩处措施获得很高的公众曝光度，并且比犯人的罪行更残忍。[39] 比如，在王政复辟时期，有数名处死查理一世的弑君者曾经受到审判并被判处死刑，公开遭受了绞刑、砍头以及在尚有知觉之时被开膛破肚的恐怖命运，他们的头颅与四肢被砍掉，血淋淋的尸体被游街示众。一些爱国心切的保皇党并不满足于对活着的人进行报复，后来还将奥利弗·克伦威尔、亨利·艾尔顿和约翰·布拉德肖的尸体从威斯敏斯特教堂内的坟墓中掘了出来，装入囚笼，拉着游街，然后又像对待普通的罪大恶极者一样，将他们的尸体吊在泰伯恩刑场上。

由于秉持启蒙运动的乐观心态，故从 18 世纪中叶起，刑罚改革者们便提出了他们所称颂的一种对身体的仁慈使命，即取消残酷而不近人情的惩罚措施，废除以报应为名夸张施予痛苦与死亡的制度——其中，偶尔也有戏剧性的、“鬼使神差”一般的君王大赦，以及（像《乞丐歌剧》* 中的那种）幸福的结局。1783 年，英国废除了泰伯恩刑场的绞刑，而在维多利亚女王统治时期，公开处决的做法也完全停止了（参见图 2.5）。

功利主义（Utilitarianism）的创始人杰里米·边沁和其他哲学激进人士，曾经谴责肉体惩罚和死刑既徒劳无用又野蛮残忍，并且鼓吹新的“矫正形式”，宣扬它们更人道与更有效。但是，就

---

* 英国诗人兼剧作家约翰·盖伊所作的一部叙事歌剧，讲述了小偷和拦路强盗之间的事，意在讽刺社会道德的堕落。

This Print is given gratuitous to the purchasers of Weekly Dispatch.
11 Aug 1828
A correct representation of the Execution of Wm CORDER, the Hangmen is adjustin
the rope round the Prisoners neck, while an Assistant is supporting the wretched ma
Mr Orridge is announcing CORDER acknowledgement of the justness of his sentenc

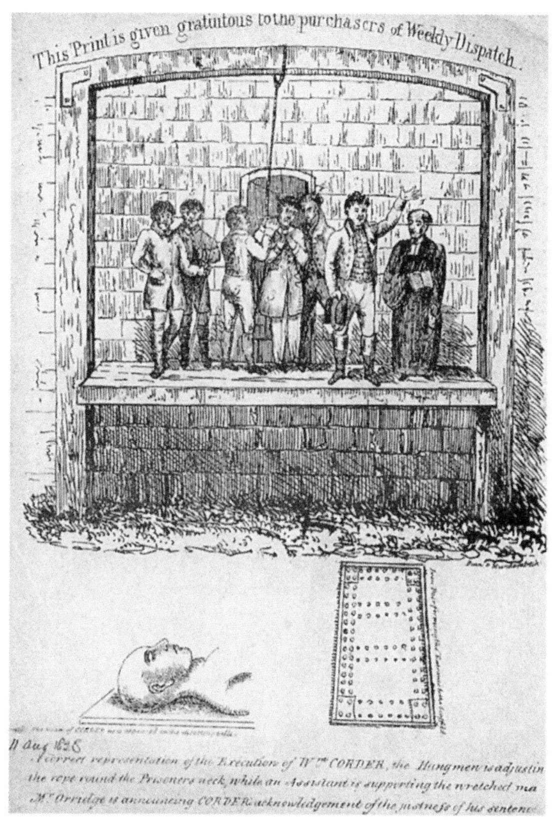

图 2.5 《对处决威廉·科德场景的正确描绘》*

这是订购1828年8月11日《每周快讯》的读者收到的石版画。这幅版画中，包括了科德那颗“出现在解剖台上”的头颅。尽管处决过程已逐渐从公众视野中消失，但关于处决的画作却在媒体上得到了更广泛的传播。科德谋杀玛丽亚·马滕一案，也成了维多利亚时期通俗情节剧中的一大主题。

* 威廉·科德，英国19世纪初一位臭名昭著的杀人犯，本为农民，因杀害其情人而被判处绞刑。此案后称“红谷仓谋杀案”，据说是死者托梦才使得案件告破。

算能够免遭声势浩大的公开暴行，犯人的身体也仍是新的合理化监狱劳改制度的目标，只不过不是在众目睽睽之下，而是在当局及专业人员的注视之下接受惩处罢了。在其“圆形”（Panopticon）监狱规划中，边沁制定了每天长达14个小时的工作时间表，并且犯人通常会在振奋人心的军乐伴奏之下进行劳作。矫正性的苦役惩罚会反复灌输顺服与顺从的思想，从而让一个有前科的人完美回归社会，尤其是让他们重新融入工业制度下标准的工厂劳动之中。

法律处决可能会造成双重打击。对犯人施以绞刑后，合法的死后解剖暴行或许会出现。从文艺复兴时期的意大利开始，对罪大恶极者进行公开解剖就成了一种官方展示活动，在每年的狂欢节举行。那个狂欢世界里的仪式化行为表明，当时的人们支持侵犯尸体的亵渎之举。[40]

在英格兰，解剖自1564年就获准公开进行了。当时，皇家内科医生学会每年都会获准解剖4具尸体。在解剖室（这是另一种“剧场”*）里对尸体进行的解剖，提供了一个展示医疗技术进步的舞台，显而易见地暴露出墨守成规的“盖氏医学”（Galenism）的谬误。在一种时髦新颖的，通过诗歌、戏剧、虔诚和（尤其是）神圣正义的仪式进行表达的“解剖文化”里，解剖学家的手术刀不啻为一柄真理之刃。然而，对不法之徒的尸体进行的解剖，却因带有暴力色彩以及违反了神圣的禁忌而玷污了医疗程序，故而激起了底层民众对

* “theatre”一词除了指“剧场”，还可指“手术室”，故作者才有此说。

解剖学的强烈且持久的不信任感，并为反医学的道德说教提供了新的动力。[41]

荷加斯所作的《残忍的四个阶段》系列版画中的最后一幕，就呈现了一间解剖室里的情景（参见图2.6）。画中，汤姆·尼禄（此名源自古罗马皇帝暴君尼禄，显然他“并非英雄”*）正在接受解剖。该系列版画里的第一幅，描绘了他在折磨一条狗时被人们当场抓住的场景。接下来，他继续堕落，引诱一位女仆并将其杀害。受到审判并被处决后，他的尸体就遭遇了可怕的命运，变成了解剖室里的一件展览品，被仪式性地开膛破肚，内脏被一条狗饱餐了一顿：这真可谓是犬类的“同态复仇法”呢。与此同时，一名初级外科医生用手术刀挖出尼禄的一只眼睛，而连着其头骨的绳索与滑轮则是模仿了泰伯恩刑场上的绞刑吏手中的绞索。在皇家徽章下方的审判长座椅上，荷加斯画了一个打扮成法官模样的外科医生，就像维萨留斯所著的《人体构造》卷首插画中显眼的死神骷髅，这非常能说明问题，审判长——或者荷加斯——是根据什么来进行审判的？究竟是根据那位罪大恶极之徒犯下的罪行，还是根据解剖这件事情？这种道德上的摇摆不禁会让我们深思：在杀人凶手与实施解剖的医生之间，我们究竟应该作出何种选择？[42]

在解剖成果记于纸上、永远留存之后，解剖还有可能对身体造成进一步羞辱。杰出的产科医生威廉·亨特是一位热衷于此道的解剖师，他在1774年出版了《妊娠子宫的解剖学图解》，以一系列令人惊叹、数量多达34幅、对开大小的版画，描绘了孕妇及其腹中胎

* “尼禄”（Nero）一名由“并非英雄”（no hero）中的两个词拆分组合而成。

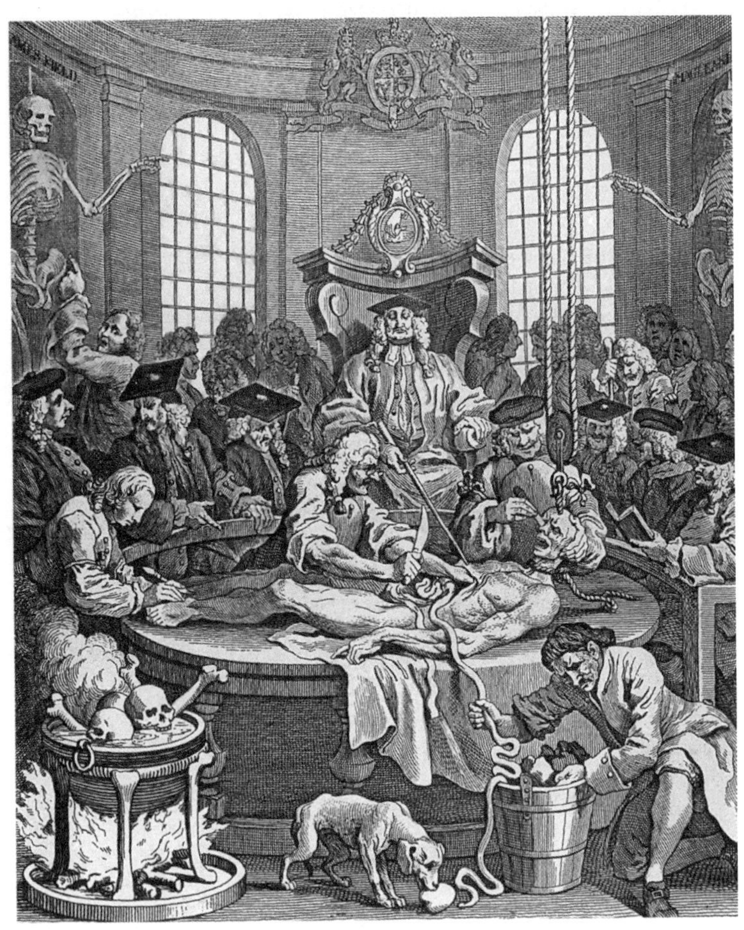

图 2.6 《残忍的报应》，威廉·荷加斯，1751。

儿。无论以何种标准来衡量，这都是一种带有维萨留斯风格的，体现医学刀功与插画艺术的惊人之作。他将人体四肢并排画在一起，其中既有完整的，也有被砍过的，令人睹之不安。这一作品因探讨的女性身体部位和版画的超现实风格而备受关注。例如，其中的第六幅呈现了子宫里一个呈自然姿势、几乎已足月的胎儿，母体双腿分开的前景图。这幅母婴画作呈现出一种暴虐色彩：图中怪异的大腿，与肉铺里摆着的大块连骨肉相似（当然，外科医生曾有“屠夫”之名），并且散发出一股淫欲气息。[43]

解剖并非总是像荷加斯的画作描绘的那样令人反感。当时的画家与解剖学家曾并肩合作——毕竟，二者的研究对象都是肉体。成立于 1768 年的皇家艺术学会，曾以让一位解剖学教授给写生课学生讲课而自夸。罗兰森的《解剖室》一作中（参见图版 7），以一间有天窗的阁楼为场景，描绘了第一位这样讲课的教授，即威廉·亨特，当时他正向学生们展示手术刀刀刃下的尸体的特征。这幅画作中，并不带有荷加斯式的道德说教，只不过，人们在描述解剖课程时始终带有一种心照不宣的猜测，认为这些“僵硬的尸体”是非法获得的，是通过盗尸者或“盗墓者”在夜间秘密偷来的（参见第八章）。

无论是令人作呕、令人兴奋还是让人敬畏，这些对待肉体的态度全都指向了一种道德寓意：丑陋的肉体是邪恶行径与卑劣思想的标志。一方面，丑陋怪异大多与“低等”民族及其堕落的行为方式联系在一起。在《人性之变》这部概述了大量虚假风尚与污秽习气的作品中，约翰·布尔沃描绘了身体的种种恐怖之处，其中包括了人类种种丑陋可怕的畸形，并且对它们进行了新的阐释（参见

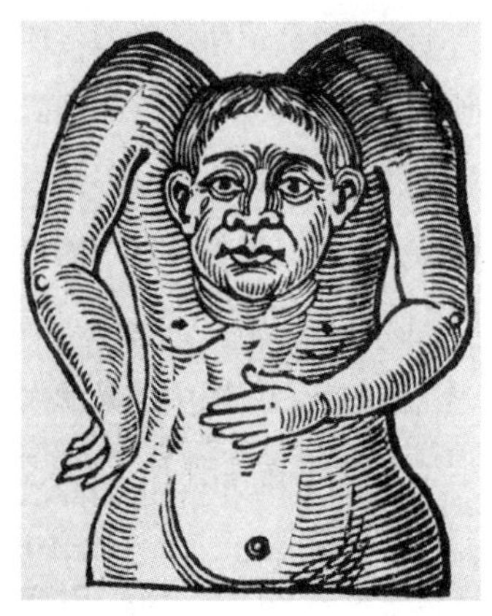

图 2.7　一幅描绘“无头族”的版画插图，1653。布尔沃称，这种人“五官皆长于胸间”。

图 2.7）。不妨以“犬头龙”（Cynoprosopi）或者“犬首人”为例，他曾坚称这种物种并非虚构，而是真实存在的：“约翰内斯·德·普拉卡皮奥与勃艮第的文森特，都讲述过近来被世人发现的这种犬首人民族的情况。”[44] 布尔沃暗示说，这种犬首人源于非自然性交，因为他们性交时的做法更像犬类。与之类似的是，本都的玛克罗涅斯（Macrones）偏好“大头怪”（Macrocephali）[长头者（Long Heads）]，他们会通过机械操纵婴儿的柔软颅骨，人为造成大头或长颅来满足此类喜好。而这一切，不过是为了追求一种暴虐的时尚而已。[45] 这些丑化身体的做法，招致了布尔沃的谴责。此外，长久以来，一些人类学评论无止无休地将头发如羊毛般蓬松、额头很低、下巴突出、肤色黝黑的人与精神及道德上的低劣联系起来，并且无知地暗示，这种人源自野蛮的性行为，比如与猴子进行杂交。[46]

当时，各种形状和大小的畸形怪物曾在市井展出，被伪装成造物主为道德教化而创造出来的奇迹。“暹罗双胎”（Siamese twins，即连体婴儿）不但让观众大饱眼福，还会让他们的心灵深受震撼。“在约翰·普拉特先生位于康希尔天使街的家中，”1708 年夏曾有报道称，

> 有两位姑娘，堪称有史以来人类见过的最了不起的自然奇观之一。两人的背部生来连在一起，而体内的肠管则是共用……凡是看到的人都啧啧称奇，故可称之为世界第八大奇迹。

海伦娜与朱迪思这对“暹罗双胎”来自匈牙利，她们的臀部连在一起，并且共用一个阴道，这引发了各种关于性快感与性处置权问题的讨论。导致她们畸形的原因是什么？两人的母亲把这归咎于一个事实，那就是怀孕之初，她看到过一条双头狗，心理上受到了创伤。虽然轻信者有可能认为那条狗是魔鬼伪装的，可在其他人看来，该现象却证明了孕妇那难以操控且易受影响的想象力具有让后代出现畸形的潜在影响力——从而进一步证明了孱弱者的意志的确很脆弱。[47]

各种各样的畸形人物曾在集市和畸形秀上展出，只不过是在虔诚和教化的言辞的体面掩盖下而已。[“畸形”（*Monstrum*）一词在拉丁语里的意思，就是指某种用于展示的东西。] 全城的人都能看一场令人目瞪口呆的、名副其实的、堪比“格列佛式”的游行：没有四肢的侏儒、巨人、饥饿艺术家、双性人、食石者，还有昙花一现却最古怪的玛丽·托夫特，也就是戈德尔明那个声称生下了几窝兔子的农家女。此女的情况，先是被当地一名医生夸大其词，接着受到了伦敦医疗界那帮领袖人物的大肆宣传。她于 1726 年在莱斯特广场的妓院里进行了展出，不可避免地成了荷加斯的嘲讽对象（参见

图 2.8）。[48]《兔子》一作，将宣传此女的医生描绘成了江湖骗子，比怪人更加怪异。其中，产科医生理查德·曼宁厄姆勋爵（标有字母“B”）的一头及肩假发与其围裙形成滑稽对比，暗示此人平步青云，迅速从药剂师升到医生、最终又变身为爵士的过程。最初在医学上支持玛丽·托夫特骗局的圣安德雷医生（标有字母“A”）夹在胳膊下的那架小提琴，则是荷加斯在提醒我们，此人本是一位轻浮的舞蹈教师。那么，谁才是真正的傻瓜和无赖呢？是率先想出了这个赚钱骗局的托夫特一家，还是那些医生？医生为该骗局创造了环境，

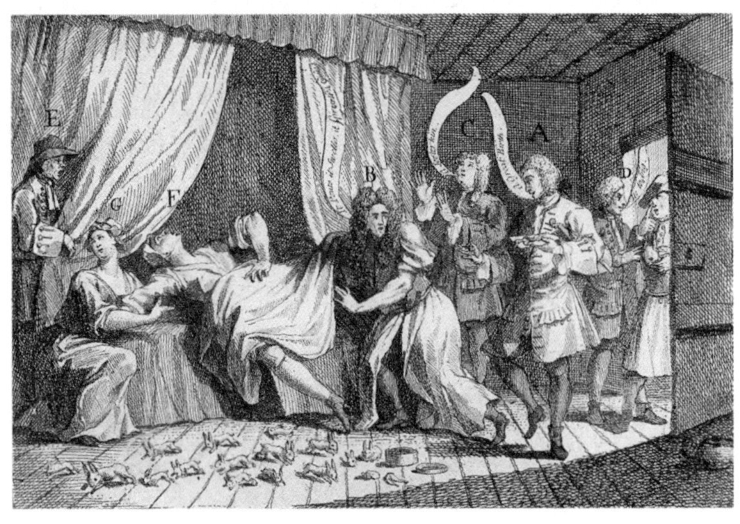

图 2.8　《兔子或戈德利曼正在会商的智者们》，威廉·荷加斯，1726。

其中的字母含义如下。A：舞蹈教师或超自然解剖学家；B：一位探究深奥事物的秘术哲学家；C：一脸震惊的流产科医生；D：为吉尔福德兔子接生的男助产士；E：把兔子带进来的人；F：正在努力生产的妇人；G：护士或兔子清洗者。

认可托夫特的确生下了兔子，此事因此声名鹊起，他们对这种怪事进行的激烈公开论争也进一步起到了推波助澜的作用。[49]

当“生兔子的女人”成为全城的谈资，人们纷纷热议之际，皇家内科医生学会的詹姆斯·奥古斯都·布隆德尔提出了质疑，这位出生于法国的医生发表了一篇论文，断然否定了这种可能性，认为先天畸形通常都是分娩不当导致的。所以，这种根深蒂固的“想象主义”理论实际上是一种自利性的医学借口：怪物并非“由大脑所创造”，而是掌控在医生的手中。

在其观点受到外科医生丹尼尔·特纳“想象主义”理念的抨击之后，布隆德尔又以《母亲的想象力对胎儿的力量考》一作进行了回击，旨在抨击一种庸俗的谬误。“我抨击的就是一种普遍观念，即认为有胎记以及天生畸形的婴儿是母亲不正常的幻想与想象力造成的可悲结果。”特纳则在《母亲的想象力对胎儿的影响》一作中重申了其（“庸俗的”）观点，引用“古时之权威”以及安布罗斯·佩雷、罗伯特·博伊尔和凯内尔姆·迪格比勋爵的观点，证明女性混乱的想象力就是罪魁祸首。特纳还十分肯定地声称，孕妇嘴馋水果尤其危险，比如梅子、李子和菠萝，而玛丽·托夫特则是在地里干活时被兔子吓了一跳。对于特纳的煞费苦心，他的对手们进行了无礼的嘲讽，尤以一首名为《门房变医生》的八音节滑稽讽刺诗为甚。在另一个因关联而获罪的例子当中，那些研究怪诞肉体这一问题的医生，也因此变成了怪人。同样受到牵连的，还有女性荣誉与女性作用的问题：在那个出现了近代妇科思想的时代，女性能否创造出自己的独特之物，即使创造出来的是一个怪胎呢？想象力作用的问题同样悬而未决，受到了布隆德尔之流那种离经叛道的（亦即“科学的”）时代气息的挑战。[50]

在这样的形势下，区别于粗鄙者，不用耸人听闻的方法去对待畸形，而是用哲学和超然的眼光冷静地看待畸形，就变成了科学界人士的一种职业自豪感。“抵达布鲁塞尔后，我曾见过一个约 5 岁的弗里斯兰男童，世人皆称其瞳孔周围生而刻有‘上帝’一词及其希伯来文。”一位记者曾如此向皇家学会报告，然后对当地罗马天主教徒的无知愚行感叹了一番：“当地人都觉得这是惊人的奇迹，然而细究之下，我认为这实际上只是眼睛的虹膜罢了，并不是什么连续的文字。”不过，这种态度更多停留在言辞之上，而非现实。在公众对奇迹都很关注这一事实的诱惑下，医生与自然哲学家当中不乏表演者的角色：毕竟，奇迹难道不可以是智慧之母吗？于是，咖啡馆里的讲师就变成了时髦的新奇观宣扬者。[51]

从科芬园往北一直延伸到苏活区的新月状弧形区域里，医生住宅与解剖学校、艺术家的工作室鳞次栉比，其间有各种怪异秀及畸形展：有侏儒罗伯特·鲍威尔在科芬园“利特广场”上的木偶摊子；有萨尔蒙夫人建在舰队街上的蜡像馆；有位于舰队街三王阁大酒杯餐馆里的“奇妙的埃塞克斯郡高个子女人”，此人“身高竟达 7 英尺”；还有“埃塞俄比亚野蛮人”，当时的人曾大肆宣扬：“这种惊人的物种异于欧洲有史以来的任何物种，似乎属于理性的造物与野蛮的造物之间的一环，因为这种物种与人类异常相似，可以说是英格兰有史以来展出的最大珍品……还有猩猩，或者真正的丛林野人……还有一头牛犊，竟然有八条腿、两条尾巴、两个头，却只有一个身子。”它们被陈列于“威斯敏斯特桥萨里郡一侧的纽因酒馆对面，参观票价为每人一先令”。[52]

外科医生兼解剖学家约翰·亨特是威廉·亨特的弟弟，他住在莱斯特广场，搜罗到了所有畸形人物中最怪异的一位。莱斯特广场正是之前玛丽·托夫特生产的地方。1782 年，21 岁的爱尔兰巨人查尔斯·伯恩来到了伦敦，以展示自己是“世间最高者”为生。据说，此人身高超过了 8 英尺（参见图 2.9）。亨特发现此人是一个很有潜力的合作者，可以充实其私人解剖与病理学研究博物馆，便预先提出收购伯恩的骸骨。这让这位爱尔兰人觉得非常恐惧，因为伯恩讨厌自己死后变成展品，所以他似乎作出了其他安排，死后要用铅棺进行海葬，生怕他的尸体会被交到解剖学家的手里。

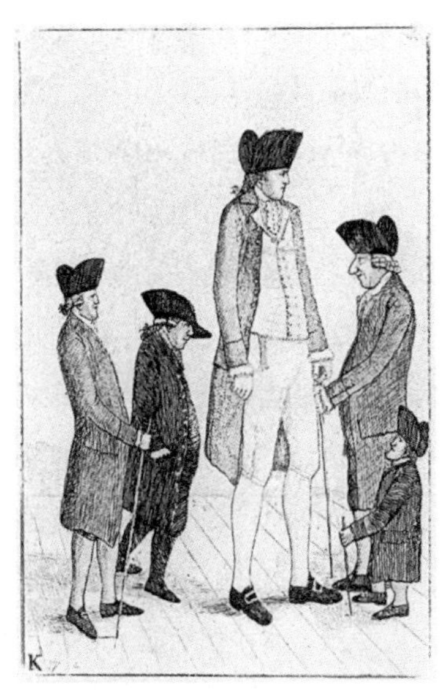

图 2.9 《伯恩、克兰斯顿与其他人》，约翰·凯伊，1794。

此种场景或版画，可能让当时的人想起《格列佛游记》。

然而，1783 年 5 月，这位意志坚定的外科医生却抓住了机会。当时，伯恩喝得酩酊大醉，死在了距亨特家不足 200 码远的考克斯伯尔街上。亨特显然与在场的“守尸者”达成了某种交易。据说，他花了 500 英镑买下了尸体。那位死去的巨人，被迅速送往了医生位于“伯爵阁”的乡间别墅。当时，伯爵阁还是一个绿树成荫的村庄。在两年的时间里，他一直对此守口如瓶，后来才告诉约瑟夫·班克斯勋爵：“我最近找到了一个大高个，不过暂时还不能发表详尽的研究结果，希望来年夏天能将其展出。”接下来，伯恩便首次以一具骷髅的形式登场，成了莱斯特广场上最耀眼的展品之一。后来，待亨特去世后，伯恩那具异于常人的骸骨又成了皇家外科医生学会的一件展品，且如今依然与其他一些畸形者一同陈列于此，比如号称“西西里仙女”的卡罗琳・克拉查米[53]。

1824年，这位时年8岁的西西里侏儒登上了新闻头条，并且在时尚的邦德大街展出，看一眼需付费一先令，摸一下则需另加一先令。被称为“西西里仙女”的她身高约20英寸，腰围令人羡慕，只有11.25英寸。据当时一位记者报道，此人打扮得花枝招展，“端坐于一间小茶室之中，优雅至极”，宛如木偶剧院里的洋娃娃。

克拉查米小姐引起了轰动，就像60年后的约瑟夫・梅里克（即“象人”）一样。后者是另一个受到了杰出医生“保护”的畸形人，其“保护者”是弗雷德里克・特雷韦斯勋爵。据喜剧演员和热衷于畸形秀的查尔斯・马修斯的夫人所述，克拉查米小姐是一个“极令人生厌、憔悴不堪的小东西”，而那些吆喝招揽观众的人还暗示了“诸多不便提及、听起来很不雅的细节”，它们无疑解释了克拉查米小姐讨厌被人触摸的原因。无论迷人与否，在巴纳姆将“拇指汤姆”带到伦敦的20年之前，这位西西里侏儒曾被《泰晤士报》称为“所有来此都城，希望获得公众青睐的侏儒中最稀奇的一位”。

她为什么如此矮小？（展览上的纪念品表明）是因为她的母亲怀孕之际，在乘坐威灵顿公爵的行李搬运车出行之时，“意外被一只猴子吓晕”——这是再次搬出了特纳的“先天缺陷应当归咎于母亲的影响”这种歧视女性的陈旧观点来教化公众。[54]

由于在宗教上受到质疑、在道德上受到谴责，故肉体一直受到打击、惩罚、利用，并且被置于科学、医学和公众窥探性的目光之下。然而，诚如怪物的“力量”暗示的那样，“邪恶的身体”还有更多故事可以讲述。

尽管已经堕落，肉体却也因此在神秘剧中被赋予了一个核心角色，甚至还有自己的发言权，有机会作出回击。安德鲁·马维尔创作于 17 世纪 50 年代的《灵肉对话》，戏剧性地描述了每个人内心的无止无休的冲突。“灵魂”用正统的基督教 – 柏拉图式的话语祈祷：

> 啊，谁能从这囚牢中，
> 拯救遭受万般奴役的灵魂？
> 以骨为栓，脚有铁镣所缚，
> 双手之间，亦有桎梏为锁。[55]

然而，值得注意的是，“灵魂”并无胜算。“身体”抗议“灵魂”以各种各样可怕的精神疾病降临于肉体的做法：

> 医术有限，
> 不能治愈我的疾病；
> 希望破灭让我辗转心悸，
> 再让我坠入恐惧，为之战栗。
> 爱之瘟疫虽令人激动，
> 恨之暗疮却将人吞噬。

对于无辜受罚，“身体”心怀怨恨。（它认为）假如肉体确属痛苦之渊薮，那么，除了率先导致这些痛苦的“灵魂”，还能怪谁呢？

> 除非灵魂，还有什么会如此聪慧，
> 把我塑造得如此适合背负罪孽？[56]

此作扭转了传统的比喻，并且与英国内战中反对君主制的平民斗争以及马维尔自身的同情相呼应，指出渴望获得解脱的其实是“身体”：

> 啊，谁能让我全身得救，
> 摆脱这个暴虐的灵魂的束缚？
> 它扶摇直上，陷我于绝望，
> 让我步入自身的危局之中……
> 身体永无安宁之日，
> 都是因为有这个邪恶的灵魂。[57]

经过数个回合的激烈斗争之后，这场较量最终打成一场体面的平局，或者说僵局——马维尔本人既是议员兼诗人，也是一位政治机会主义者，而他此诗的寓意则是：在人类分裂的本性当中，灵与肉两大参与者就算长期不和，也是相互依赖的，就像一段吵闹不休的婚姻。

在其他情况下，肉体的软弱可能激发出来的并不是厌恶，而是同情。沃尔特·项狄很瞧不起“他的屁股”，可阅读《项狄传》的读者却会情不自禁地怜悯那个“小矮子”，即身材矮小的崔斯特瑞姆。

虽然他全身伤痕累累，是个侏儒，却也是“一个被各种权利所保护、所约束的人……由同一力量所创，于同一自然进程中产生，拥有无异于我们的动力与官能”。[58] 这位年轻的主人公——“不幸的崔斯特瑞姆！满心愤怒的孩子！未老先衰的孩子！”——是一名受害者而非恶棍，但其身体的不幸命运同样可以归结为一个事实：父母在（错误地）怀上他时，并没有专心致志。[59]

基督教认为受苦受难属于人类的常态与宿命。医学伦理学家托马斯·布朗勋爵曾指出，我们的内心都有各自的疗愈之所。此人之后，外科医生兼小说家托比亚斯·斯摩莱特也说过同样的话。然而，传统上典型的圣人生活却表明，磨难是一种救赎，禁欲则是通往圣洁的苦难历程。[60] 在信奉新教且态度开明的英国，这种说教却被医学理论所补充和取代了，人们认为患病的身体要么是在解脱中被超越，要么就是在恢复健康的过程中被超越。我们不妨来看一看虔诚的医生乔治·切恩（George Cheyne）在其出版的自传中对“自身疯狂的尸体”的思考。[61]

切恩于1673年出生于阿伯丁，他在爱丁堡大学接受了牛顿科学与机械医学教育后移居伦敦，想要建功立业。这是一位“虎背熊腰的苏格兰人，不断从一个笨重的金盒中取出鼻烟来嗅”，他经常出入咖啡馆与小酒肆，与一帮无拘无束的人过从甚密，好让自己出名。然而，他逐渐变得“异常肥胖，呼吸急促，精神不振且萎靡倦怠”，40多岁时体重就暴增到了32英石（合448磅）。[62] 尽管挺过了一种间歇性地发作的热病，他的情绪却一直处在“混乱不堪”的状态，长达一年，接着又“晕眩发作，几近中风”。昔日的酒肉朋友此时都弃他而去，他便搬到了乡下，试着过一种较为简朴的生活。然而，尽管用各种苦药、催吐剂和铁质水进行了治疗，他依然深受头疼和抑郁之苦，转而求助于鸦片酊与含汞的药物，他的肝脏和胆囊出现了问题。

于是，“那具因奢靡与怠惰而堕落、过度肥胖、全身充满坏血的身体”与他的饥渴精神之间展开了一场生死搏斗。过度肥胖不仅在美学和生理学上令人生厌，对于虔诚的切恩来说，它还是道德和精神的一种羞耻：他把身体视为他失败的症状，认为身体亟须得到净化，既需得到医学上的净化，也需得到道德上的涤荡。[63]

1725 年 12 月，由于健康状况不断恶化，他便“费尽周折”来到了首都，请教了一些专家朋友，他们建议他清淡饮食。于是，他开始一心信奉素食主义，这是 17 世纪的神秘主义者雅各布·波美所推崇的一种精神疗法（因为食用动物之肉会让人产生肉欲）。接下来，在与灵魂搏斗的过程中，肉体爆发了一场终极的激烈反抗：“整个小腿、大腿以及腹部都像烤猪的皮，几乎全都肿胀、结痂与灼痛”——丹毒发作之下，肉体苦苦挣扎时的丑陋可怕，令他的灵魂经受了各种折磨。[64] 然而，肉体终于开始有所好转，这位臃肿不堪的医生体重大减，“等到腐朽的肉体减掉了 16 至 18 英石，我才不再消瘦”。[65] 大约 10 年之后，虽偶尔仍有暴饮暴食之举，他最终还是选择了素食。他曾称：“我的饮食越清淡，我也越感到轻松、欢快，身体越来越轻盈。”——他所说的“轻盈”，并非仅仅指身体没有了多余的脂肪，还指灵魂无所压抑之后的畅快无虑。[66] 不同于早期一些加尔文派教徒的传记，比如约翰·班扬的《天路历程》和《丰盛的恩典》，切恩的皈依与被拯救明显建立在有恙而虚弱的身体之上，只不过也含蓄地基于精神上的超越与悔改罢了。

灵魂会通过肉体进行表达，而切恩为病人提供的医学建议，则将宗教信仰与医学融合了起来。“您确实不是一名医者，但我希望您是一名基督徒。”他曾向其中一位病人，即小说家兼出版商塞缪尔·理查森如此说道：

> 信仰要求我们斋戒、祈祷、不放纵自身，并且一视同仁。但这一点，其实并不需要圣书里的忠言就可以做到。您只须细读我在《论长寿健康之养生》一文里的最新观点，或者科尔纳罗与莱修斯合著的小专著，理智就会让您深信不疑。[67]

痛苦、磨难与疾病提供的，可能还有文学与艺术创造力的源泉。斯威夫特曾相当神秘地认为：“感官的堕落，实际上是精神造成的。”[68]

有一种源自亚里士多德且在文艺复兴时期影响广泛的传统理念，将天才与抑郁症这种心理疾病联系了起来。在《忧郁的解剖》一作中，罗伯特·伯顿描述了学者们生理上的自我殉道精神：“他们过着一种静坐、孤独的生活，缺乏身体的锻炼，没有他人的普通娱乐。”他们冥想的习惯会“让大脑枯竭、让生命之热熄灭，因为灵魂头脑中专注于冥想时，腹、肝都会受到损耗，导致五脏不调，进而产生邪血与粗鄙”。所以，经常用脑会导致身体衰弱。[69] 浪漫主义以及后来的前卫派（avant-garde）认为，因结核病、酗酒，或者受疯病与癫痫的困扰而日趋消瘦的身体，在艺术事业中具有释放和增强想象力的作用。为了获得创造力与不朽之名，健康或许只是一种微不足道的牺牲而已。[70]

怪诞的肉体拥有自身的力量，尤其是拥有令人大感震惊的力量。就像畸形秀一样，死亡可怕的神秘感与复活的可能性曾经吸引民众去观看死刑，而民间智慧也声称，触摸被绞死者的尸体具有奇妙的治疗功能。[71] 除了让牛奶变酸、让黄油变馊，女性的经血据说还具有种种古怪的力量。农妇的身体（比如玛丽·托夫特）也的确很神奇。近代以前的身体还有许多伴随之物，比如圣痕、飘浮术、狂喜的鼻血和幻觉、神秘的泌乳与怀孕，它们全都具有违背道德的可能性。[72]

总的来说，面对粗俗的身体的种种巨大而又可怕的能量时，我们很有必要回头去看一看巴赫金在“古典”的身体与其颠覆性的对立面，即“丑陋怪诞”的身体之间所作的对比。前者为高雅文化所推崇，是庄严而匀称的形体，其优越性在于保持冷静和距离；后者则是低俗与被排斥者的象征。怪诞的身体不规则、不协调、臃肿而不庄重，以粗俗（比如捧腹大笑）、本能反应和生命力为特征，会不可遏制地违犯界限与禁忌，去追求奢靡与享乐。它由下半身即腿、脚、屁股、肚子和生殖器所主宰，是被玷污的肉体存在的化身，却仍然表现出了令人快乐的生命力。在文学和艺术描绘中，低俗的生活就是接连不断地大吃大喝、暴饮暴食、打嗝、呕吐、排泄和性爱，其中还夹杂着暴力，它们都是在闹剧和卡通动画中延续下来的传统。这一点，在拉伯雷与勃鲁盖尔的作品当中表现得很经典，而后来在菲尔丁、荷加斯、罗兰森、戈雅的《狂想曲》及所有同类作品中也非常醒目。[73]

所以，难怪平民的粗俗身体，连同其强大有力的血液、肮脏却有治疗作用的排泄物、气味与虚张声势，曾被世人广泛谴责为既定秩序的威胁，需要受到惩处了。在所谓的大众文化改革中，与狂欢、血腥的娱乐活动和赛会相关的那一具具淫乐无度与酩酊大醉的身体变成了人们谴责的对象，低俗的行为则受到了监管和打压。这种监管和打压，起初通过女巫审判和教会法庭来进行，后来则通过更加严格的规范和《济贫法》来实施。[74] 诺伯特·埃利亚斯曾将喧嚣吵闹的社会群体里较为得体者身上的自律，称为“文明化的过程”。[75]

这些文化论争，集中体现于一个曾在摄政时代昙花一现、大出风头的人物身上，她就是所谓的“千禧年女先知”乔安娜·苏斯考特。这位挤奶工出生于德文郡，她先是在西南各郡，后来又在伦敦吸引了一大批热情的平民追随者。到了晚年，64 岁的她声称自己要生下“神之子”。让无数医生都确信她怀孕之后（不妨再次与玛丽·托夫特对比一下），此人在 1814 年去世（死于浮肿），而随后对她进行的解剖，让此人掀起的的宗教复兴变成了一种令人痛苦的精神高潮。

在《医学检查，奇迹永远不会停止》（参见图版 9）一作中，罗兰森捕捉到了这位德文郡的女先知蔑视“最有学问的医者”，并且用一种意味深长而粗俗无比的手势暴露出了“赤裸裸的真相”时的场景。与此同时，通过暴露和隐藏自己的身体，她还刺激着医生们去关注其性别。“眼见为实，”她嘲讽道，“请一睹赤裸的真相，最博学的医生们！”而其中的医疗三人组则在会诊，他们齐声说道：“我们不禁疑窦顿生。”[76] 就算有如神话一般，这也是一种由来已久的报复方式，让怪诞的肉体凌驾于权威知识之上，让女性凌驾于男性之上，让农民凌驾于专业人士之上。

3　肉体之健与美

1929年，J. D. 贝尔纳凝视着水晶球，在其《世界、肉体与魔鬼》一书中预言，人类即将进入一个本质上属于理智的、乌托邦式的未来。人们将通过外科手术，把大脑从肉体的糟粕之中切除，创造一个完全人造的环境——即被置入一个人工合成的外壳，浸泡在不断循环的液体当中。“人类将不再具有当前的身体结构。”他兴奋而俏皮地说道，

> 我们有一整副由某种异常坚硬的材料制成的骨架，这种材料很可能并非金属，而是一种新型的纤维物质。外形上，它可以是一个很短的圆柱体。在小心支撑以防冲击的圆柱体内部，就是大脑及神经网络，它们浸泡在一种脑脊液性质的液体当中，而在恒温之下，这种液体不断循环……由此确保大脑内有连续不断的意识，并与容器前部的天线和即时感觉器官相连，宛如人的眼与耳。[1]

对于这个晶体学家而言，我们最好是没有身体，因为他认为身体具有“寄生性”，会消耗我们这种被正确地称为“智人”的物种身上的

各种更高级的智力功能。

正如前一章所强调的那样，犹太－基督教表达出了对肉体的种种矛盾感受。但是，不同于无神论者贝尔纳的观点，其认为肉体并非一种无关紧要的附属之物，缺乏内在的意义或价值，并非一种要将其抛弃的负担，而是神的复制品，是一件高贵的作品——同时也是一个永恒的难解之谜。

尽管肉体常常被人们贬低为灵魂的囚牢（这与柏拉图在《斐德罗篇》中表达的观点相似，即“我们皆囚于肉体之内，如囿于牡蛎之壳”），但肉体也可以被视为灵魂的镜子或者宅邸。17 世纪初的玄学诗人乔治·赫伯特将身体结构想象成“上帝的圣所”，与整个宇宙和谐一致：

> 人类具有对称之美，
> 比例匀称，四肢相对，
> 一切都与世间万物相随；
> 每个部位都可支配最末端的部位，
> 因为首足相连，互有私谊，
> 也有各自的渴望与高涨的情绪。[2]

古典美学则相当独立地支持和谐与美观的身体，因为它是心灵、社会和宇宙、天堂与大自然之间和谐一致的见证。[3] 自远古以来（古代奥林匹克运动会的历史，至少可以追溯到公元前 776 年），爱奥尼亚人对田径运动的热情就催生出了锻炼、沐浴、按摩、体操与饮食等方面的指导者（参见图 3.1）。古希腊人心中理想的男子气概，要

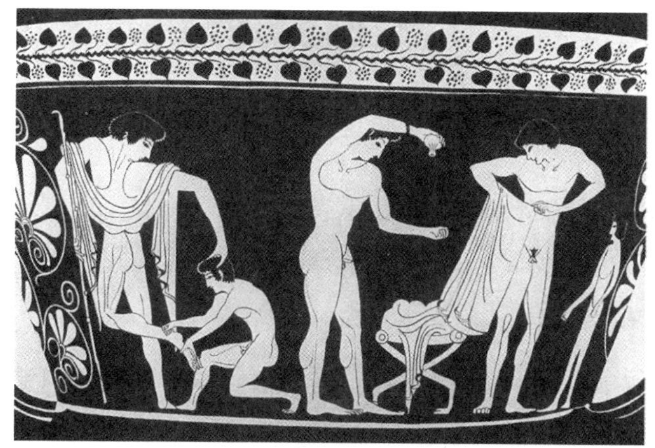

图 3.1 柏林博物馆收藏的一幅近代水粉画，描绘了6世纪末的一只陶瓶，它在阿提卡希腊语里被称为双耳喷口杯，据说由欧弗洛尼奥斯所制。图中左侧，一名随从在给一位运动员按摩脚踝；中间是一位运动员正在倒出油脂，准备往自己身上涂抹；右侧则是另一位运动员在用刮身板刮擦自己的皮肤。

求人们将体形保持在最佳状态——他们对体格柔韧、健美与敏捷的斗士的钦佩之情，在古代的神话故事、视觉与造型艺术中都突出地表现了出来。舞蹈、体操、武术，以及与一名教练一起习练，都被视为阳刚之气与品德高尚的必备条件。只不过，它们主要属于男性独有的做法，因为当时女性被排除在公共生活以外。

荷马所称颂的勇士，逐渐变成了爱美公民心目中的理想，他们在古希腊的城邦中追求的目标就是一具自律的躯体内拥有一颗有教养的心灵。雅典人的雕塑与画作以描绘人体为乐，以展露裸体的优雅与支配着肢体、将大自然的和谐编成密码的几何比例为傲。德尔斐神谕中的“认识你自己”，就包括认识自己的身体。于是，一种把人当成万物尺度的传统就此开始，并将在文艺复兴时期的“维特鲁

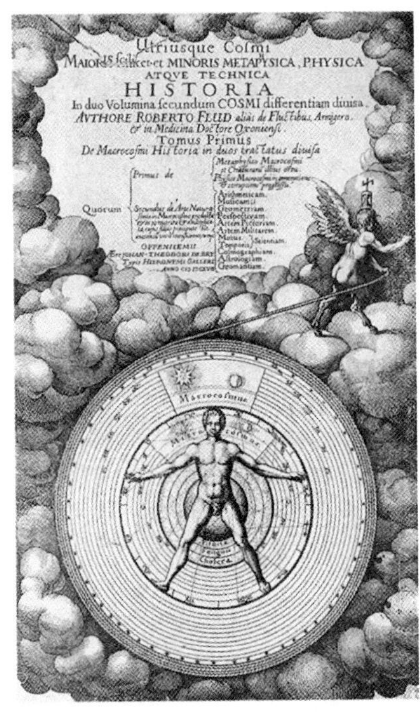

图 3.2　《大小宇宙之历史》扉页画，西奥多·德·布里，1617。

此书作者弗鲁德是一位炼金术士及玄学思想家，对人类与宇宙之间的和谐提出了许多复杂的观点。

威人”（Vitruvian man，参见图 3.2）的自负中达到高潮，这是一个镌刻在宇宙中心的裸体男性形象，将对文艺复兴时期之后的艺术想象与实践产生巨大影响。[4]

在《建筑十书》一书论述寺庙设计的一章里，古罗马建筑师维特鲁威曾提出，在建筑中可以利用某些典型的形状与自然比例，来标定建筑物的平面图、立面图和其他尺寸图。他宣称这是一种完美的衡量标准，并在正方形与圆形这两种基本几何图形的内部雕刻了一个四肢伸展的男性身体。这个完美的外接圆人像，反过来又产生了各种更多不同的比例。比方说，它为圆柱的设计提供了指导，而圆柱则是建筑学上与人体最为接近的类比物。据维特鲁威测算，身材匀称者的总身高达“9头身”，因此，圆柱的高度应当等于其柱头（拉丁文为“*caput*”，也就是“头”的意思）之高的9倍。此外，不同种类的圆柱（如多利安式、科林斯式等）则可以认为是表现出了人类有男有女、有老有少、朴素与花哨等多样性。这些思想，在文艺复兴时期都得到了适当的阐述，比如菲拉雷特曾将门窗视为一座建筑物的“七窍”（orifices），城市及建筑成为人类的映像（参见图3.3）。[5]

正是这具古典的身体，承载着艺术与美的法则，定义了米开朗琪罗提出的，并且在后来的数个世纪里被奉为学术传统的美好与理想世界。[6]与圣奥古斯丁学说对裸露的身体感到羞愧，并在中世纪晚期对人类“堕落”进行的哥特式描绘中得到了深刻而充分表现的传统相反，文艺复兴时期重新融入艺术与美的古典裸体则以其理想化的、以人类为中心的荣耀对人体进行了大肆炫耀。[7]（可以料想，坚持要求画师将其疣子与所有瑕疵描绘出来的，正是清教徒奥利弗·克伦威尔。）

如果说维特鲁威学说（Vitruvianism）强调了身体与建筑之间的密切联系，那么18世纪就形成了一种可以与之媲美的传统，将艺术与解剖学融合了起来。当时的人声称，如果没有确切了解骨骼构造的基本结构，我们就不可能在艺术上充分地将身体描绘出来。至于解剖学家，为了看得清楚、明白，他们也需要具有正确地将身体构造绘制出来的本领。为了颂扬这两种手艺的幸福结合——它们是由皇家艺术学院这个新的机构撮合到一起的，乔书亚·雷诺兹勋爵曾在那里发表过赫赫有名的、关于美术原则的“讲学”（Discourses）——

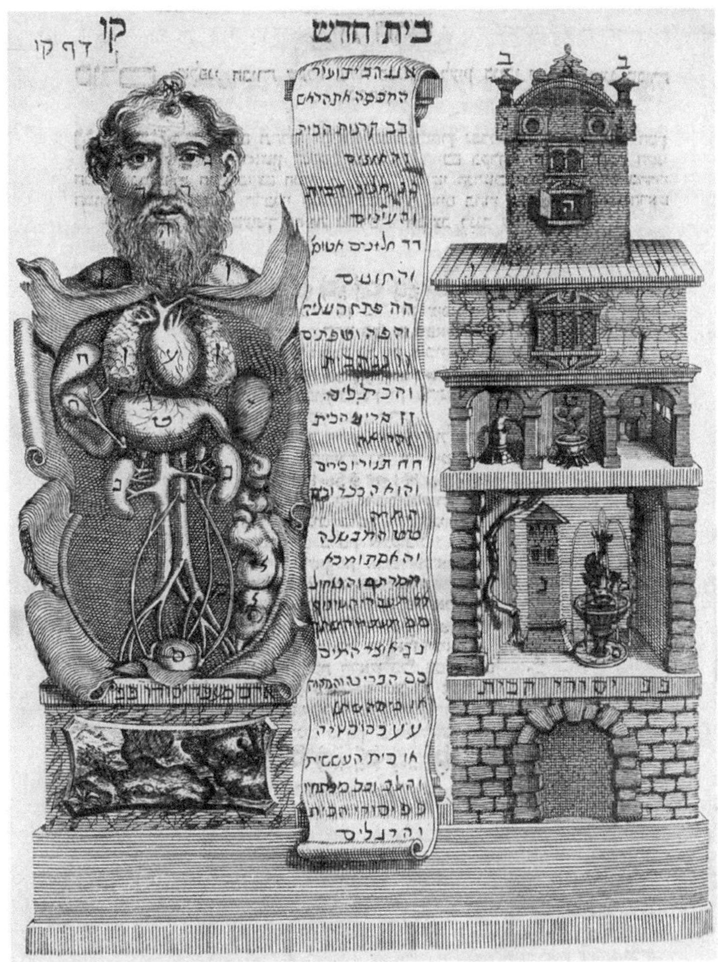

图 3.3 《托拜厄斯作品》插图，托拜厄斯·柯亨，1708。

柯亨是众多把人体结构比作房屋或者庙宇结构的艺术家之一：他把头发比作屋顶，把房顶四角比作耳朵，把眼睛比作窗户，把嘴巴比作大门。肺是上部的通风层；胃、肝、脾则是中间层；肾脏好比蓄水池；下部的肠道是厕所，双脚则是地基。威廉·哈维同样曾将胸腔称为“客厅”，将胃部称为“厨房”或“店铺”，还谈到了“吸走痰液、振奋精神的炉子”。

约翰·佐法尼还创作过两幅集体肖像画，即《皇家艺术学院写生学院》和《在皇家艺术学院授课的威廉·亨特医生》（参见图 3.4）。亨特是学院的第一位解剖学教授，在 1768 年获得委任。[8] 在写生课上，他们用身材高大、肌肉发达的男性（经常是伦敦的车夫、马夫和送酒工）充当维特鲁威式的模特，肌肉发达者的身体可能在死后被剥皮，成为“去皮模型”，以揭示皮肤之下的奥秘。

身体之美、对称与和谐，还意味着道德上的启发与教育，是内在卓越的外在表现。尤其是，据神圣的解剖学里的一个流派所言，接受科学研究的身体将进一步揭示上帝的意图。解剖学和生理学正日益

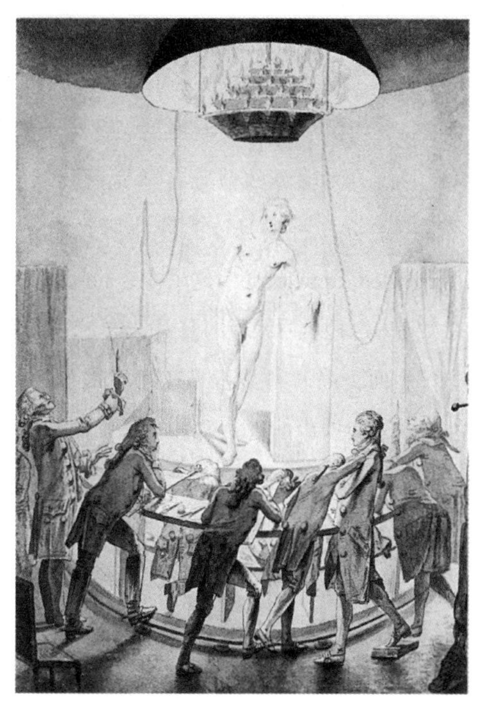

图 3.4 《在皇家艺术学院授课的威廉·亨特医生》，埃利亚斯·马丁，1770。

显露出人体这台机器（即肉体机器，*machina carnis*）极其精巧的比例与构造。

在《论医学实践》一作中，意大利内科医生乔治·巴格利维曾经断言，科学理解人类身体的关键在于一个事实：它“根据数字、重量和尺寸运作……似乎仅用数学来描绘，就勾勒出了人体当中最有序的系列比例”。[9] 由于解剖学的基础已经奠定，故完善“动物机体整体”（animal economy，即如今的生理学）似乎就只是个时间的问题了。即使自然哲学家沃尔特·查尔顿已经放弃了对人体内部这片“新大陆”进行努力探究，也是如此。查尔顿曾叹息道：“唉！其中既有较小世界里的未知领域，也有较大的世界，比如大脑之岛、脾脏地峡、肾脏之湾。”[10] 在哈维证实人体中存在血液循环之前，伽利略就已发现了土星环，这难道不令人感到羞愧吗？伟大的实验家罗伯特·博伊尔认为：“理性的灵魂居于神所建造的庄严大厦，即身体之中，却对大厦的精巧结构一无所知，真令我们颜面尽失！”[11] 反对“亵渎”神圣身体的种种强大禁忌，再加上“被禁的知识”（forbidden knowledge）这个古老的问题，可能在一定程度上解释了人类陷入这种矛盾困境的原因。

然而，当时科学正迅速朝着揭示一个个大身体系统中的“新大陆”方向大步前进，而科学普及者也在大肆宣传不久前才被查尔顿称为“未知之地”的知识。理查德·布莱克默爵士（Sir Kichard Blackmore）的《创世纪》一作，以诗歌的形式对身体结构进行了描述，成为古典文学崇拜身体这件神圣工艺品最庄严的典型之作：

此处突起，首先称之为心，

形状奇特，悬垂于此，巧夺天工。
时而扩张，时而收缩，
时而逐出，时而接纳，它那深红色的客人。
左侧收缩，将血液送至动脉之中，
这是它的活力之傲。
但这根脉管从其源头延伸不远，
就离开了宽大的主干，分道而行；
一脉往上，通往头部，
一脉蜿蜒，通往下肢。[12]

将前文刚刚回顾过的宗教传统、科学传统、道德传统以及其他传统结合起来，就构成了支撑拥有合乎体统的身体这一理想的基础，而一份展示身体形象的杂志，则将正常、高贵的身体形象与有缺陷、令人不快和不体面的体形区分开来了。比如说，艺术家所用的手册中就指出，典型的身体应当姿势挺拔，而不应弯腰驼背；其脸部要对称，额头要高，或者说要有我们所说的“鬓角”*；鼻子应如鹰嘴一般下钩，而不应扁平或者上翘。得体的外貌应当温文尔雅，而非狰狞可怕；或许最重要的一点还在于，理想的身体应当肤色浅淡，而不能为深色（黝黑的皮肤会流露出兽性与忧郁）。白皙意味着皮肤色浅而白，也意味着高尚的情感，或者单纯的美丽，就像莎士比亚的《维罗那二绅士》中的西尔薇亚一样：她“可爱白皙”，或者说是一位“美女”。很显然，这些问题并不仅仅属于生物学或化学色素的

* “鬓角”（temples）一词在英语中还指“神庙”，亦译“太阳穴”。

领域（没有哪个人的皮肤会白皙如雪或黢黑如墨），还属于隐喻性的颜色领域，即想象的色彩领域。[13]

米哈伊尔·巴赫金把官方高雅文化所推崇的体形称为“古典身体”，与前一章里讨论过的“丑陋怪诞的身体”形成了对比。[14] 由于构造的比例恰当和具有对称性，故古典的身体与面部有了其自身规范的几何学标准，并且有如面相学（即相面之术）及后来的颅相学（参见图版 8）等理论的支持和合理化。这些关于头骨轮廓的学说揭示了性格的关键理论，认为良好的脑袋与良好的气质之间具有同源性。[15] 获得认可的身体的显著特征及其仪态举止，还被根据等级和地位进行了进一步分类。“每一个社会阶层，都有其引以为豪的特点，”玛丽·安妮·施梅尔彭宁克曾指出，“贫穷的人以体力为傲，中产阶层以大脑的力量为豪，位高的人以风度翩翩为倨。凡此种种结合起来，就成了巩固社会根本的基石。”[16] 不出所料，美丽的（或者像英国中部地区古板的贵格会教徒所言的“迷人的”）身体就被人们与“较高的”等级进行了挂钩。的确，“上层”阶级的身体事实上也更高——人类学研究已经表明，几个世纪以前，精英阶层的身体可能要比穷人高四五英寸。[17] 而且，不仅出身名门者身材更高，人们还认为他们更加强壮，肤色也更加红润。哲学家戴维·休谟曾指出：“每天劳作的人，他们的皮肤、毛孔、肌肉与神经都与有身份的人不同。”[18]

精心制定的社交炫耀、宫廷礼仪、姿态和着装规范，都在社会这座舞台上对优越的（即“古典的”）身体进行了大肆吹捧与夸耀。然而，在一种很大程度上要归功于巴尔达萨雷·卡斯蒂利奥奈所著的《侍臣论》的观念中，人们认为古典身体这种毫不费力的优越性存在于严格自律的低调前提下，存在于完美的自持（*retenu*）之中，以至于从来都不会引人注意——事实上，这种优越性几乎让人看不到。比如说，优美或优雅是舞蹈的精髓，但像“小步舞”之类的步法和身法则需要舞者无懈可击地控制好时机、平衡和姿势。时髦的仪态，就是一种受到了严格约束的芭蕾舞。[19]在乔治三世的宫廷中担任初等司衣吏时，后来的著名小说家范妮·伯尼就起草过一份《于王、后前咳嗽、喷嚏或者行走的指南》。这是一份故作严肃的宫廷举止戒律清单，它们旨在让身体完全不动，让人看不见也听不到，以便令身体举止变得完美无瑕。她指导说：

> 首先，你不得咳嗽。要是喉痒欲咳，你应当竭力噤声；就算强忍到窒息的程度，你也必须窒息——而不能咳嗽。其次，不得打喷嚏。即使感染了风寒，也应当置之不理；要是鼻痒难耐，必须屏息止气；如果仍然想打喷嚏，你必须咬牙忍住；纵然因为忍耐过度导致血脉迸裂，也必须任由血脉迸裂——而不能打喷嚏。再次，手脚都不得以任何理由而擅动。假如事发偶然，比如黑色的发夹扎进了头部，也不能取出。就算疼痛得很厉害，你也应当竭力忍住，不能龇牙咧嘴；就算疼得眼泪都出来了，也不能去擦拭；就算眼泪沿着两颊流下来，刺痒难当，你也必须视而不见，仿佛毫不要紧；就算被发夹扎得头破血流，你也应当任由血液涌流；即使因为脸上血糊糊的而心感不安，你也只能在心中担忧，必须一字不提。[20]

然而，开明的英格兰却是一个以自由为豪的王国，就算在温莎也是如此。所以，伯尼指出，残酷之所也尊重文明的界限：

> 然而，实在太过痛楚的话，你可以悄悄咬一咬内颊或者嘴唇，稍微减轻一点儿疼痛；同时还须当心，应该谨慎行事，就算咬下一块肉来，也不能让人得知，必须吞下去或者藏在口中一角，直到国王与王后都离开为止——因为不能在他们面前吐出来。[21]

完美无瑕的克己自制，就标志着一个人实现了社会自我的卓越呈现，就像纨绔子弟之所以成为衣着最考究的人，是因为其精致而严格的衣着没有流露出一丝奢华无度或偶然为之的痕迹。[22]

展示身体自豪之处的手段繁多，从宫廷中精心编排的大歌剧（或者喜歌剧）到怪癖，不一而足。1775 年妻子甫一去世，外科医生兼牙医马丁·范·布彻尔（Martin Van Butchell）就将她的尸体做了防腐处理，然后打扮停当，陈列起来供人观看。在威廉·亨特的协助之下，他往妻子的血管里注入了含有樟脑的酒精与深红色的染料，从而令其嘴唇保持着原有的红润之色。由于塞满了樟脑，她的尸体一直没有腐坏，就像处于睡眠之中一样。我们将在第八章进一步探讨范·布彻尔。长久以来，此人都以向朋友与访客展示妻子那具保存完好、经过了美化的尸体为乐。[23]

至于范·布彻尔夫人会如何看待这种做法，我们可不得而知。然而，还有一些怪异之人渴望将自己的遗体捐献出来，用于做对公众有益的事情。其中一位，便是乔治王朝时期时髦的内科医生梅辛杰·蒙西（Messenger Monsey）。此人不信教，明确要求死后将自己的尸体进行解剖，然后葬于泰晤士河中。[24]功利主义的先驱杰里米·边沁——值得注意的是，此人也不是基督徒——把自己的尸体遗赠给后人，树立了一个具有公益精神的榜样。他曾公开表示："无论我在世时对人类有过多大贡献，至少我死后，不至于全然无用。"边沁还吩咐说，他的尸体应当进行解剖，然后保存起来，穿戴整齐，放入一具玻璃棺材，作为一种"自体圣像"（auto-icon）进行展示。如今，他的遗体仍然如此陈列在伦敦大学学院门口不远的地方，或者说是值守于那里（参见图 3.5）。[25]

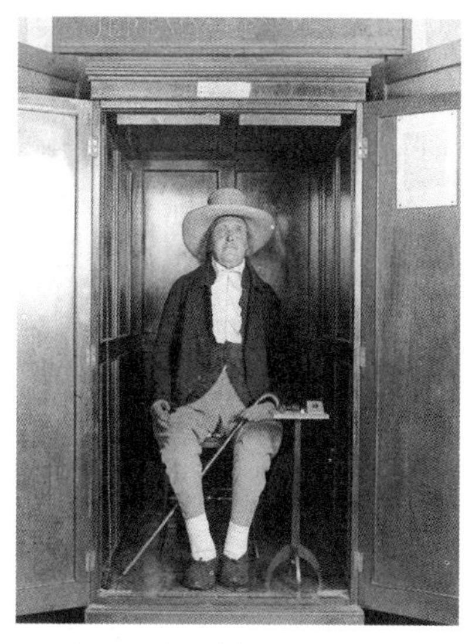

图 3.5　伦敦大学学院里杰里米·边沁的"自体圣像"。

边沁去世之前出版的《自体圣像：亡者对生者的更多用途》，颂扬了此种将良善者与伟人遗体保存下来进行展览的做法。"人人皆为自己的雕像"不仅会更具教化作用，而且成本要比用大理石或青铜制作的雕像更加低廉。因此，他的无神论与唯物主义哲学就设想出了尸体的两种用途：一种为"解剖或剖析"之用；另一种则为"保存或作雕像"之用。[26]

展示色情化的女性形体的做法，否定了教会对自负、虚荣与淫荡的谴责，以美、魅力与美学等名义获得了支持，而到王政复辟之后，随着社会公德涣散、媒体与时尚行业为“性感”所推动，就尤其如此了。比如内尔·格温，她除了是查理二世的“新教情妇”，还当过女演员，做过画家的模特。再如1738年出生于苏活区的基蒂·费希尔，此女魅力非凡，引起了伦敦上流人士的注意，她接二连三地结交了许多声名显赫的情人，由一位美人跃身为名媛，乔书亚·雷诺兹爵士两度为她绘制画像。但后来她突然病倒了，至于原因，或许像一些恶意的蜚语所言，是因为她过度使用了当时具有剧毒的含铅化妆品（即所谓的“脂粉”），故5个月之后，年仅29岁的她便香消玉殒。喜欢说教的人纷纷称，美貌是一种很不牢靠的天赋，涂脂抹粉的女人会为她们的虚荣心付出高昂的代价。

一开始在首都当佣人、身材丰满娇媚的乡下姑娘艾玛·哈特，同样以其“精致的美貌”吸引了人们的注意，后来成了乔治·罗姆尼最喜欢的模特。进入上流社会之后，她先后成了哈里·费瑟斯顿豪爵士和查尔斯·格雷维尔阁下的情妇，后者为偿还债务，又将她转让给了他的叔叔，时任英国驻那不勒斯全权公使的威廉·汉密尔顿爵士。相当古怪的是，这位年迈的绅士在她最终成为纳尔逊的情妇之前，竟然娶了她（众所周知的是，纳尔逊一死，就将她“留给国家”了）。

艾玛曾因其“姿势”（参见图3.6）而声名狼藉。她那身披薄纱的姿势，再现了古典神话中的著名场景，就像18世纪侨居那不勒斯的英国人所喜欢的高雅脱衣舞舞姿（在此地附近的庞贝与赫库兰尼姆进行的考古发掘已表明，色情业曾在古罗马大行其道）。就算起初觉得有趣和刺激，可没过多久，善变的民众就对她的一

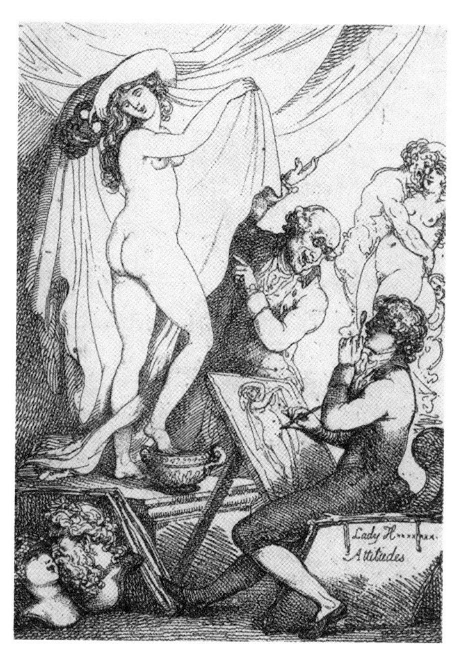

图 3.6 《H夫人的姿势》

举成名进行了报复，开始充满恶意地为人到中年的她的臃肿身材而感到高兴了。

在男人主宰的世界里，人们的重点必然是把女性的身体当成一种色情商品来进行展示，由眼光敏锐的男性加以欣赏，而不管他们是画家、纨绔子弟、情场浪子还是鉴赏家。死后遗体受损的纳尔逊是一位英雄，而死后的艾玛不过是一具尸体罢了。究竟是什么，将男性与女性区分开来，从而形成了男性目光可以欣享的“性别”之“容貌”？这曾经引发了激烈的争论：女性的体形，是不是男性的一种形式呢？尽管较为娇小、较为柔弱，并且极其明显地不完美和处于劣势。或者，女性的体形是否构成了一种不同的原型呢？[27] 17 世纪的内科医生赫尔基亚·克鲁克曾经试图解开这一谜团，如此写道：

> 女子的身体较为丰满、松弛和柔软，男性的肌肉较为紧实……此外，女性的生活也比较闲散，喜欢久坐不动……女性的天命，就是接受和孕育男性的子嗣，生育和喂养婴儿，管理家中和操持家务，取悦和侍振劳作之后精疲力竭或者游历之后归来的丈夫。所以，她们的身体柔软、滑润而纤弱，是专门为了愉悦而造就的。[28]

因此，克鲁克认为女性的身体就是注定要成为“配偶”。在似乎属于科学与医学证据的支持下，18世纪的人的看法详细地阐述了这样一种观点：女性的体格天生就是为养育而造。詹姆斯·汤姆森还曾告诫过“英国美人”（British Fair），要她们承担各种“天生”义务：

> 家里井井有条，是男性最乐于见到的事情；
> 经由温顺服从的智慧和适当的技巧，
> 利用每一种温柔和排遣忧虑的本领，
> 提升美德，激振幸福，
> 甚至让痛苦变得比欢乐更具魅力，
> 让人生的艰辛劳苦也变成甘饴，
> 这就是女性的尊严与对她们的赞颂。[29]

据称，大自然塑造女性主要是为了生育，证据不仅在于女子整体身材曲线柔和，且尤其在于她们长有乳房：雪白而丰腴圆润的乳房，在色情艺术、淫秽故事、关于母性的医学科学著作以及当时的服装造型中，都曾无止无休地受到吹捧。[30]

性行为在18世纪获得了一种新的认可，受到了世人推崇，人们认为其对健康至关重要。开明而科学的论述将古老的基督教对肉体诱惑的谴责抛到一边，认为年轻而达到性成熟的身体有权获得适当的快乐满足感。假如没有得到满足，性能力就会萎缩，并且滋生身心方面的疾病。适当加以引导，性欲可以提升婚姻生活的质量，并且为国家增添人口。乔治王朝时期的性建议文献既没有像奥古斯丁神学那样谴责肉欲，也没有认为性交只有出于生养后代的目的才合法，而是认为情欲本身就构成了一种快乐，对身体健康与婚姻幸福作出了贡献。[31] 著名的内科医生伊拉斯谟斯·达尔文生了14个孩子，其中12个为婚内所生。他把性描述为“人类最纯粹的快乐源泉，是平淡生活之杯里的一滴美酒”。[32] 至于18世纪80年代的大师级江湖郎中詹姆斯·格雷厄姆（参见图3.7）则坚称，性爱活动可以让人精力充沛：“生殖器官是真正的活力核心，是健康的可靠指标。”[33] 若让此人举办一场“关于人类物种起源、增长与改善”讲座的话，那么促进性爱之乐将是其主旨，他将在一群衣袂飘飘的仙女的协助下讲授，其中一位显然就非艾玛·哈特莫属，她会打扮成健康女神“赫柏·维斯蒂娜”。[34] 格雷厄姆坚称，满足性本能不止是男性的特权，因为他认为美人同样好色。

世人关于情欲的论争引发了一个敏感的问题，那就是究竟是在裸露时还是在有衣物和艺术装点时，身体具有最大的性吸引力和魅力？传统观点认为，服装除了保护人的端庄，还能增益其“自然属性”。1817年发表于《切斯特纪事报》上的一篇题为《论女性服装之

Cured of the Dropsey & Gout in the Stomach.
That sound Vigour! that full-toned juvenile Virility which speaks so cordially and Effectually home to the Female Heart, Conciliating its Favour & Friendship, And rivetting its Intensest Affections away thou German Maggot killer, thy Fame is not to be Compared to mine —
Vonders! Vonderfull Vonders!
GOG
MAGOG
Temple of Health & Hymen
Prime Conductor
Gentle Restorer
Largest in the World
COELESTIAL MUSICK
Reservoir for Dead Insects destroyed by

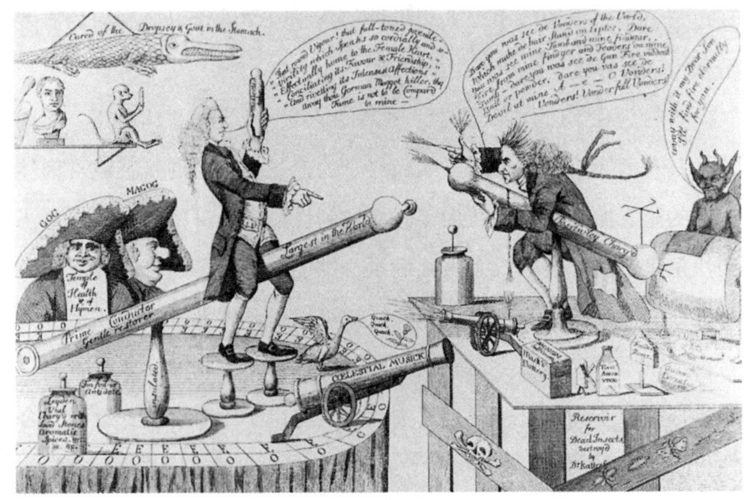

图 3.7　《江湖郎中》，1783。

詹姆斯·格雷厄姆声称，医学电流可治疗不举，所以，图中的他骑在一根巨大的生殖器状导电体上。与之相对的是，古斯塔夫·卡特费尔托声称流感与虫灾有关，这种观点在当时被认为很荒谬，因此，图中的他就站在一座“已死昆虫储存池”上。

品味》的文章曾宣称，服装是“美貌的自然润饰”，若无衣物，“美丽的女性虽像宝石，却是未经镶嵌的宝石”。此文的作者还坚称：

> 热爱服装是女子天性这一点，已经被所有的时代和所有的国家所见证，最野蛮的国家和最文明的国家都不例外。这是一种值得称颂、有益而有趣的癖好。不过，她们需要以品味、自然的美感和艺术的正确、和谐，对这种癖好加以历练和约束。[35]

“女人味”（Womanliness）其实是根据时髦的“女性气质”

（femininity）这种新的标准来进行评判的。一位令人合意的女士，应当借助技艺来为她的容貌增添魅力。逐渐枯槁而衰老的肤色，可以通过化妆品来挽救——当时，“化妆品”一词应用得比如今更加广泛，其中包括了卫生与梳妆用品，药膏、粉饼、假发、蕾丝、薄纱、香水以及脸部所用的脂粉，可以用来修复或掩盖岁月摧残的痕迹。[36] 而脂粉有时很粗糙，故还被人们比作“粗灰泥”或者“石膏粉”。[37] 为了满足这些需求，美容行业应运而生了。皮卡迪利大街上的一位女店主会向女性推荐她自己调配的制剂，后者都希望她们的丈夫“不会因为她们的畸丑而心生不悦，以至于去其他女子的闺房”。[38] 摊贩会专门兜售可以去除令人生厌的日晒痕迹（即暗沉色的皮肤，表明她们是乡下人）的洗剂，以及掩盖疤痕、提高或降低发际线的乳液。有一位名叫莎拉·科尼利厄斯·德·赫斯德的女人曾夸口说，她可以“让毛发过多的地方脱发，让毛发过少的部位生发”。[39] 还有一位店主则声称，她的独门发油可以“让年老的人显得年轻，堪比奇迹”。[40] 与药膏一样，很多制剂通常都是为了掩盖性病。亚诺迪斯（Agnodice）曾声称，就算维纳斯与玛尔斯在缱绻之际不幸受伤，她能在“无须流血”的情况下治愈此伤。[41]

于是，各种美容用品猛增。1690 年的一首诗歌《女人的世界：女士未上锁的化妆间》，就在其“纨绔词典”中列举了各种各样的用具。“鼓腮物”（即“很轻的球”）可以“填充双颊之凹处”。改善发型的手段当中，包括“压皱卷”，即某种置于前额之上的较小卷发，“密友卷”，即耳畔的较小卷发，“泡芙卷”，即大圆髻或大圆束发，以及“凶手卷”，即某种发结，用于束放卷发。进一步的审美辅助物则由裁缝负责。鲸骨撑条、裙环与臀部衬垫，都是为了让女性拥有时尚所要求的性感丰满、曲线优美的身材而设计出来的（参见图 3.8）。

总而言之，假发、涂脂抹粉的发式、假的卷发与发髻、脂粉与美人痣、面具、扇子、羽毛、精致的头饰和其他众多的服饰，有效地美化或者掩盖了自然赋予的特点。[42] 不过，这是一桩好事吗？

当欧洲的男性遭遇土著民族，被迫去面对“高贵的野蛮人”的容貌时，这个问题就变得有点紧迫了。1769 年，在库克船长第一次到塔希提岛上探险之时，约瑟夫·班克斯曾被当地的妇女弄得不知所措。他后来显赫一时，担任过皇家学会主席一职，但当时他还是一名年轻的水手。他说：“除了世人都加以掩藏的部位，她们在人前袒露任何身体部位时都不以为耻。日落之时，女人们经常把衣服脱至肚脐，似乎这样裸露着身子让她们觉得很舒适。”[43] 在回国之后所写的一封信里，班克斯还表达过他对巴黎所作的审美判断。西方人是不是胜过了其他人呢？[44] 不用说，非洲或美洲的土著女性几乎毫无优势——她们的身体都很丑陋，而这一点，恰恰就是因为她们的男人没有把她们当成性感的女人来对待：“欧洲女性之美，远胜于那些居住在极有利于人类繁衍的气候地区的女性，主要原因无疑就在于，我们欧洲人都很重视和关注女性。”[45] 非洲和美洲女性不可能对“爱情的精妙之处”有什么感受，因为那些地区的男人都极其粗野，并未把女性当成性感尤物来觊觎，而是把她们视作“佣人”。然而，这样的指摘显然并不适用于塔希提岛，因为在那个宛如天堂的岛上，“情爱属于他们的主业，不但是当地人最喜欢干的事情，几乎还成了他们唯一的享乐”。

因此，真正的美丽之争存在于波利尼西亚人与欧洲人的情色之

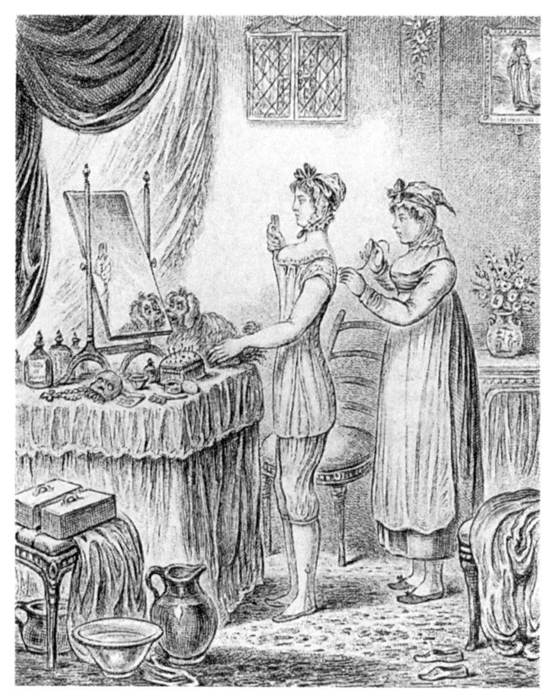

图 3.8 《盥洗室的进步，胸衣》，詹姆斯·吉尔雷，1810。

吉尔雷描绘了一个女人站在梳妆台前，女仆帮她系上胸衣时的场景。艺术应当让自然变得完美，故人们希望18世纪的优雅女性应当穿着笨重的内衣，以便为支撑其衣物打好牢固基础。吉尔雷的讽刺却颠覆了那种观点。

间。班克斯还解释说，这就意味着在自然与艺术之间进行选择，而这种选择本身又表现出了怠惰与勤奋之间的对比：

> 闲散乃情爱之父，主宰此地（即波利尼西亚），几乎无忧无虑，而我们这些气候多变之地的民族，都必须耕田、播种、耙土、收割、打谷、磨揉并烤制每日所吃的面包。

由此节省下来的时间，就成了大量“献给情爱的闲暇”。在这受到了大自然的恩赐的情爱岛屿上，女性令人目眩神迷。“我从未见过这样优雅的女人，”班克斯坚称，“塔希提的女性，一如美第奇的维纳斯，就像以希腊人为模特仿制而成的。”

让她们具有此种非凡之美的原因又是什么呢？最重要的一点在于，这种美丽很自然——“没有因绷扎而畸变的自然，享有充分的自由”。所以，无须任何胸衣和其他人造化妆辅助手段，丰饶的自然就产生了“此地（指欧洲）仅存于雕塑或画像中的曼妙体形，甚至可与菲狄亚斯的雕塑和阿佩利斯的画作中的人物媲美”。而且，一切都是天生的：“她们的形体极少用衣物来辅助，也不像我们这里的女子，要用束带来挤压。”自然的身材，比欧洲那种“夸张的小蛮腰，一种全然不以自然法则为基础的人造美”更好。英国人曾以裙环为傲，可除了遮住臀部这种“自然最喜欢的装饰”，裙环还有什么用处呢？班克斯接着指出，尤其重要的是，塔希提女性展示出了一种奇妙而“难得”之貌，而“此种美貌得益于一种自由，因为她们对端庄的看法与我们不同”。

文明民族高度重视的这种所谓的“庄重”，究竟是什么呢？这难道不是一种虚伪吗？“欧洲女子谨慎袒露胸部，令人不得低窥。”对波利尼西亚人来说，他们可没有这样的“端庄”——实际上，这种“端庄”是不是属于卖弄风情呢？

> 塔希提女子则不然，衣服稍微一动，就会露出手臂和半个胸部，接着有可能露出整个胸部。凡此种种举止，都极为无邪，是真正的端庄，就像英国女子可以露出胳膊，西属西印度群岛的女子可以露出乳房。

英国女性却被礼仪或关于体面的种种顾虑所困扰，她们“不得露乳，而西班牙女性还不得露足，要不然，就成了最没有教养的表现”。相比之下，塔希提人却没有这样的禁忌。

因此，一提到外貌，欧洲人便陷入了左右为难的境地：外貌理应得到完善，可外貌又具有欺骗性——还会令人失望。人靠衣装，所以奇装妙服诞生了。[46]不过，在要求苛刻、与“回归自然”派不相上下的道德学家看来，那些所谓能够提升身体端庄之态的东西，却轻而易举地背叛了身体。我们在前文中已经看到，17 世纪中叶约翰·布尔沃的《人性之变》一作，还有一个精彩的副标题——“历史呈现：大多数民族在其疯狂与残酷之英勇、荒谬之美丽、肮脏之精致及可憎之漂亮中，塑造与改变大自然赋予的身体”。这是一部经典之作，离经叛道地谴责了人们用巧妙之法获得虚荣的做法。“我们这里的贵妇，”作者语气激昂地说，“最近形成了一种虚荣习气，喜欢点缀她们的脸庞，用矫揉造作的痣来衬托美丽，像维纳斯断臂一样，一块黑斑若是可以让她们的脸庞引人注目，也全然无妨……这是一种可憎和愚蠢的矫饰之举，与世界上任何一个野蛮民族所用的方法无异。”[47] 事实证明，世人对美人痣的迷恋持久未消——而对此种欺骗之举的公开谴责，也是如此。数代人之后，伯纳德·曼德维尔重申了这种谴责，声称：

> 人类起初制作服装，有两个目的：一是掩盖袒露的身体；二是为了护身，使身体免遭天气伤害和其他外伤。然而，我们非常自负，为服装增添了第三种目的，那就是装饰。极其愚蠢的虚荣诱惑我们的理性，才让我们贪恋，以至于相比其他乐意用自然来蔽体的动物，那种装饰必定会让我们不断想起自己的欲求和苦痛。[48]

然而，曼德维尔笔锋一转，提出了一种不同的观点，认为这种个人虚荣实际属于一种社会需求，因为个人的恶习已经变成了公众的利益：若是摒弃时尚业，经济就会陷入停滞。

随着时尚日益具有绝对必要性，一种文明似乎正在兴起。所以，批评家们谴责的并非诚实的面孔，而是虚假的外貌，认为它破坏了那种认为仪态与气质属于血统与价值的标志的古老信仰。像《造谣学校》中“灰泥夫人”这样的贵妇，就因为使用脂粉、颜料、药膏以及泡芙卷、面具、扇子、蕾丝和薄纱，将自然的脸庞隐藏于面罩之后，伪装成一个虚假的（和更年轻的）自己，而变成了人们谴责与嘲讽的对象。而且，不止是女性发现她们陷入了一个衣着上的困境，王政复辟之后，随着“娘娘腔”（同性恋）的出现，男性之美也成了问题。复辟时期的喜剧《爱的最后转变》，让“新奇时尚先生”

像暴发户一样，趾高气扬地到处炫耀，一心只想着卖弄其时髦之物："领结、袜带、剑柄结、百合领、珠宝、司坦克围巾、大纽扣、长袖、羽毛和整头假发，都由我创造、贬抑，或者由我来复兴。"这位花花公子中的极品还特意在演出结束之前就大张旗鼓地离开剧院，以便令"所有观众都可以同时将目光转到他身上"。当时那位胖乎乎的摄政王盲目追求时尚的做法也遭到了无止无休的嘲讽，而这位纨绔子弟则被抨击成自恋式地炫耀所带来的种种危险的化身。[49]

到了 18 世纪，立场坚定的加尔文主义日渐式微，这让美丽的身体在阳光之下有了一席之地。然而，女性的魅力仍在引起人们的疑虑，尤其是在这种魅力大部分都来自巧妙方法的时候。同时，男性的炫耀之举也招致了新的责难。

如果说外貌是好身体的一种模糊指标，那么，更准确的身体好坏指标难道不在于健康吗？"赶走金钱——赶走沙发——赶走美酒——赶走音乐——然而杰克正常的健康，杰克纯粹的健康，杰克真正的健康——却赶走了健康，赶走了整个世界。"患有肺结核的诗人约翰·济慈曾如此吟诵道，即使他在那时很可能意识到自己时日无多了。[50]"健康是此世一切幸福的基础。"塞缪尔·约翰逊曾在 1782 年如此断言，然后就入土长眠了。[51]极端教条主义者沃尔特·项狄则宣称："啊，有福的健康，高于一切金银与财宝。"[52]这样的感慨比比皆是，平常得很，与人们为了保持身体健康而制订的保健计划一样。不过，什么人的身体才真正健康？又是什么导致了疾病呢？

外行与医生都经常说的一句话，就是人们对精致高雅的追求具有讽刺意味地损害了他们的体质。人们曾广泛持有一种与班克斯论土著性吸引力的观点相似的说法，认为我们的祖先既强壮又剽悍，他们没有多少需求，锻炼充足，饮食简朴而有益健康。[53]需求曾让人们变得坚韧，坚韧又让他们习惯了痛苦。“真正的身体健康与活力，”18 世纪末的苏格兰内科医生托马斯·特罗特曾如此断言，“是没有受过教育的野蛮者的遗传特征。”相比之下，疾病却是“过度”或者“堕落”的产物。托马斯·贝多斯曾言：“工业产品的怂恿，造就了痛苦多病的人。”[54]这种“堕落”，又是如何出现的呢？

> 我们那些长寿的祖先，靠奔走才得食物；
> 劳作磨炼他们的意志，净化他们的血液。
> 可我们虽然是后人，却变成了养尊处优的人类，
> 我们的寿命，也到了七十古稀的程度。
> 最好是去田野中狩猎，因为健康难买，
> 胜过付钱求医问诊，换取令人厌恶的药剂。[55]

换言之，根据诗人们曾在“黄金时代”大肆宣扬的一种错误观点，文明非但不会带来健康与活力，反而会滋生疾病：

> 世间最初的医生，就是由放荡所造就：
> 人类开始放纵无度，怠惰则让医业存续。[56]

怀旧的医生都为古时节俭之风的消亡而感到惋惜，并且告诫喜好奢靡的人，要向有德乡民的健康生活学习。时髦的内科医生威

廉·卡多根是个大力倡导母乳喂养的人，他曾以“穷人，即勤劳辛苦者”为例，因为他们不同于奢靡者与放荡者，拥有“健康与子孙后代”。[57] 简朴生活才是健康的生活，可富人与贵族却因快速而淫乱的生活，尤其是在一个“食不厌精”的国度里盛行的暴食之风，让自己染上疾病。[58]

英国人背负着暴饮暴食的恶名，一如俗语所言，他们是在用牙齿自掘坟墓。不可否认，传统的体质标准认可良好的食欲，将其视为一个“吞吐系统”，旨在精力充沛地将食物转化成为体力，并且将废物排出体外。活跃的身体需要定期摄入食物，以提供温暖与精力（即“生命之热”）。因此，一个健康的胃部承受着巨大的压力，其曾被爱德华·詹纳称为“伟大的体质之王”。[59] 正因如此，“约翰牛”就意味着强壮，与法国那个骨瘦如柴的“强尼·克拉波”（Johnny Crappo）* 正好相反。[60] 玛丽·安妮·施梅尔彭宁克在描述臃肿肥胖的伊拉斯谟斯·达尔文时，说后者曾如此声称：“人类是喜食、喜饮、喜睡的动物，这种动物置身于物质世界之中，仅有这个世界，就可以满足人类的所有欲求。”[61] 或许，正是这种营养逻辑助长了过度饮食之风。当然，乔治王朝时期也有许多医生认为他们必须加以驳斥，认为暴饮暴食或者食不厌精的风气必须由节制与适度来取代。在这个方面，有些人还借鉴了一种撰写长寿著作的传统，它源自声名赫赫的路易吉·科尔纳罗（Luigi Cornaro）。

35 岁时，路易吉·科尔纳罗这位 16 世纪的帕多瓦贵族便发现，他的身体因为过度沉溺于感官满足而彻底毁掉了。在这种绝望的情

---

* 对典型的法国人的谑称，暗讽法国人喜食青蛙腿的习惯。

况下，他开始奉行一种有节制的生活，身体很快便康复了。事实证明，这是一种近乎宗教皈依的转变，他变成了一位热衷于健康的怪人。最后，在 83 岁高龄时，他撰写了《节制生活论》（*Discourse on the Temperate Life*）一作，提出了他的养生之道。而到了 86 岁，他增加了第二讲，并在 91 岁和 95 岁时又分别增加了第三讲和第四讲。[62]

科尔纳罗坚称，尽管年事已高，可他的感官仍然处于最佳状态，牙齿保持得很好，他可以轻松爬楼梯，甚至不用别人帮助就能上马。他还绘声绘色地描述了生活的乐趣、他对阅读与写作的热爱、他与学者及艺术家之间的讨论，以及他心中最珍爱的孙辈们的陪伴。

此人养生的秘诀，就在于节制。随着年龄渐长，一个人必须减少食物的摄入量，因为老年人的“自然热量”减少了。到了适当的时候，他的饮食就开始变成少量的肉、面包和蛋汤。“我吃饭的时候，向来都吃得津津有味，离桌而去时，高歌一曲我才尽兴。”这位贵族曾信心十足地预计，人类的寿命将超过《圣经》中所称的“七十古稀”。人人都有百岁之寿，而那些有幸体质健壮的人，还有望活到 120 岁。可惜的是，这位健康模范却在 1565 年过早去世，享年只有 98 岁，令人失望。[63] 约瑟夫・艾迪生在《旁观者》杂志上加以盛赞后，科尔纳罗的《节制生活论》在 18 世纪和 19 世纪至少出版了 50 种英译本。与我们一样，乔治王朝时期的人也曾大量阅读饮食方面的书籍。[64]

在论述节制传统方面最畅销的英文著作，就是前文业已论述过的乔治・切恩的作品了。此人的《论健康与长寿》在 15 年的时间里出版了大约 20 个版本。这位“英国的科尔纳罗”变成了一个重要的人物。彭布罗克夫人想向儿子提出一些健康忠告时，她直接从切恩的书中抄了一页，并在信的结尾如此写道："这是切恩大夫的箴言，前文都出自其大作（这样，你就明白我是一位多么睿智的母亲了）。"[65]切恩之所以广受欢迎，部分原因就在于上一章指出的一个事实：他本身就是一个引人注目的自我治愈案例，因为暴饮暴食几乎把他送进了坟墓，可后来他却把自己的"病案"记录了下来。[66]

尽管切恩还提到了空气、睡眠、锻炼、排泄和情欲等方面的内容，他的《论健康与长寿》却集中论述了健康饮食的种种规则。禽肉、野兔、家兔以及其他的幼嫩白肉比传统的英国牛肉更佳，但其中最健康的，则是一种青菜加谷物的饮食。[67]

然而，我们首先得创造出一种良好的体质，才能将其保持下去。在《教育漫话》一作中，约翰·洛克（John Locke）强调了幼时进行身体磨炼的积极作用，认为身体锻炼具有必要性，因为没有什么会比宠溺年轻人更糟糕的了。无疑，这是启蒙运动中最有影响力的一部教育专著。产房温度过高，对婴儿健康有害；襁褓会起到适得其反的作用，会令婴儿衰弱无力，而非增强婴儿的体质；婴儿用药以及补品，同样会导致婴儿产生依赖性而削弱其体质。总体而言，"宠溺与温柔"首先造成了体质的脆弱，然后又加强了这种脆弱性，从而促生出了纤弱娇气且依赖兴奋剂、补品和药物的羸弱多病者。[68]

饮食应当简朴，每餐的时间应无规律——年轻人的胃不能宠溺——但排泄却应定时。洛克曾称，便秘"由于特殊的原因而应当加以探究"。他发现，人们可以训练婴儿在早餐之后立即排便。[69]纵容是一种错误的做法，"如果孩子想吃葡萄或糖果，就必须得到葡萄或者糖果……那么成年之后，欲望让他去酗酒寻花，又为什么不该满足他的这种需求呢？”[70]

健康体质一旦形成，接下来就必须用有节制的生活方式去加以保持。年纪尚轻、还没有胖起来的时候，伊拉斯谟斯·达尔文曾称：“节制的人会享有持久的健康，不会得奢靡的俗人易患的所有疾病。”他还幻想，假如节制之风大行其道，那么“古怪无常的医生”将无诊金可得——对于志向高远的医生而言，这可是另一种神秘莫测的结果。[71]

随着时间的推移，批评家们却开始担心人们过于重视节制之训，担心人们过度追求节制。时尚插图、群体肖像与讽刺漫画都清楚地表明，一种崇尚优雅苍白的风气曾在乔治王朝末期盛行，事实上还承载着年轻人性吸引力的强大内涵。之所以如此，部分是为了健康，可更多的却是为了迎合当时的时尚（参见图版 10）。

托马斯·贝多斯这位永远都在谴责时尚的克利夫顿内科医生曾抱怨说，纤瘦之风流行起来之后，追求时髦的姑娘在被“调教成淑女”的过程中获得了父母的允许，不再因为挑食而受到责罚了。由于被伪医学迷信所蒙蔽——或许是因为看了切恩的著作——父母们甚至开始提倡素食主义：“上层社会中……有遵循（切恩）严格的菜奶饮食法则喂养子女的，到孩子 5 岁，甚至到孩子 7 岁。”这位震惊不已的内科医生愤愤地说，他们都是受了诱惑，心怀“虚假的希望，想要子女的血液纯洁，让子女的性情平和”。[72] 他很担心，认为这些做法都会导致孩子逐渐患上肺结核（这是一种“消耗病”——会让人日渐消瘦而不能正常饮食）。

显然，这种合适的平衡是很难达到的。许多信件、日记和日志中都流露出了人们急切寻找健康捷径的心情。18 世纪中叶苏塞克斯郡的杂货商托马斯·特纳曾一直思考自己反反复复的健康状况——实际上，他有点患上了疑病症，可这种情况并未让他节制饮食，他还是在教区的狂欢活动中喝得烂醉如泥。大体来看，特纳至少算得上谨慎的小资产阶级典范，故他开始维护自己的身体，开始研读医学书籍，并从杂志当中寻找建议。尤其重要的是，他还为自己制定了一些“养生规则”：

> 第一，无论夏冬，我都要尽力早起。也就是说，睡眠时间要保持在7至8个小时，或者整整8个小时，除非被特殊或紧急的事情所阻。第二，从“天使报喜节”到“圣米迦勒节”，我每天应当在7点到8点之间吃早餐，而从“圣米迦勒节”到“天使报喜节”，则在8点到9点之间吃早餐。第三，我的早餐应当以茶或咖啡为主，且不超4道菜。如果没有茶和咖啡，可以喝半品脱的水或者稀粥；至于主食，可以是面包加奶酪、面包加黄油、酥松饼、黄油吐司或干面包，且每周应有一天的早餐仅吃干面包。第四，正餐之前禁食任何东西，要是在家里的话，那就应当在12点到1点之间用餐。第五，我的正餐应该吃肉、布丁以及其余类似的食物，然而，若是只有咸食，那就不可多吃；而且在就餐的时候，应该多吃瓜果蔬菜之类的园中之物，如果有的话，还应同时多吃面包和味酸的东西；尤其应该谨慎地优先食用白肉或者新鲜肉类以及布丁，其次则是味浓、腌制或者难以消化的肉类；并且，每周总有一天不应该吃肉。[73]

诸如此类的规则，还有很多。保持健康显然陷入了一场西西弗斯式

（Sisyphean）的斗争，变成人们的极度焦虑之源。此时，一种新的肉体清教主义诞生了。

科尔纳罗及其信徒关注的只是长寿，某些拥护启蒙运动的人却更进了一步，竟然梦想着在尘世中获得永生。无政府主义者威廉·葛德文曾在其《政治正义论》中预言，在未来的理性社会中，不但没有政府，还将“无疾病、无苦痛、无忧郁、无怨意”。[74]一旦人类自身理性行事，疾病与年老体衰的现象就会结束。这种情况下也不会出现人口过剩，因为本身属于非理性的性欲同样会逐渐消失。结果是什么呢？“人类将变成一个成年人的民族，而不是儿童一般的民族。代代不再相继，真理也……不必每隔 30 年就重新形成一次。”[75]此种狂妄自信的理性主义听起来很古怪，与 100 年之前贝尔纳的腔调相似。

葛德文还引用本杰明·富兰克林的“意识终将超越物质，变得无所不能”的观点，指出：“如果才智之力可以建立在其余的所有物质之上，那么我们必然会问，它为什么不确立在我们的躯体物质之上呢？”[76]为了支持自己的说法，他还列举了身心方面的证据：悲伤难道不会导致“心碎”，带来器质性的疾病，而好消息不也会让身体之恙好转吗？积极乐观者有力量对抗那些足以让闲散怠惰者生病的挫折。他宣称：

> 我行 20 英里路，热情不减，而且，有一种让我的灵魂全神贯注地行走的动机，所以抵达终点时我也精神抖擞、机敏灵动，就像刚启程时一样。因为某个意想不到的词语、寄给我们

> 的一封信件而激发的情感，会让我们的身体出现最非同寻常的变化……医生们最经常察觉的，就是精神在助益或阻碍病人康复方面的力量。[77]

后弗洛伊德学派（post-Freudians）认为，这些力量都是无意识的，可葛德文却认为，它们可以受到理性的控制。正确的想法可以促进长寿，长生不老的诀窍就是“快乐、观念清晰与仁善”。经由这样一剂“道德之药”，人类将“尽可能地达到完全随心所欲的状态”。如此一来，死亡终将被击败，理性则将解决身体任性难驭的难题——在一种令人意想不到的笛卡尔式复仇的打击下，这个难题事实上也将不复存在。

本章探究了近代早期一些典型的“良好身体”，以及如何对其加以管束的方法。身体的理想形态，无论是视觉上的还是身体上的，都在宗教、科学和美学习语中得到了明确的表达，并在礼仪、美丽、性吸引力和健康等方面为人们所追求。在一定范围内，近代早期的身体曾被用于一种令人振奋的“道德表演”，用于宣教文明胜于野蛮、高尚胜于低俗的道理。

然而，由此导致的结果却是焦虑与成就一样多。可以说，人们刻意而坚定地追求健康的做法导致了疑病症，我们将在后面几章探究这一点。对性感的追求激发了相对的道德论述，它们谴责弄虚作假的做法，并且表达了对欺骗性外貌的厌女性恐惧，人们往往认为自然与艺术是相互矛盾的。最后，对长寿的追求不仅导致了被世人认为毫无节制、荒谬、事实上还很不虔敬的葛德文式永生信仰，而且导致了一种新的清教思想，它在要求完美地克制身体这一点中体现得淋漓尽致。具有讽刺意味的是，对更优秀、更耐久和更具满足感的身体进行的理性论述，却往往让它们的问题变得更加复杂，实际上还会让它们完全否认自己的问题。[78] 在本章和前一章描述的身体的背景下，接下来的章节将探究各种疾病文化，以及它们的医学表征。

4 想象疾病

医学的首要任务之一就在于辨识疾病。[1]得知疾病名称的传统方法，就是由医生提示病人，让病人诉述自己出了什么问题，比如疼痛与症状，它们是何时及如何开始的，其明显的促成因素，它们的消失与发作，等等。病人还会讲述生活方式上的相关细节，比如饮食习惯、失眠、排便情况、近期的情绪波动等，至于在家中放纵无度或沉迷于庸医假药等可能让人觉得尴尬的问题，就更不用说了。[2]

在完成所谓的“病史采集”这种诊断仪式之时，医者会进一步实施某种身体检查，主要是用肉眼观察，注意病人的皮肤颜色，有没有炎症、皮疹、疱疹、肿胀的迹象等。医生还会把把脉，作出一种定性的评估（即病症是慢性的还是急性的，是有规律的还是无规律的），而不是对着一块手表去测量脉搏跳动的时间（参见图 4.1）。他还会听一听病人咳嗽、气喘和嗳气的情况，并且嗅一嗅有没有腐烂的气味。然而，身体检查通常都是相当敷衍了事的——有些人可能会说它纯属例行公事。真正重要的，还是病人所说的话，以及医生对这些话的理解。因此，但愿临床医生具有良好的记忆力，像弗洛伊德学派的精神分析师一样，能够最恰当地运用被称为人本主义与解释学的技能，精通聆听与交叉提问之术。[3]

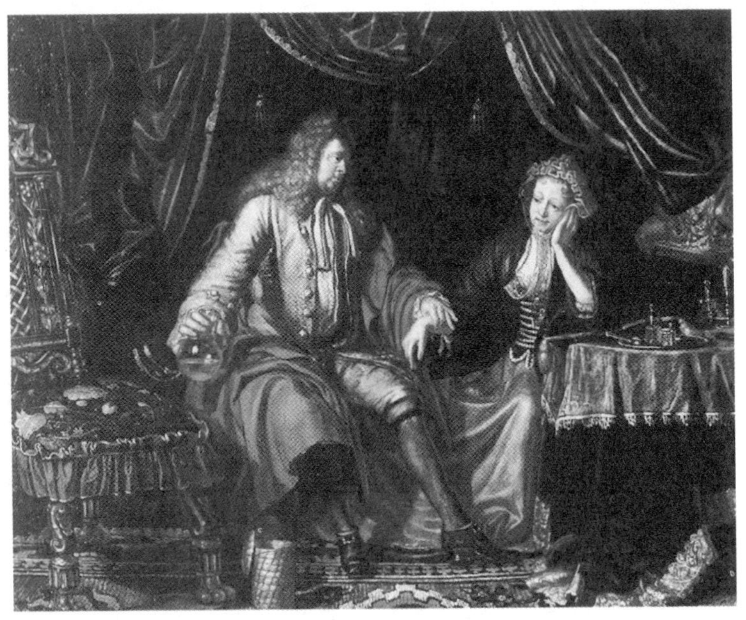

图 4.1　这幅由马泰斯·纳韦亚所作的木板油画，描绘了17世纪荷兰艺术的一个常见主题，即患有相思病的女人，其忧郁之态和不稳定的脉搏就表明了这一点。医生的把脉兼具色情意味：医生是不是患者有恙的根源呢？

由于病理学中一些新学科的出现，这种诊断方式才被一种让人体变得透明、不得不呈现和暴露其疾病的诊断方式所取代。病理学由乔瓦尼·莫尔加尼于18世纪60年代开创，然后在19世纪初期由勒内·雷奈克等人在巴黎的医院中进行了系统发展。[4]新的病理学思想（即认为疾病是局部性的而非整体性的）让全面的身体检查变得必不可少，而随着雷奈克发明的听诊器以及与之对应的听诊技术的引入，就更是如此了。听诊技术仍然要求医生善于聆听，只不过如今医生聆听的主要是身体的官能，而不再是病人的讲述。在英国，或许是出于礼仪的原因，身体检查直到维多利亚时代才成为标准做法，连女王本人也很抵制，其私人医生詹姆斯·里德勋爵曾提到，她“极其厌恶”听诊器。他曾记载道，在照料女王的20年里，第一次见女王卧床竟然是在女王的弥留之际，直到尸检时，他才发现女王患有子宫下垂——这证明他从来没有给女王做过一次全面的身体检查。[5]其他技术与设备都是在19世纪引入的，目的就是绕过病人，直接查明器官的功能状况，其中，尤以测量体温的体温计和用于读取血压的血压计最重要。

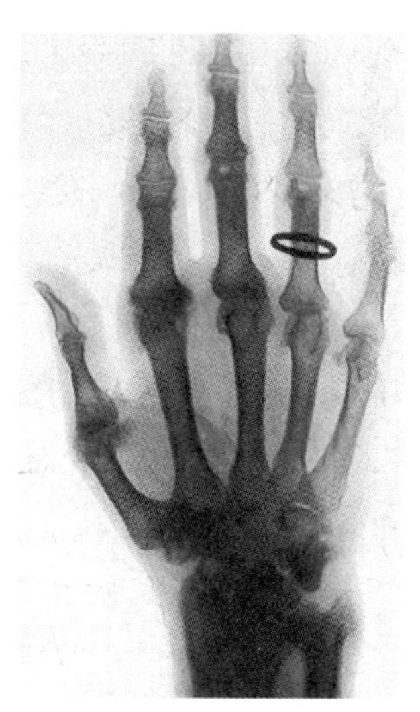

图4.2 在亚瑟·舒斯特爵士的指导下拍摄的一张X光片（拍摄于1896年）。图片背面的备注中写着“风湿性关节炎”。

因此，诊断技术的历史表明，在让原本像一个“黑匣子”的身体暴露出其内部情况的方面，世人已经取得了缓慢却稳定的进步。后来的技术发展中，包括了 X 射线（参见图 4.2）、超声波、磁共振成像（MRI）、电脑断层扫描（CAT）、正电子发射轴向体层摄影（PETT），以及我们如今熟悉的许多其他扫描技术。[6]然而，若说疾病曾在临床中被长久隐藏起来了，那么从更广泛的意义来看，正如本书第一章所言，疾病其实始终都展现在我们的面前。在古老的“戏剧医学”（*theatrum medicinae*）中，疾病曾经被世人以一出表现痛苦姿态的大歌剧加以演绎，至于症状，则如前文所论述的那样，被解读成神圣而高度公开的裁决，在疮痂与腹股沟淋巴结炎、疖疮和水泡中体现了出来。

医疗哲学和大众观点同样认为，外在症状能够清楚地表明内在状态，就像瓶子上的标签一样。外貌说明了身体内部的情况，而一部神圣的《商品说明法》则有望保证标签的真实性。无论症状含蓄还是明显，医生都依赖于这种相关性——它构成了一种基本的“症状解码器”：发红意味着炎症，发黄意味着黄疸，而希波克拉底氏面容（*facies Hippocratica*），即消瘦、憔悴、凹陷的脸庞，则预示着死亡。民间智慧也利用了这些观点。正如我们在第二章所见，婴儿的畸形足或葡萄酒色痣之类的胎记表明了受孕过程中的某些险恶因素，比如父亲患有梅毒，或者通奸之后湿热的床单。疾病通常都是不道德行为的明显标志，有可能造成或加重皮肤上的斑痕。[7]

但自相矛盾的是，一种疾病的显而易见可能会对病人有利。外在症状的可见性——比如皮疹——会确保一种疾病的真实性（此例中可能是热病），故而不会被医生视为病人的臆想或者欺骗之举。肉体（即“身体的真相”）可能是实际情况的关键证人——或者，它有可能通过一种具有讽刺性的欺骗手段，导致人们把一种疾病打上

“身心失调”的标签，因而认为那种疾病“纯属”臆病。不根据表面来判断“身体的真相”，而是对其加以检验，就进一步提升了医生的诊断水平。[8]

正如瘸子与跛子向来希望的那样，患有疾病本身也有可能博取同情。荷加斯的《毕士大池》(参见图 4.3)一作中描绘的就是病人，目的在于激发来访者的怜悯之心。此画捐赠给了圣巴塞洛缪医院，荷加斯这位出生于史密斯菲尔德的画家曾担任该院的理事。画中有一个患黄疸的女人、一个拄着长拐杖的盲人、一个患有呆小病的姑娘、一个胳膊上缠着绷带的瘸子、一个胸部发炎的妇女，以及一位

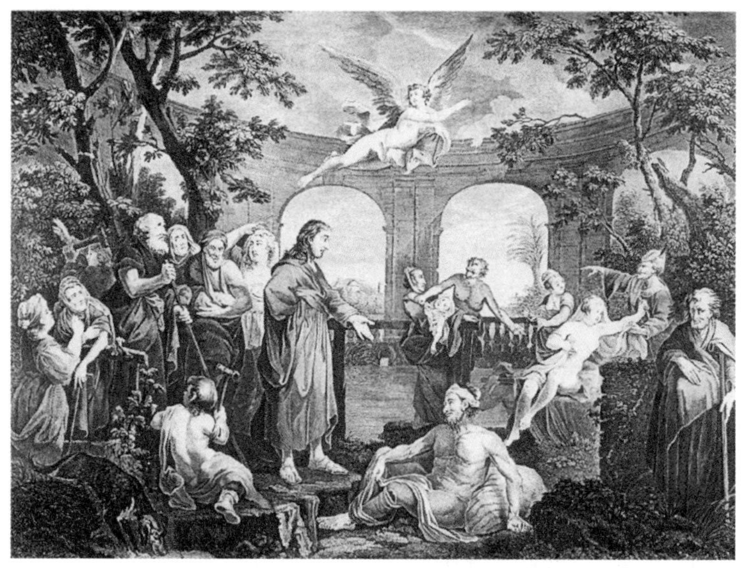

图 4.3 《毕士大池》，拉夫纳尔与皮科特，1772。
据威廉·荷加斯所绘的油画制作而成的雕版版画。

母亲，带着一个患有佝偻病（或许是患有遗传性梅毒）的孩子。挂在医院里的这种画作，就是为了激发人们的行善之心，并且将医院本身神圣化。[9]

医院被设计成了准公共场所，会出于道德和慈善目的展示病人——一旦被医院治愈，患者就有可能当着捐赠者和公众的面，直接展示或在教堂做礼拜时表现出明显的感激之情。[10] 伦敦的“育婴院”成立于 1741 年，曾举办过许多音乐会和美术展览。品行高洁者应参加这些活动，欣赏该慈善机构照料的婴儿的健康与自律，然后心怀感激地把钱放到募捐盘里。类似的礼节，也适用于治疗性病的“封锁性”医院，以及为妓女们设立的“抹大拉”基金会。[11] 所有这些机构，还会在一座时尚的教堂里举办一年一度的感恩礼拜，以及一场慈善布道活动。

出于虔诚、募捐或进行道德教化等目的而展示疾病的做法，在伦敦的贝特莱姆医院（Bedlam，即疯人院）里得到了极具系统性的践行。在长达数个世纪的岁月里，该院曾是一种公共奇景，前往观看疯病秀的模范访客都是“品德高尚者”，他们参加的目的就在于“救济可怜的疯人”。[12] 展示精神病人，是唤醒世人虔诚与同情之心的一部分，捐款箱上刻着一句话，恳请访客“记住这些可怜的疯人”。除了募捐的功能，展示精神失常者的活动也是一个进行道德说教的机会。为了满足“开明访客”的“受教渴求”，病人应当发挥实际教育的作用，成为因恶行与胡作非为而受到惩罚的活生生的范例。1753 年，《世界》杂志指出，“世界上的任何一个地方，都不如这所苦难之院更能让我们受到教化”。

在这里，我们可以看到，尘世之间一些显赫一时的理性之人竟然不如地上爬行的蚁蝼。看到这种卑微的情景，我们就会得知，应当节制自己的傲气，约束自己的情欲，要是过度沉溺于它们，我们就会理智尽失，堕落到这座不幸大厦中那些可怜之人的地步。[13]

疯人的彻底堕落、他们的痛苦、他们对正常状态的嘲弄，照理都能打动那些真诚的心灵。在 1713 年的《卫报》上，“慈善家”写道，他曾“流连于贝特莱姆的画廊达一小时之久”，并且“细细思虑”其“眼前所见”，名为“忧郁”与“极度疯狂”的两座雕像（参见图 4.4），矗立在穆尔菲尔兹新贝特莱姆医院大楼的大门上方，是对

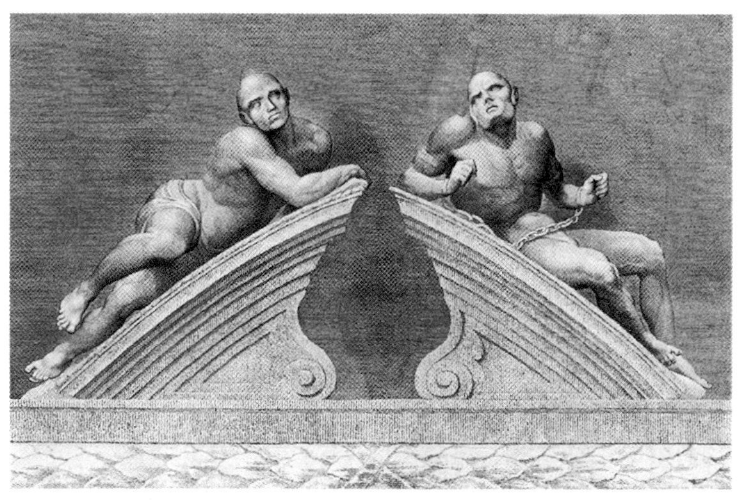

图 4.4　《贝特莱姆之门》，威廉·夏普，1783。

这两座雕像，曾斜倚在伦敦贝特莱姆医院大门一段破碎的山墙之上。“忧郁”显得无精打采，且极具特色地拥有一双隐藏着的怠惰之手；“极度疯狂”则肌肉发达，需要加以约束。

潜伏于内的疯狂的提醒——这种疯狂既潜藏于贝特莱姆医院，也潜伏在每个人的内心里。因此，“目睹疯人”理应具有教育意义，而贝特莱姆医院里的各种惨状也像泰伯恩刑场上的绞刑架那样，给人们留下了深刻的印象，成了易受影响的年轻人可以吸取的实际教训。1709 年，理查德 · 斯蒂尔爵士就曾带着 3 个弟弟（值得注意的是，他是这几个弟弟的监护人），“游历贝特莱姆”以及其他景点。[14]

不过，公众造访贝特莱姆医院时的实际情况，却有可能完全相反——那里弥漫着的，并不是一种教化熏陶的氛围，而是有如游乐场，节假日里尤其如此。贝特莱姆曾经臭名昭著，招来了一批又一批喝得醉醺醺的偷窥狂，他们来此地纯粹就是为了找乐子，而医院里的疯病患者也会举行表演，唱唱歌、滑稽地蹦蹦跳跳、猜猜谜语，以便赚上几文钱。盯着疯人看，本身不就是一件疯狂的事情吗？理查德 · 牛顿所作的漫画（参见图 4.5），提出了这样一个问题：谁才是真正的疯子——是住院的患者呢？还是前来参观的

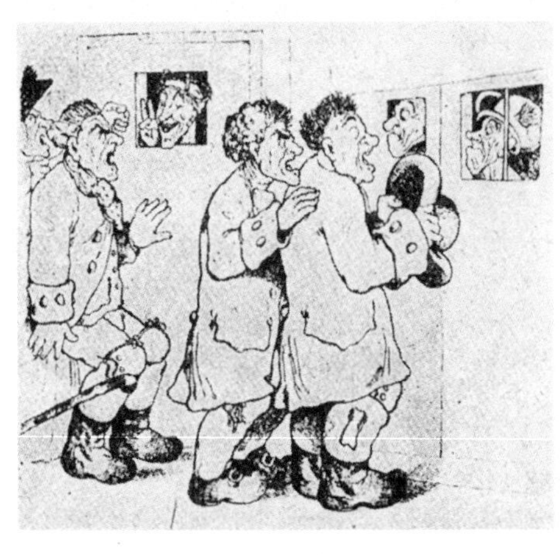

图 4.5 《参观疯人院》，理查德·牛顿，1794。

牛顿的这幅版画，是在贝特莱姆医院不再允许普通民众参观之后所作。显然，此地的阴影继续赫然驻留在公众的想象之中，挥之不去。

人？图中男人及其妻子的模样，以及他们粗鲁的手势、大大张开的嘴巴、上扬的眉毛和瞪着的眼睛，全都呈现了精神错乱者的典型特征。不过，他们一定是游客，因为图中那顶古怪的夜壶与皇冠帽子表明，真正的疯子位于门的另一边。同时，图中所绘的门把手则令人联想到新月，它正是精神错乱的象征。在这种情况下——令人疯狂的真实写照，则让这个问题变得更加复杂——难怪批评家们会谴责这个“疯人马戏团”了。1770 年前后，就在泰伯恩刑场这个公开处决场所于 1783 年终结的不久之前，贝特莱姆医院的演出也落下了帷幕。

然而在那时之前，贝特莱姆医院远不止是一个纯粹用于照料精神病人的治疗中心。道德学家、记者和漫画家都曾津津有味地将“疯人院”这一主题渲染成英国的真实写照与缩影，其中的病人则被改头换面，变成了众多的人物，比如精神错乱的政客、好战的将军、股票交易所里欲罢不能的投机者、贪慕虚荣的皇帝、宗教狂热分子和患相思病的女仆。在第九章里，我们将再次探讨这一主题。

疯病基本上算是一种“邪恶的”疾病，其表征（赤身裸体、野蛮胡闹、兽性）曾被人们戏剧性地渲染成了一种警告。[15] 类似的否定性评价，也适用于其他的大多数疾病。但偶尔也会有那么一种疾病，让人带着像战场之上或者决斗之时留下的伤疤，成为患者引以为傲的标志。比如说，痛风就是一种高贵病，因为它既号称是疾病之王，也是贵族之病，证明了患者具有尊贵的血统和优良的教养，被人们当成一种优越的生活方式需要付出的代价：患者坐在带篷轮椅上，被人推着来去，脚上缠着厚厚的绷带，还会用一种类似崇拜阳物的态度炫耀其肿胀程度。“痛风王”（Lord Gout）属于少数几种有益于漫画创作的疾病之一：无数版画都描绘过红光满面、肥胖臃肿的饕餮者形象（参见图版 11），他们狼吞虎咽，痛饮波特酒，双脚则搁在痛风凳上，裹着用于减震的绷带。[16]

尽管还有其他一些滑稽有趣或“令人满意”的疾病表征，比如罗兰森的《浮肿讨好肺痨》中的优雅纤瘦，但更常见的是，将疾病描绘得悲惨、恐怖或令人恶心，认为疾病是罪孽的报应，比如梅毒就是如此。[17] 罗伯特·古尔德的《弃爱》发表于 1683 年，谴责了一位女演员的淫荡不贞：

> 等她发现自己无力再任性妄为，
> 等她遍体已生腐溃的脓疮，
> 痘疹密布，全身上下都是溃疡
> （她们最放荡的时候也最显得虚妄）。
> 她便招募了更多的女性为娼，
> 超过了人类所有艺术的昔日所为，
> 在罪恶感的重压之下，她终于沦亡，
> 坠入地狱的中央。[18]

性病曾是一种令人震惊的道德标志，染病者若为上层人士，则尤其如此。《王触病》（参见图 4.6）一作，就利用了痘疹与政治之间的相似性。图中的威尔士亲王叉着腿站在前景中，其情妇——还是他的秘密妻子——菲茨赫伯特夫人则坐在一堆药物边，手持小刀，意味深长地指着图中文字所言的“受感染部位”。她张开的双腿和衣

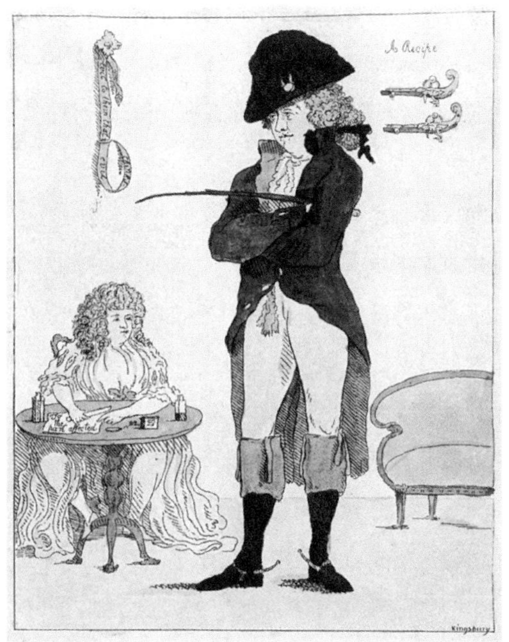

图 4.6 《王触病》，亨利·金斯伯里，1786。

墙上的勋章吊带上写着“嘉德勋章”的座右铭：思恶者亦恶。图中的女医生（即菲茨赫伯特夫人）已经给“受感染者”（即她的秘密丈夫威尔士亲王）开出了一张药方。

不蔽体的模样，进一步强调了治愈此病的必要性——可挂在她头顶的那枚“嘉德勋章”*，却颇具讽刺意味地提醒道：“思恶者亦恶。”勋章的轮廓像是一条绞索，而图中的两把手枪也指着亲王的头部，这无疑并非巧合。[19]

* 嘉德勋章，英国起源于中世纪并授予骑士的一种勋章，属于英国荣誉制度中最高的一级，只有极少数人能够获得这枚勋章，其中包括了英国的君主。

疾病本身通常都被拟人化了。塞缪尔·加斯（Samuel Garth）的《药房》（*The Dispensary*）一作，向读者列举了一长串疾病——比如热病、水肿，等等。我们将在下一章对这部作品进行探讨：

> 热病先至：女巫不断听到圣母的叹息，
> 目睹婴儿的眼泪……
> 她那焦热的眼球上，全是炽热的流星；
> 不安的骚动，在每条血脉之中狂奔。
> 水肿接着现身其中；
> 拖着臃肿、庞大的身躯，她缓慢地前行。[20]

如此拟人化之后，疾病就成了一种文学手法，后来为威廉·汤普森所用：

> 至于疾病以及它造成的诸多悲伤，
> 都是生命的大敌，我将歌唱……

汤普森加以拟人化的疾病当中，包括：

> ……让肌肉暴突的痛风；让人臃肿的水肿；
> 以及苦不堪言的结石，让她痛苦得直翻白眼；肮脏的麻风；
> 令人窒息的心绞痛……[21]

在其卢克莱修（Titus Lucretius Carus）式的哲学史诗《自然之殿堂》

一作中，伊拉斯谟斯·达尔文同样曾将疾病妖魔化，将其描述成了一个会带来邪恶、毁灭无辜者的可怕恶魔：

朦胧幽暗、模样忧郁的暮色背后，
痛苦像恶魔，正暗中召集它的朝臣；
鞭子、脚镣、火焰，绘于石雕之上，
可怕的彩饰，装点着它那乌黑的宝座；
疾病站立于它的两侧，
令人寒战的热病，带领着这帮可怕之徒……[22]

如果像达尔文这样的开明者不再相信魔鬼和其他黑暗恶魔，那么，疾病就无从摆脱它与邪恶和道德之间的关联：这是一种把责任归咎于受害者的局面。可让美国评论家苏珊·桑塔格感到愤怒的是，这种局面竟然一直持续到了今天。[23]

一些引人入胜的文学和艺术手法，从人们与疾病的可互换性（interchangeability）中挖掘出了评论与诙谐。1765 年 1 月，有人写信给《切姆斯德福纪事报》称，他觉得自己“情不自禁地把我生活的这座城镇视为医院，城中人人都有资格进入这座医院”。接着，他又对当地的疾病种类进行了一番幽默诙谐的调查。他用一种风趣的口吻指出，发现患有疾病者的情况如下：

眩晕症	100 位年轻人，男女皆有
一目失明	20 位丈夫

一耳失聪	40 位妻子
近视	200 位无经验者
纠发病	4 名荡妇
晨间嗜眠症	全城半数人
熬夜	12 名浪荡子
希氏面容	所有医生
品味丧失	6 位鉴赏家
哮喘	2 位喜责骂者
秽语症	2 位喜责骂者
无规律胃肿瘤	1 位处女
口齿不清	16 位女性、8 位男性
感官联结	16 位女性、8 位男性
癔病	1 名恶霸
交谈混乱	4 位形式主义者
论点无力	4 位形式主义者
脱发症	1 位妻子出轨者
肤色惨白	2 位挤奶女工
尿失禁	499 名儿童
管理松懈	17 位家长
嘴巴不牢	6 名长舌妇
无法挽救的决裂	2 对夫妇
可以挽救的决裂	16 位朋友
出疹子	10 名学生
肛瘘	30 位烟民、2 位音乐家

财富痔 *	1 位守财奴
生养	500 名儿童
劳作	儿童的父亲
非自然分娩	1 位教区牧师
假怀孕	2 位冒充者
流产	12 位计划者
嗳气	2 个乡巴佬
气胀	更夫、12 位敲钟人
脑震荡	30 位家长
同样的脑病	70 名儿童
脑膜炎	70 名儿童
肠绞痛	500 位穷人
癣	10 位店主
寄生虫	1 位酒商
痉挛 **	1 名囚犯

如此等等。[24]

置换和替代手法可以有多种方式。拟人是漫画家的拿手绝活，通过让不能说话的动物、人体模型或者像此处所举例子中的疾病穿上人类的服装，装出人类的神气和表情，就能产生令人不安的喜剧

* 原文为“Piles of wealth”，其中的“pile”一词亦指“痔疮”。

** 痉挛（cramp）一词亦有“束缚，限制”之意。

效果。拟人手法让疾病显得具有威胁性——实际上，正是由于世人如此把它们想象成极其微小的入侵者，疾病才有可能显得更加险恶——但与此同时，这种手法也可以通过滑稽表现而消除它们带来的痛苦。

罗兰森很擅长在漫画创作中将疾病拟人化。《疟疾与热病》（参见图版 12）描绘了一位牙齿打战、在熊熊燃烧的火炉之前暖手的病人。寒疾亦即疟疾，是一种起起伏伏、极其险恶的怪物，当时在罗姆尼湿地和东部沼泽等低洼地区仍然很常见，它紧紧地抓住此人。而热病则是一个像熊一样毛茸茸的恶魔，俯视着整个房间。[25] 同样，在克鲁克香克创作的各种版画当中，疾病也被幻化成了妖精、恶魔和小鬼，它们类似于神话中的野兽、精灵、仙女和海妖，正是这些形象，构成了蒲柏的《夺发记》以及其他仿英雄史诗作品中的超自然力量群像。

疾病的代理人，也被描绘成了画作中的敌人。克鲁克香克发表于 1819 年至 1825 年的一系列版画，将胆病、头痛、消化不良以及（我们在第一章看到的）“蓝色恶魔”（即抑郁）全都描绘成了医生无助地注视着的迷你木偶之疾。他还想象出了一只“病鹅”（参见图 4.7），它由一个怪诞的健康委员会照料着，其中的医生都身穿处方做成的外衣，他们其实就是一个个药瓶，纷纷将法定的手杖举到药瓶头上。其中还有一个水泵，出水管是鼻子，手柄则是一只胳膊，目的无疑就是影射一位装模作样的水疗者。

1803 年，一场流行性感冒曾经肆虐于欧洲各地。在一幅版画中，“流感先生”被描绘成了一个头戴法国大革命时期的红色无边帽（*bonnet rouge*，即自由之帽）的形象，暗示这种流行病又是一种法

think the poor Goose
a little of
Godfrey's Cordial
a bottle of
Balm of Gilead
would revive
him!
I should recommend
him to sleep in wet
sheets & drink three
gallons of pump water
daily
Let him have
a dozen boxes
of Blair's Gout
Pills, & put his
drumsticks in
hot water
His case is exactly like the Earl of
so nothing can cure him
but Holloway's Ointment & Pills
Parrs Life Pills I see are the
only things that can save him
Life Pills! vegetable Pills you mean
Let him be well stuffed with
Morisons No. 1 & 2
Homepathy

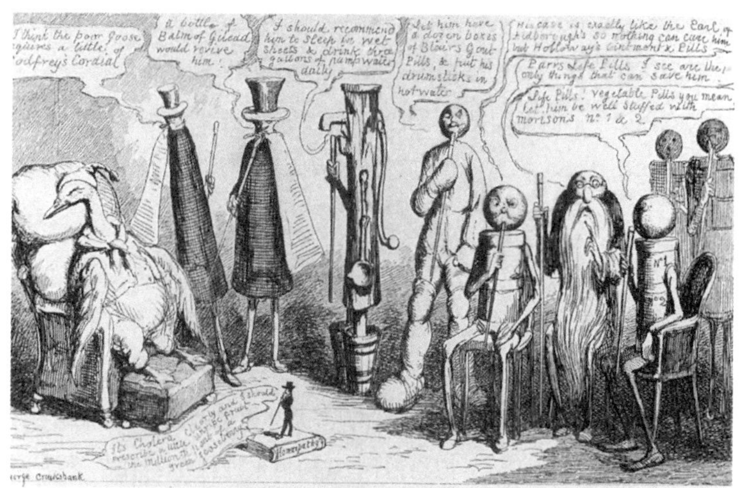

图 4.7 《病鹅及健康委员会》，乔治·克鲁克香克。

图中，一大群医生正围在病人周围仔细思索着，他们化身成具有各自所开药方典型特点的形象。一只瓶子说："我认为，这只可怜的鹅需要服用一点儿戈弗雷的药酒！"另一只瓶子说："一瓶乳香就能让他苏醒过来！"一台代表水疗者的水泵则建议："我建议他睡在湿床单上，每日喝3加仑泵出的水！"一颗药丸说："不妨让他服上12盒布莱尔痛风丸，并且把他的小腿泡在热水里。"一瓶药膏说："他的病情，与奥尔德伯勒伯爵一模一样，故只有霍洛威的药膏和药丸才能治好，此外无药可治。"一个老头说："依我看，唯有帕尔斯救命丸能够救他的命！"还有一瓶药丸（上面标着"1号"和"2号"）则回答道："救命丸！您说的是蔬菜丸吧，那就不妨让他服用莫里森1号与2号。"一个小人站在一本题为《顺势疗法》的书上，说："他得的显然是霍乱，故我应该开一些未成熟的水果——百万分之一个青鹅莓吧！"

国病（就像梅毒一样），是在签署《亚眠和约》后的短暂时间里不声不响地传到英吉利海峡对面的。那幅图中有 9 名向这位来自欧洲大陆的“访客”致敬的医生，他们都是疑似在这场疫病中大获其利的名医。跪在地上致敬的，是不久前刚刚升职的沃尔特・法夸尔爵士，此人既是首相威廉・皮特的医生，还是威尔士亲王的常任医生；在他身后深深鞠躬的，则是乔治・贝克爵士，此人是皇家内科医生学会的前会长，早前发表过一篇论述“流感或流行性卡他热”的论文。其中还有托马斯・贝多斯，想必是因为他曾是法国大革命的支持者才被绘入，此人位于图中的左侧后部。[26]

在残酷的医学舞台上，不但疾病被标准地描绘成了一种痛苦，治疗也是如此，这营造出了一种具有讽刺意味的痛苦对称性。“我们一面被疾病折磨，”蒙田曾经哀叹说，“另一面也因治疗而痛苦。”[27] 霍兰夫人则是反唇相讥，抱怨道：“我的祸根，就在于治疗。”[28] 乍看之下有悖常理的是，治疗时的剧烈痛苦可能会发挥出一种于病人有利的建议作用——治疗功效的保证，就在于它导致的刺痛感（即所谓的“不痛则不通”）。由于不喜欢“玩具枪疗法”，塞缪尔・约翰逊经常请求医生给他放血——不，是经常强烈要求医生给他放血，有时甚至自己动手。1777 年 1 月，由于夜间呼吸困难，这位年迈抱恙的词典编纂家便向自己的朋友托马斯・劳伦斯请教，后者则吩咐他放掉 12 盎司的血。发现仍难以入眠后，塞缪尔又“披衣而起，扎一小孔，另放血约 10 盎司”。四天之内三度放血之后，他“身体大好，只不过以约 36 盎司的血为代价”。[29] 至少从心理上而言，英勇无畏的疗法常常看似有效，故对坚强者很有吸引力（参见图版 13）。19

世纪约克郡博物学家兼乡绅查尔斯·沃特顿曾记载说，到其生命尽头之时，他总共给自己放了 136 次血。[30]

即使如此，治疗也仍有可能像是一种徒劳的折磨。伊丽莎白·韦恩曾悲叹道："今天我虽然服了药，但药物让我整日腹痛，几乎没什么功效。"[31] 一向玩世不恭的拜伦却对这种离奇之语不以为然。1812 年，他对一位朋友说："我的病很严重，双腰凹陷，灌肠之后上吐下泻，全都是人为的。"他的话听上去好像在说治疗就是疾病似的。诚如霍兰夫人所言，药物与疾病就像一场互换身份的化装舞会上的一对搭档。[32]

至于乔纳森·斯威夫特，他执着地以"大便疗法"（*Drekapotheke*）之类的荒谬而恶心的疗法为乐。"耶胡人"的主要病痛为所谓的"耶胡之恶"（Yahoo's Evil）［这显然是在嘲讽和影射"王触病"（King's Evil）］，而此病的疗法是"将其自身的粪便与尿液相混合，并强行灌入耶胡人之喉"。外科医生格列佛发现这与国内的药物治疗业务很相似，感到非常高兴。我们得知，对于欧洲的内科医生而言，

> 草药、矿物、树胶、油类、贝壳、板条、汁液、海藻、排泄物、树皮、毒蛇、蟾蜍、青蛙、蜘蛛、死人的骨肉、野兽与鱼类，都可以入药，成为他们的发明。药的气、味都令人憎恶，恶心和作呕至极，刚一服下，胃部就会厌恶地拒绝，可他们却称之为催吐剂。[33]

身处医学战场之上，医者在版画与小说中曾被无止无休地描绘

成实施手术侵入并伤害患者的形象，言下之意就是医者有时会迅速置患者于死地（参见图版 14）。他们挥舞着手术刀，令患者鲜血直流。吉尔雷的《服药》（*Taking Physic*）一作就描绘了一种常见的形象，通过患者痛苦的表情，表现出药物的可怕味道。而且，维多利亚时代以前的医生在实施手术时，往往不会使用麻醉剂。手术的效果，常被描绘得极度痛苦。只不过，人们有时会把一名截肢者描述成如超人一般难以想象的坚忍的人。

对于病人来说，灌肠器（或直肠给药器）之类的医疗器械可能像是一种攻击性的武器和一件进行性侵犯的工具。还有一些描绘疗法的插画则是让患者从痛楚中挤出苦笑，通常都是为了让那些无耻的行医者名誉扫地，并且嘲笑那些轻信的患者。治疗带来的痛苦，成为反对医生的讽刺作品的基本要素：医生不但会让人生病，还会用他们治疗这些疾病时种种令人痛苦的（或者“英勇的”）疗法加重痛苦。我们不妨再来看一看痛风。江湖郎中式的“痛风医生”亚伯拉罕·布扎格洛曾对“许可处方”不屑一顾，说那些处方“大抵由法兰绒布、耐心和安眠剂所组成”，并且他反其道而行之，令人难以置信地鼓吹“可以让四肢、关节恢复常态的运动与方法”。此人在其《论痛风》一作中描述，说他的疗法就是借助“楔子与钉子”，让患者进行颇耗精力、像芭蕾舞动作的肌肉活动。[34] 在一幅关于这位医疗创业家的痛风治疗机构的讽刺画作中（参见图 4.8），保罗·桑德比描绘了此人给一位患者装上木制的“夹足靴”，而其他痛风患者则被关在各种奇怪的装置中不停旋转，这是一幕纯属闹剧表演的场景。

还有一种被世人幽默地加以描述的江湖郎中式疗法，那就是帕金斯的牵引器。1798 年，美国人伊莱萨·帕金斯申请了这种牵引器的专利，但此人在第二年到纽约展示其疗法时却死于黄热病。这位发明者声称，只需将牵引器划过受感染部位，电流的魔力就能缓解患者的疼痛。他的儿子将这一奇物带到了英国，并且成立了一个“帕氏机构”，为付不起 5 基尼来使用这种神奇工具的穷人进行免费治疗。显然，病人支付的钱币在那个治疗场所里变成了黄金：据说小帕金斯回到美国时，腰包里赚了一万英镑。

吉尔雷的一幅画作中，描绘了小帕金斯手下，一个头发搽了粉

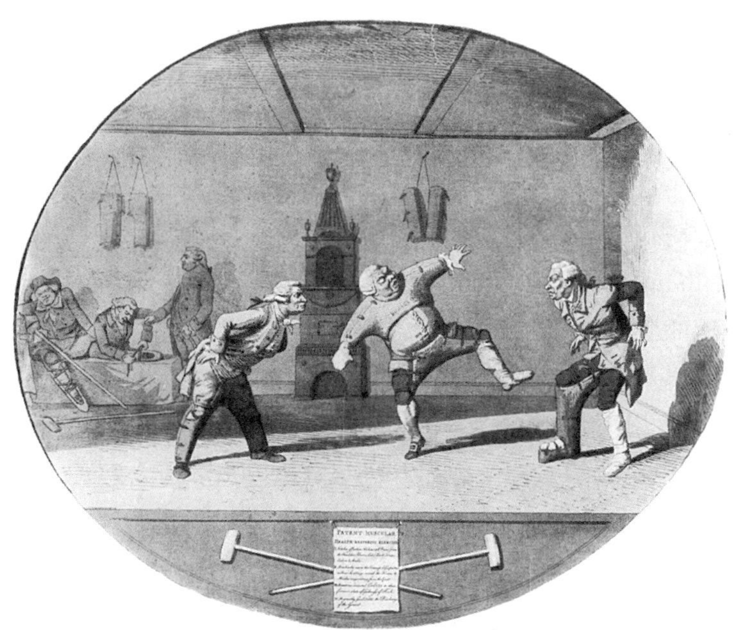

图 4.8 《反复无常的痛风：关节炎芭蕾》，保罗·桑德比，1783。

图中的文字说明（“专利肌肉健康恢复锻炼法”）宣传的就是布扎格洛的疗法：甲、一时之内消除肩、肘、体侧、背、膝、小腿及踝部的所有疼痛。乙、根治痉挛，驱除痛风导致的膝、踝周围的硬结肿胀。丙、让瘦弱的小腿恢复以前肌肉饱满的状态。丁、极有利于排出尿砂。

并扎在脑后、身材瘦削但神情果断的操作员用牙齿咬着一台牵引器，同时将另一台牵引器紧贴在一个坐着的、长得像英国人的患者的长有痈疖的鼻子时的情形（参见图版 15）。电火花一闪，把患者吓了一跳，连假发都掉了下来，他的狗也觉得很惊讶。在另一幅版画中，这种器具则被用于更加邪恶的目的。其中，一位操作员正在对菲利普·席克尼斯夫人进行治疗，好让她不再逞毒舌之利（参见图版 16）。席克尼斯一家臭名昭著，喜欢在公开场合与人争吵，而医疗可以让泼妇闭嘴的观念，在当时也并不新鲜。

治疗精神错乱的方法似乎常常离不开各种折磨人的工具，这证实了一个古老的笑话或者说人们的怀疑，那就是精神病医生比患者更加疯狂。不妨以 1725 年林肯郡的内科医生帕特里克·布莱尔（Patrick Blair）在《以落水治疗疯人的若干观察结果》一文中概述的"冷水喷射疗法"为例。回顾了早期如浸入水中之类的休克疗法后，这位皇家学会的会员声称，"瀑布式冷水浴法"具有众多优点，尤其是"被蒙上眼睛后受到的惊吓，是恢复理智的极佳手段，其所导致的惊恐令患者恐惧，故极有助于产生理想效果"。冷水具有诸多的象征性质，疯病患者很容易受到冷水的冲击。

至于"剂量"，应当根据疯病患者对其妄想出来的感受和信念的坚持程度来决定。我们可以想见，更常见的疯病患者是女性。治疗一位轻度心烦意乱、表现出"不喜其夫"的已婚妇女时，布莱尔喜欢使用一种骇人听闻的惩罚式疗法，这竟然让詹姆斯一世时期舞台上对待疯人的那些野蛮、粗俗而滑稽的做法显得很和善了：

> 我令人蒙住其双眼。护士脱下她的衣服。众人强行把她举

> 起，置入并固定于浴缸内的一个椅子之上。此举令她心生出无法言说的恐惧，注水之时她尤为恐惧。我将她置于水流之下 30 分钟，期间偶尔停止注水，并问她以后是否会一心侍奉自己的丈夫。

不过，那位女士仍然不肯回心转意：

> 此女冥顽不灵，仍否认。最终水流让她疲惫，答应我会按照我的要求行事。我让众人停手，让她就寝，且照例给她吃发汗药。她当晚睡得很好，但仍冥顽。我重新施行此种磨砺疗法，且多增加了一个小水管，一管水从她头上浇下，一管水直接喷于其脸或头部其他地方，向颈、胸处喷水效果最好。因她仍十分顽烈，此次我进行了 60 分钟。不过此女实在顽固，我令她照常休息，但第二天她仍冥顽不化。

最终，她在肉体与精神的双重折磨之下崩溃了。

> “水疗”90 分钟后，此女如此前一般假意承诺顺服，可次日仍恢复愠怒与冥顽。她怨我为何要这样对待她。两三天后，我威胁她，让她下床，夺走她的衣物，蒙上她的双眼，把她绑在椅子上。她害怕接下来的遭遇，便顺从地下跪，求我宽恕，发誓此后一定成为可爱顺服、负责的妻子。我答应了她的请求，令她当晚就与其夫同寝，她欣然而从。[35]

治疗、折磨与性霸凌融为一体，有如雪上加霜，让情况变得更加糟糕，疯狂会玷污它所触及的一切。

那些于 1800 年前后开办精神病院的人曾大肆吹捧的各种秋千椅（参见图 4.9），以及与游乐场里的旋转木马相似的装置，同样可怕地将生理折磨和心理折磨结合了起来。病人会被绑在这种精巧的装置上，以每分钟高达 100 圈的速度旋转。经营过布里斯托尔郊外的“鱼塘疯人院”的约瑟夫·梅森·考克斯（Joseph Mason Cox）曾指出，不同的旋转速度会产生不同的效果：慢速具有安慰作用，较快速的旋转则会导致剧烈而令人分不清方向的眩晕感，这是当时的人以为能够让人摆脱妄想或邪恶顽固意志控制的一种精神创伤。考克斯认为，极端的“眩晕常有助于纠正智力上的病态”，因为“此种疗法的可贵特性非限于躯体”，而“其作用也将延至精神”，尤其是在诱导患者产生恐惧感之后。[36]

作为一名受人敬重的精神病院院长，考克斯完全不是一个传统意义上的“施虐狂”，而是一位热衷于发掘场景治疗潜力的医生。

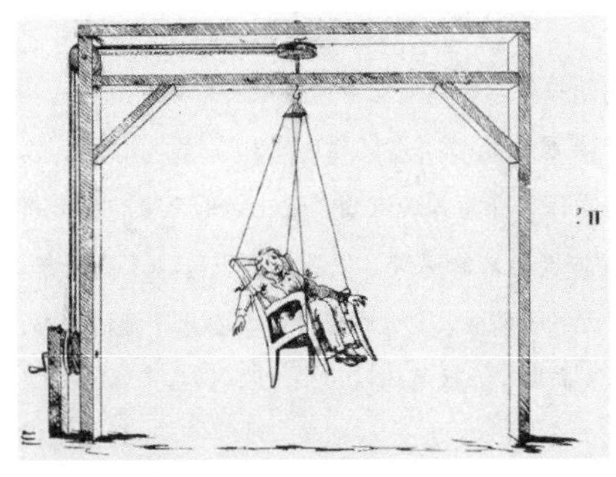

图 4.9　用于治疗精神病人的旋转机器，或称“秋千椅”，选自亚历山大·莫里森的《精神疾病的病例》，1828。

他提倡对环境进行绝对的控制，旨在胜过患者各种旁门左道的妄想，使之成为一个舞台，让他可以排演出哥特式的“反狂欢”（anti-carnival）疗法。他还引用一句古老的罗马天主教习语，称之为“善意的欺骗”。[37] 这样的表演可能包括将患者的幻觉戏剧化，同时操纵或篡改其脚本。不妨以一个确信自己要死，因为其肚中有一只活物正在啃食内脏的疯人为例。试图跟他讲道理，让他摆脱这种错误想法是没有用处的，我们不如“幽默一下这种疯狂的想法”，然后用计谋智取，比如将一只青蛙放进病人的夜壶里，使其相信青蛙是他自己排泄出来的，从而治好此人。[38]

更宽泛地说，考克斯信奉的是对整个环境进行精心布置，从而营造出一个恐怖的场所。引入一个坚称自己是圣灵的小角色，就曾让一位病人摆脱他深信不疑的这种想法。[39] 或者，考克斯会利用一些场景设备，它们“旨在借助诸多意料之外、不同寻常、令人惊讶或显然属于超自然的力量，给患者感官留下强大的印象”，这证明此人确实具有非凡的“场景管理”天赋。他还会“据病例特点，模仿雷声或轻柔的乐音”来唤醒病人。再者，他会用一种更邪恶的方式，“将磷施于患者的卧室墙壁”，或者利用“故事、主张或推理”，“给予（患者）感官以深刻印象”。[40] 有的时候，还可以让一位助手扮演“天使、先知或魔鬼”的角色——不过，他补充说，“此剧的演员必须演技高超，能完美扮演其角色。”考克斯承认，这样的完美展现可能看似是一出出“滑稽可笑”的哑剧，但它们是“必不可少的手段”。[41]

考克斯对声音处理很感兴趣——遥远而不易察觉的音乐旋律，具有良好的安抚作用。然而，借助其他感官“产生令人不愉快的印象”的技巧尤其重要。比如在一间涂成了耀眼的白色或者黑红色的房间里制造出喊声和尖叫声，由此，“人人必将大受影响”，而“无论何种麻木迟钝的疯病患者，都必被唤醒”。[42] 或者，可以把一名狂躁不安的患者置于“一个通风的房间里，周围放上散发着馥郁香气的花朵，墙壁以及家具都绘成绿色，空中则萦绕着最温柔的和声”。这些具有联觉性的场景管理技巧，全都旨在迷惑患者的感官、吸引其注意力、突破其抗拒心理和妄想的束缚，从而将疯人从精神错乱状态中解救出来。[43] 在这场关于谁——医生还是病人——来定义理性与现实、来担任“剧院经理”（*Schauspieldirektor*）的斗争中，幻觉剧场定将以智取胜，打败妄想。

长期以来把治疗变成折磨的现象——不过，它也有可能变成导致治疗性休克或令人大笑的煽动因素——异常频繁地出现在描绘牙痛及治疗的作品中。此种折磨令人痛彻心扉，曾经是罗伯特·彭斯创作的灵感之源：

> 我诅咒你的恶毒刺痛，
> 穿透我饱受折磨的牙龈；
> 双耳之中，诸音齐鸣，
> 无比猛烈；
> 剧烈的疼痛，撕裂了我的神经，
> 像一台毁灭一切的引擎。[44]

由于不会危及生命，故牙疼导致的痛苦（尤其是牙医治疗时导致的更大痛苦）就变成了漫画的素材，也成了对患者坚忍刚毅的典型考验。“我的父母一向希望我能像哲人或者禁欲主义者一样忍受痛苦。”贵格会教徒玛丽·安妮·施梅尔彭宁克回忆童年时曾如此说道。有一天，基督教公谊会的牙医前来给她检查牙齿：

> 我答应在母亲散步归来之前就拔掉门牙，我实际上想留着上颌的四颗牙齿，那是灵长类的独特标志。我安静地坐着，让医生将它们全部拔掉，等母亲回来的时候，拔牙手术就结束了。乔治·博尔特说我是他见过的最乖巧的小姑娘，并从口袋里掏出一包蜜饯，奖励给我。可我不要，说：“您觉得雷古勒斯、埃皮克提图和塞涅卡等人，或者斯巴达的小男孩会因为忍受了痛苦而得到奖励吗？”[45]

年纪小小的施梅尔彭宁克小姐，无疑已经学会了怎样装出一副坚忍的模样。

根据流言与逸事中的夸张描述来看，身为辉格党人的梅辛杰·蒙西医生有众多怪癖，其中之一就是他那种另类的拔牙方法：

> 用一根结实的羊肠线系在要拔掉的牙齿上，另一端则系上一颗子弹。接着，将子弹和足量的火药填入一把手枪中。一扣扳机，手术就结束了，迅速而有效。只不过，这位医生很少能够说服自己的朋友，允许他用这种原始的办法为他们拔牙。[46]

将小小的牙齿与强大的武器不协调地并列在一起，并不仅此一家：法国“江湖牙科”界最受欢迎的一幅画作中描绘的拔牙手术，是用剑尖进行的。然而，此种情况下，我们很难分清这究竟是在拔牙，还是在开玩笑*，若是照着去尝试的话，也多半是一种愚蠢的做法。无疑，古怪离奇和荒诞可笑的疗法，最终也成了屡试不爽的快乐之源。[47]1773年，约翰·科利尔用“蒂姆·鲍宾”的笔名出版了《120位滑稽、讽刺与幽默人物所体现的人类癖好》，这是一系列附有诗句的版画。其中有4幅版画描绘了拔牙场景，且每幅当中的拔牙手术都是以真正的蒙西风格，即将一根线系在牙齿上完成的。在那些场景中，不同的工具虽然都令人心生恐惧，但却都被描绘成了可以加快拔牙手术速度的工具。

在科利尔的第一幅版画中，牙医轻蔑地笑着，正用缠在手上的一根线拔掉那颗患牙。病人想抓住那根线，可由于头部被医生往前拉，所以在不经意中加大了线的拉力：

医者曾绞尽脑汁，
欲得方法与途径，
拔除众生之患齿，
而无锥心之苦痛。

速取牢固之细绳，
系于疼痛患齿上：
医拽患者急相随，
似以绳牵大犬行。

---

*原文是与“拔牙”（tooth-pulling）相对的“leg-pulling”（拔腿），但后者由习语“pull one's leg”（开玩笑）而来，意指那些拔牙方法都很不负责任并且很危险。

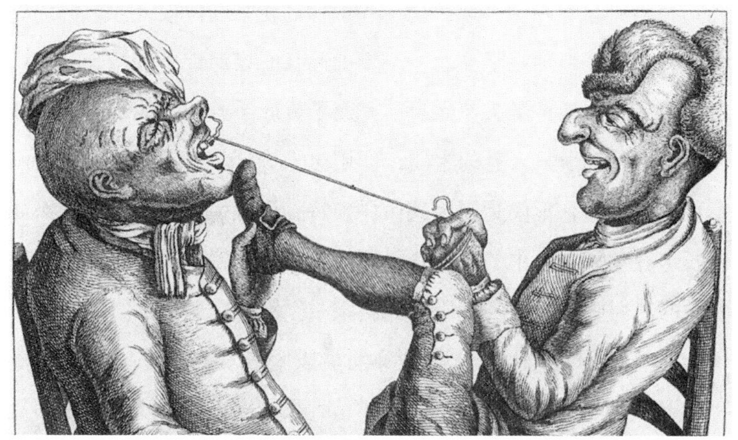

图 4.10 《120位滑稽、讽刺与幽默人物所体现的人类癖好》，蒂姆·鲍宾，1773。

在第二幅版画（参见图 4.10）中，冷酷无情的拔牙者竟然用脚抵住受害者的下巴，令其头部无法动弹。患者的眼睛痛苦地紧闭着，徒劳地想把医生的脚推开：

首试未成然再来，
抬脚直抵患者颌；
医拽患者苦哀嚎，
医者之笑实骇人。

命运无常实不满，
断其拔牙之细绳，
令其仰摔于地上，
首击地板响咚咚。

在第三幅版画中，牙医用一只手猛拉住系在待拔之牙上的那根线，另一只手则用钳子夹着一块烧得通红的煤靠近患者的脸部。病人惊恐地往后猛一甩头，便自己完成了拔牙手术。第四幅版画则涉及一个永远都引人入胜的主题，即用钳子拔牙。钳子是一种深受画家青睐的工具，不仅是因为其模样独特，也是因为它暗示了牙医如铁匠这种幽默。画中的医生残忍地笑着，握住钳柄，夹住那个相貌丑陋的老太婆嘴里仅存的一颗牙齿。在老太婆因恐惧而紧闭双眼时，她的丈夫却俯过身来，一脸漠然地看着拔牙的过程。[48]

与所有暴力性闹剧一样，支撑这种黑色幽默的心理显然是很复杂的。根据托马斯·霍布斯对“笑”的定义，即笑“不过是突然而来的欣喜，源自我们内心某种突然出现的概念，或者相比于他人的弱点而突然显现的长处”。他可能会问：这是不是一种幸灾乐祸的欣喜和咄咄逼人的优越感的表达，一种由画家与旁观者共有的残忍之笑呢？或者，它会不会减轻手术对一个待拔牙者的打击呢？——实际的拔牙手术，想必不可能那么可怕！或者，画家与观众之间的关系，是否反映出了牙医与患者之间的关系呢？画家会不会操纵我们？其完整的意义，我们可能很难归纳出来。

最后，就是“死神”这位“狰狞的持镰收割者”（Grim Reaper）了。“死神曾亲叩我家门。”崔斯特瑞姆·项狄传达出了死神那令人恐惧、针对个人的直接性。[49]不论年纪、等级和地位，人们都是在死神的阴影下行走于他们的天路历程之上。世人的葬礼要比婚礼隆重得多，新的世俗媒体形式纷纷兴起，尤其是报纸上的讣告专栏，旨在向死亡致以应有之敬意。本杰明·富兰克林曾问，“除去死亡与税收”，还有什么是确定无疑的呢？[50]

基督教把死亡描绘成永生的起点，而不是一种终结。对于天主教徒来说，最后的恩典至关重要：好人若是未经圣事圣礼即骤然离世，就有可能坠入地狱，而接受圣事圣礼的罪人却有可能获得拯救。相比之下，新教却要求教众以有意识的坚忍刚毅去面对造物主。无论是哪一种，虔诚者的临终之榻上都将上演一出大戏，“死亡艺术”则撰好了他们战胜死神的剧本，证明一个人的离世并无恐怖之处。在一个公共舞台上咽气的临终者，注定要演出一场精彩的好戏（参见图 4.11）。当然，死亡确有其恐怖之处。临终之榻上的场景，会记录下人们心中难以释怀的种种忧惧之情，因为他们不知道来世有何

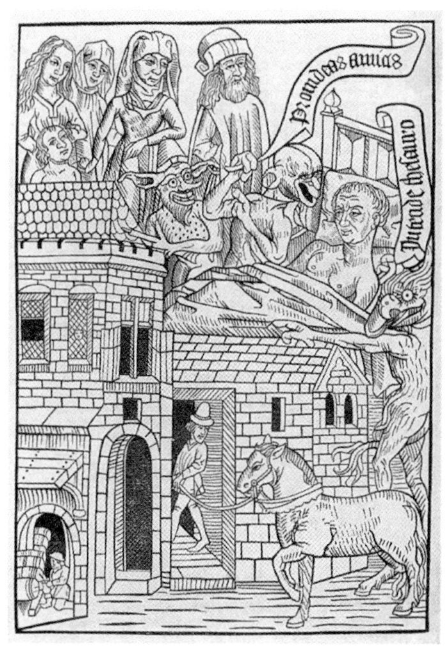

图 4.11 《死亡艺术，抑或死亡之诱惑》中的一幅木刻版画。

种命运在等待着自己。塞缪尔·约翰逊就是其中之一，他曾很担心自己受到了永恒的诅咒。

在与这种“病态”抗争的过程中，像戴维·休谟、爱德华·吉本和伊拉斯谟斯·达尔文之类的开明自然神论者与怀疑论者都力图揭开死亡的神秘面纱，用一种新的艺术取代古老的“死亡艺术”，倡导人们坦然面对肉体的消亡与湮灭。[51] 其中的核心内容，就是对正统神学中关于永恒惩罚的思想发动猛烈抨击。此时，这种思想已经暴露其真正面目，成了神职人员一种不正当的手段，旨在恐吓轻信者，从而将教会的权力与利益最大化。这些开明人士，也曾努力在生命的最后一幕中争取尊严。抱病的解剖学家威廉·亨特曾不顾友人的规劝，执意从病榻之上爬起来授课。然而，精疲力尽的他晕了过去，最终回到了床上。“我要是有力气执笔的话，”他说，“那么写下死亡便是轻松愉悦之事。”[52] 这的确是一句崇高的临终之言。

那么，待医疗成为一种客观存在之后，世人又是如何对死亡进行视觉描绘的呢？如果说医疗幽默通常都是人们在疾病面前感到绝望的产物，那么到了 18 世纪，死神就变成了出类拔萃的地狱小丑、黑暗之王和人类的死敌。在罗兰森创作的《英国的死亡之舞》系列版画中，身为个人之敌的死神如影随形地纠缠着人类，所有伪装都被渲染得华丽无比。[53] 在第二十三幅版画里（参见图版 17），罗兰森笔下的死神跨坐在一个被各种毁灭性力量包围着的地球上，其中有许多物品都是医疗用具，比如药物、复方药剂、鸦片、砒霜，还有火药、刀子和手枪。它们集于一幅画作之中，或许会令人想起霍尔拜因的《死亡之舞》里的“末日审判”，其中的基督驭于彩虹之上，脚踏宇宙。[54]

罗兰森的系列版画中，有几幅探究了死神与医生之间的“勾结合谋”关系。《死神与药剂师或江湖郎中》(参见图 4.12)一作，描绘了一名时髦阔气的药剂师在药铺里照方抓药，而一些饱受煎熬的主顾正在等着他去照料的情景(药铺里还诡秘地挂有象征着江湖郎中的干鱼，以及各种各样的医疗用具)。右侧一位患有痛风的男子转头一望，却恐怖地看到一具系着围裙的骷髅一边斜睨着他，一边用杵在研钵里研磨，钵上还标着“慢性毒药”几个字。药剂师阴森森地说道：“我有一种秘术，可以治愈世人所患的各种疾病。”同时向女性患者提供了下述险恶的医嘱：

把这种药丸置于你的卧室里，
它们对睡眠大有益处，
在你就餐而没有饮酒的时候，
服用这种有消化作用的止痛剂。
假如想要滋补并恢复精力，
你应当服用这种健身剂。
这些都是神奇的灵丹妙药，
服用得当的话，可以治百病。
把药带回去，看一看账单，
顶上有我的签名，
说明了本店所售的药品。
你完全可以信赖这些药，
完全可以蔑视医生学会。
他们要是没法让你康复，
你就知道该到哪里去寻找良医了。[55]

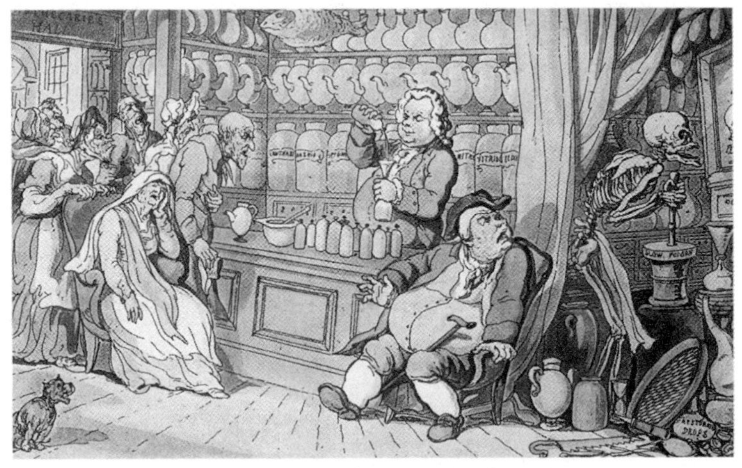

图 4.12　《死神与药剂师或江湖郎中》，托马斯·罗兰森，1816。

其中附有威廉·康姆的诗句：

在这家堂皇的药铺里，可以看到那位名医，
他卖的都是大小丸药与膏剂。
此人相貌堂堂，可以用双手称出剂量。
他那滚圆的肚子已明示，
他从来不服用自己售卖的药剂。

与此同时，画作前景中那位抱怨胃口不好的病人看到死神正在捣杵慢性毒药，便下定了决心：

我不会服用那个家伙研捣的药剂。
我最好离去，好留下我的性命，
再去向原已抛弃的医生问诊，
再次去寻找治疗的知识，
请学会那些庄严的贤者来治疗。

下方还有文字说明：

我有一种秘术，可以治愈世人所患的各种疾病。

罗兰森在描绘死神暗中潜近生者的其他画作中，也会让医生扮演一个险恶的角色，来担当死神的代理人、助手或替身，就像这幅描绘药剂师的版画一样。死神不但在太平间里尾随着解剖学家，还与殡葬业者并驾同行。而且，与死神缔结了邪恶和不可靠的契约后，医生最终有可能为其主人所愚弄。该系列版画中的第十五幅名为《好人、死神与医生》，其中附有文字说明：

> 在美德之人眼中，
> 最幸福的瞬间莫过于有德者长辞之时。

此画的场景是在一间卧室里。诚实正直者刚刚离世，躺在床上，床尾是悲伤的家人，牧师则站在床边祷告着。外貌丑陋、臃肿的医生（可憎的医生，向来都是胖子）神情厌恶地背对着死者，扰乱了房中的宁静。他傲慢不屑地闻了闻手杖的杖头，伸手索要诊金，可死神飞奔而来，揪住了他的头发。

> 如此，当虔诚牧师祈祷时，医生低声说："我医技无力，这是命运安排，才让患者死去。如今我多留无益，祈祷并非分内事，我当索诊金。""你最好紧握住它，"死神露齿一笑，"这便是你最后的诊费。"闻此厉声，医生感觉到致命的苦痛，迅速逃出卧室，猛地倒在地上，气息全无，啊，再也没有活过来。所以，医生的辞世，与旁人又有何异？

死神就此完成了戏剧性的报复之举，只不过是代表仁慈进行报复而已。

5 医者的原型

虽然近年来医学界一直在大力粉饰其公共形象，但身份管理并不是近代的公关专家和公关顾问的独有职责。事实上，身份管理的历史可以追溯到最早从事医疗的专业人士。毫无疑问，“希波克拉底誓言”（参见图 5.1）的作者希望消除世人的疑虑：“无论至于何处，”医生都会起誓，“遇男或女，贵人及奴婢，我唯一之目的，为病家谋幸福，并检点吾身，不做各种害人及恶劣行为，尤不做诱奸

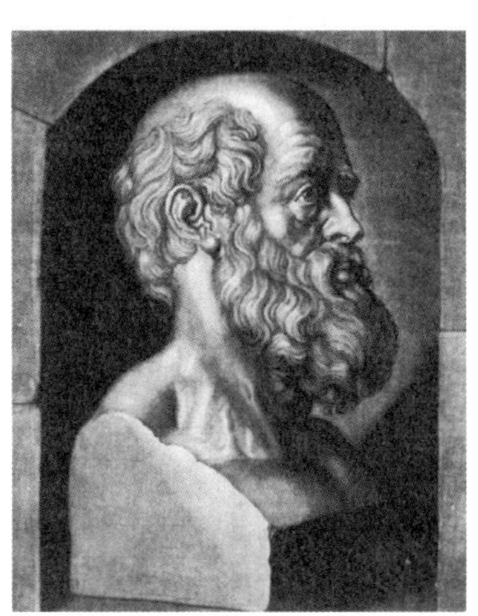

图 5.1 《希波克拉底》，J. 费珀。

世间并无经过鉴定的希波克拉底像原始画像。此画表现出了古希腊圣贤的典型特征：成熟、额高、秃顶和长有胡须。

之事。”[1]这又说明了当时大众对医生的行为抱有哪些期许呢？

我们把镜头推进到都铎王朝时期和斯图亚特王朝时期就会看到，行医之人及其支持者们都以同样的热忱捍卫过医生的荣誉。医生也是人，漫长的大学教育让他们精通了文理两科。医生正直诚实、值得信赖、敬畏上帝、严肃冷静、经验丰富，并且深爱知识而非钱财。[2]都铎王朝时期的内科医生约翰·希库雷斯曾引用“誓言”，重申了希波克拉底针对医生职业行止提出的忠告：

> 医生必须具有良好的体质，而且必须有朴素的衣着与优雅的品位，在平民百姓中获取威望……因为只有这样，病人往往才会感到高兴……医生的面容，必须显得好学，并且带有悲天悯人的神情。[3]

或许最重要的一点就在于，医生首先被视为品德高尚学者的原型。1651年，詹姆斯·普里姆罗斯就声称：“希波克拉底曾说，一位医生如果同时还是哲学家，这样的人就跟神灵一样。”[4]

为优秀的医生（即一个能提供睿智的建议、能令患者产生信任感的人）制定的这种职业规范，经由妖魔化其对立面得到了巩固：其中，有见钱眼开的冒牌医生和招摇撞骗的外国江湖郎中，也就是那种“面目可憎、丑陋凶狠、谎话连天的流氓”，[5]有虚情假意的护士、说长道短的助产妇，以及非法售卖春药与毒药、陈腐不堪的药商——令人想到了《罗密欧与朱丽叶》里的那位药剂师。此种抹黑同行的做法可能并不是特别友好，但他们对这种侮辱性的行为却泰然处之。1518年，亨利八世特许成立内科医生学会（1551年，该机构的名称中才添上“皇家”二字），在那种盛况与环境的推动之下，医学界在宣扬其高尚形象的过程中曾经表现得非常灵巧。[6]

毋庸置疑，戏剧与小册子里不乏贬损性的漫画，但它们并不过于恶毒，只是把医生描绘成喋喋不休地说着行话的饶舌者，以及钻研书本而非身体、对文献比对生活更加熟悉的老学究罢了——而且，在历史悠久的“春冬”（Spring and Winter）主题中，他们还时不时地被年轻貌美、得不到满足的妻子戴戴绿帽子。[7] 正如诙谐幽默的散文家约翰·厄尔所刻画的典型特征，医生其实是这样一类人：他们的学识，在于“总结各种疾病的确切名称，以及药店药罐上的处方标记”——这只是一些可笑的小毛病，而非令人发指的罪行。[8]

都铎王朝时期与斯图亚特王朝时期，医生们塑造自身职业形象时取得的成功，在很大程度上要归因于极少有人打破行规这一事实。他们塑造了一种综合的、集体的模式化模范医生形象——道德高尚、气质高贵、态度严厉——并且信守着这种形象，我们从医疗行业领袖在肖像画或书籍扉页上的木刻版画中所用的姿势就可以看出这一点（参见图 5.2 至图 5.5）。[9] 他们的做法效果显著，因为一切都表达出了相应的品质：衣着与面容说明他们睿智、庄严和可敬，超凡脱俗的神情则暗示医生是牧师的同道中人，因为二者都长于提出忠告：医生的忠告关乎健康，牧师的忠告则关乎圣洁。[10] 至于都铎王朝时期的“第一名医”托马斯·林纳克的真正模样，我们无法确知，因为世间并无经过鉴定的肖像画，与希波克拉底一样。然而，林纳克死后出现的许多画作与雕刻作品却被医生们奉为圭臬。它们都用一种程式化的风格，呈现了一个身材瘦削、身着礼袍的人物，令人联想到一个“博学且深入研究医学”的人的严肃与谨慎模样。[11]

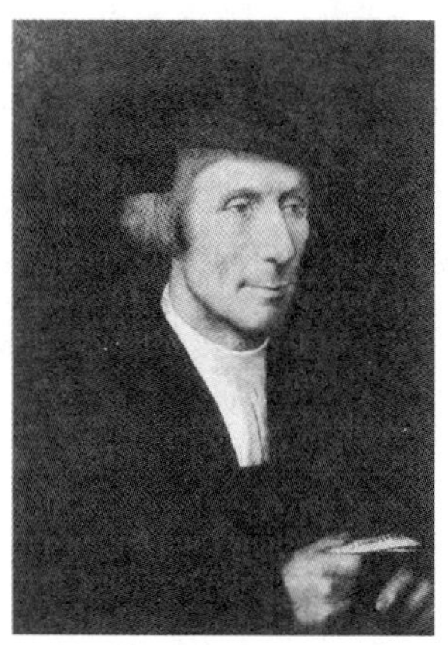

图 5.2 《托马斯·林纳克》，昆汀·梅西斯。

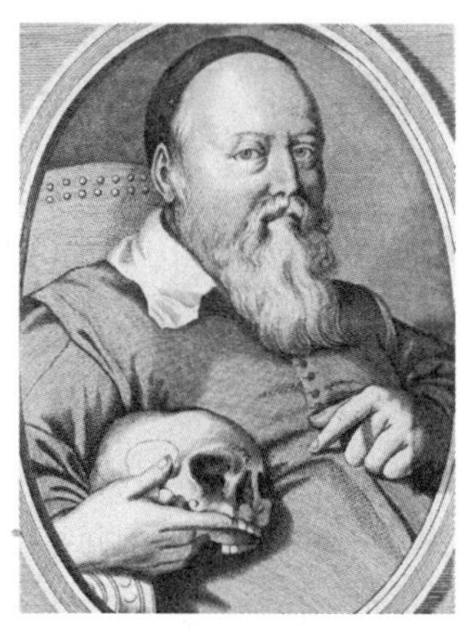

图 5.3 《西奥多·图尔奎特·德梅耶内》，威廉·埃尔德，1680。

请注意，这些创作于都铎王朝时期和斯图亚特王朝初期的肖像有一些共同特点：面容庄重严肃；简朴、灰暗的礼袍；令人想到死亡的头骨。

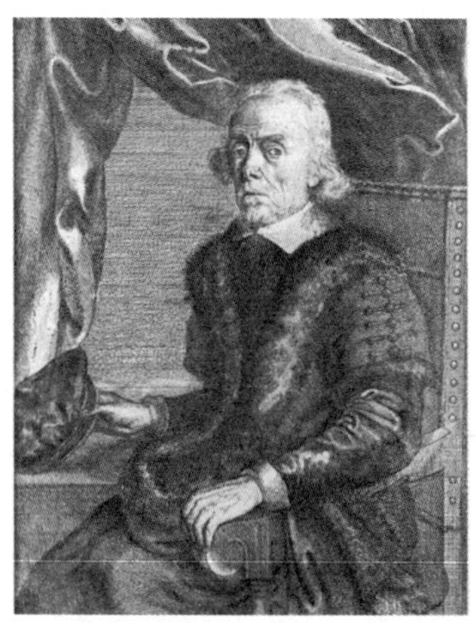

图 5.4 《威廉·哈维》，罗伯特·盖伍德。

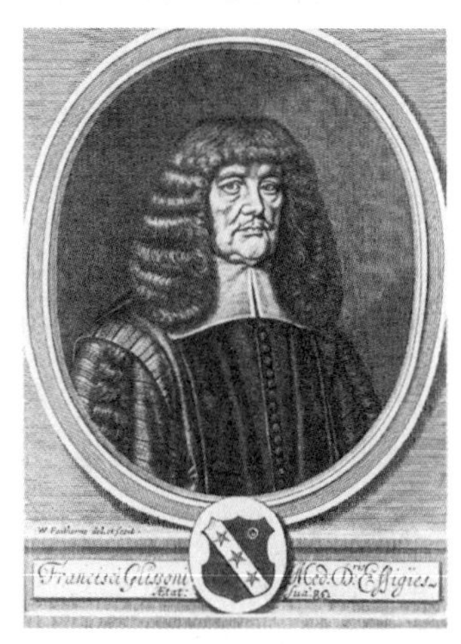

图 5.5 《弗朗西斯·格利森》，威廉·费索恩。

随后一个时期里，却出现了一种鲜明的对比。在1700年前后几十年间里，一群都市精英医生似乎以公开宣扬自己是行为不端者为乐，显然不顾忌传统上世人所重视的荣誉与名声。比如，1688年，詹姆斯二世退位后，据说御医约翰·拉德克利夫（参见图5.6）曾经拒绝陪同安妮公主退隐诺丁汉，还厚颜无耻地坚称，他是被病人扣留在了伦敦。可6年之后，他又做出了更加严重的冒犯之举。[12] 染病的公主派人去请这位御医，据传此人正与其酒友们开怀畅饮，故搪塞未赴。再度受召之后，他竟然目空一切地宣称："殿下所患的，不过就是癔症罢了。"这句大不敬之语传到了公主耳中，所以当第二天他终于来到公主府中之时，公主便不准他入内，并且将其解雇。关于其他名医的流言蜚语也曾广为传播，说他们推杯换盏之时根本就不屑去给病人看病。据传，有人提醒塞缪尔·加斯（参见图5.7）失约之后，此人竟然回答道："我今晚出不出诊都无大碍，因为有9个人的体质很差，世界上所有医生都救不了他们，其余的6个人则体格康健，世界上所有的医生都治不死他们。"[13]

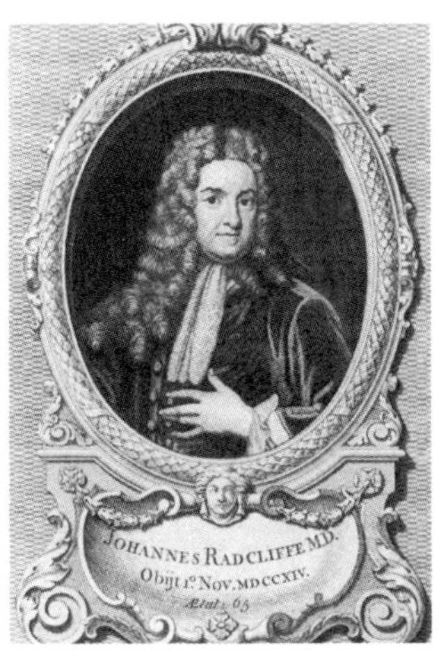

图5.6 《皇家御医约翰·拉德克利夫》，皮埃尔·福德里尼耶，1710。

请注意，此人有一头长可及肩的假发，身着华丽的袍服。

医疗行业各种不光彩和不道德的做法，都曾被归咎于极擅长摆布他人的拉德克利夫。据说此人一到伦敦，就雇了全城一半的脚夫到咖啡馆里去请他看病，好让他的名字变得家喻户晓。这种欺骗手

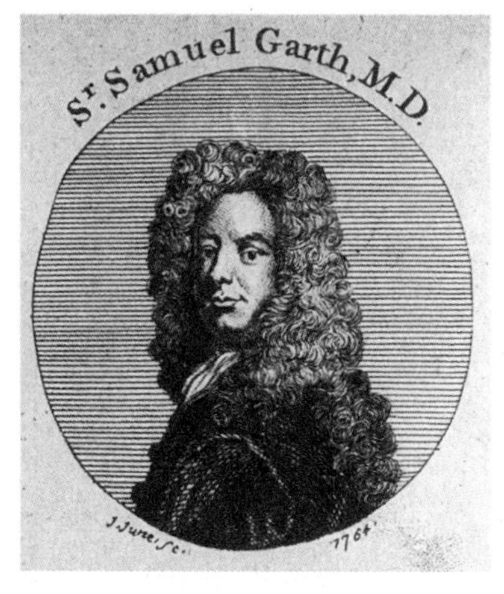

图 5.7 《塞缪尔·加斯》，约翰·琼恩，1764。

加斯和拉德克利夫两位医生，都被当时最时髦的社交肖像画家描绘成了出入上流社会的人。

段，曾在《伦敦当下行医之术》中得到了推崇。这是一部匿名的讽刺作品，据说为其竞争对手约翰·伍德沃德（John Woodward）医生所作。其中提出：假如“刚刚到达城里……全然人生地不熟的话，那么我的第一条建议就是，抵达之后，马上尽力鼓噪，动静越大越好，让全城的人都知道你的大名。如此一来，城里的人都会知道世界上还有你这位医生”。[14] 这条妙计，显然起到了作用：拉德克利夫声名远扬、财富日增，后来他竟可以乘坐 6 驾马车，大摇大摆地到处走，马车一侧饰有盾形章，后面跟着小跑着的仆役，这印证了当时的一首短歌：

车乃贵族地位之标志，
可觑医者诊金约几何。

拉德克利夫曾以傲慢自大和不留情面的直率著称。刚一看到威廉三世浮肿的脚踝，他就大声说道："若我来治理陛下这三个国家，断不会把腿弄成这样。"[15]他还很喜欢招人怀恨。据传，科芬园的外科医生约翰·班克罗夫特有个儿子得了肺炎。他请来了威廉·吉本斯（William Gibbons）大夫，后者采取了一些哗众取宠的愚蠢疗法，孩子的病情加重，所以他最终只得派人请来了拉德克利夫。"我无能为力，先生，爱子已经丧生，"他毫无职业道德地说道，"不过，如果你们要想为孩子立碑，我可以帮你们撰铭文。"拉德克利夫的提议竟然被接受了，他们在孩子的坟墓上立了一块墓碑，上面刻有一个躺着的孩子，一只手指着身体一侧，说"此处甚疼"，另一只手则指着一个死人的头，上面刻着"医者于此"几个字。[16]

在一个以小册子进行论争且甚嚣尘上的时代，喜欢争论的医生中地位最重要的当属前文提到过的伍德沃德。此人既是格雷沙姆学院的医学教授、博物学家、先驱性的地质学家和收藏家，又是一位极其虚荣与自负的人（参见图5.8）。在1718年出版的《医学与疾病的状况》一作中，他曾武断地提出，良好的健康取决于恰当地保持胃中"胆汁盐"的平衡。"胆汁盐"若是太多，就只有一种缓解之道了：须把胆汁中的这些物质排出去。[17]有人以"拜菲尔德大夫"的名义对其进行讽刺性驳斥——此人实为约翰·弗林德，

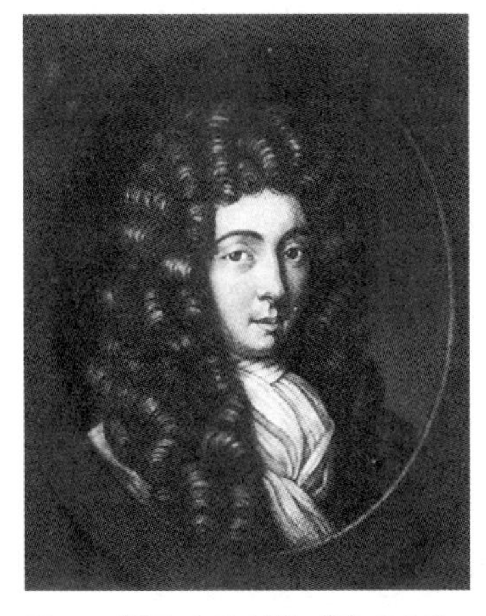

图5.8 《约翰·伍德沃德》，威廉·汉弗莱。

这是一个公开的秘密。他的驳斥，让长久拥护伍德沃德的约翰·哈里斯立即作出了反击。在后者的《写给致命三巨头的一封信》中，他声称自己对事不对人，抨击了拜菲尔德的观点——这种说法很虚伪，因为哈里斯本身就是一个喜欢进行人身攻击的人，将对手称为“假学究阿米奇阁下”。

更多的人加入了论战。1719 年 2 月，出现了《巴斯诙谐的安德鲁·特里佩大夫致其心爱的兄弟、渊博的格雷沙米特的一封信》，其中透露说伍德沃德（“胆汁阁下”）患有“书写癖”（*scribendi cacoethes*），即“不由自主地用手写下某种东西，全然不考虑何事、何因”——可以想见，这是“由于胆汁盐过多导致的瘟热”。

到了第二个月，伍德沃德的阵营则以《两个同伙，抑或真实的拜菲尔德大夫》一作进行了反击，揭露拜菲尔德就是詹姆斯二世党人约翰·弗林德，特里佩则是理查德·米德（Richard Mead）。接下来，就是以“莫莫菲努斯·卡尔都西斯”的名义发表的越来越近乎辱骂的《胆怯者与小丑之间一场严肃的会议》《记一个奇怪而美妙之梦，献于米德大夫》，以及署名为一位“英国国教牧师”的《诉诸常识》。刚在约翰·盖伊的滑稽剧《婚后三小时》里被嘲笑为“化石大夫”的伍德沃德，[18] 如今又在林肯因河广场上演的滑稽歌剧《小丑海达斯佩斯：格雷沙米特》中扮演了一个非正统派主角。[19]

这种公开的谩骂，成了古典医学的一大特点。“解剖学家一直都在参与论争，”威廉·亨特后来对这种现象进行了反思，“就我们所知，尸体任凭他们摆布，是他们共同的研究对象，这就让他们不太能够容忍别人的驳斥。”[20] 手术刀甚至有可能导致武力。与汉斯·斯隆发生口角而被皇家学会理事会开除之后，生性好斗的伍德沃德居然在 1719 年 6 月 10 日与理查德·米德进行了一场决斗——在那个时代，时髦的医生仍然会舞刀弄剑。据说米德缴了对手的武器，然后大度地喊道：“留你一命！”而“胆汁阁下”则回答道：“除了你的医术什么都能留下！”[21] 这里值得注意的并不是论争在伍德沃德这种鲁莽之人的煽动下愈演愈烈，而是这些最重要的医生都曾积极地公开洗刷他们的职业污名——在一个小册子盛行的时代，这一点很容易做到——并且以变成全城人的谈资或幽默机智者的笑柄为乐事。

1696 年，医生学会中的一些会员为患病的穷人开设了一家药房，这是一种旨在向所有伦敦人表明善意的举措，是内科医生学会与药剂师协会同室操戈的背景下的一种战略性手段。[22] 在随即出现的小论争当中，最重要的作品就是塞缪尔·加斯的《药房》。当时，不仅是两个机构之间进行论争，医生学会内部也有论争。《药房》是第一部仿英雄史诗风格的英语诗作，故而极负盛名，在接下来的那个世纪里不断重印发行。

我们已得知，由于医生之间的不和，内科医生学会已威严扫地，“怠惰”（Sloth）以位于伦敦城内华威巷的学会总部为家，留了下来。然而，这位神仙的酣睡，却受到了内科医生学会建造新“药房”的喧嚣之声的粗暴打扰。“怠惰”极为恼火，便派其仆人“幻觉”（Phantom）前去寻求“妒忌”（Envy）女神的帮助。于是，“妒忌”女神假扮成药剂师“科隆”（Colon），去见一位同行药剂师“霍洛斯科佩”（Horoscope），[23] 她发现一帮盲从的患者正聚集于后者的药铺里，霍洛斯科佩承诺着“以当前诊金，保你未来健康”。“妒忌”女神带来的学会设立“药房”的消息，让霍洛斯科佩急火攻心，担心自己的收入受到威胁，科隆则煽风点火，激起了此人对“药房”运动的怨恨之情。一夜无眠之后，霍洛斯科佩便将药剂师们召集起来开会，而场景也转到了位于黑衣修士院的药剂师协会大厅：

> 高耸的山丘上，矗立着一座大厦，
> 泰罗（Tyro）* 之流在那里自由杀戮。[24]

会上率先发言的，是卖镇痛膏的“迪亚森那”（Diasenna），还有敦促大家战斗到底的“科罗西恩塞斯”（Colocynthis），然后是“艾斯坎瑞迪兹”（Ascarides），此人提出，他们可以与那些被学会疏远的医生达成协议，一起破坏“药房”。上述角色，全都是拟人化了的疾病或者药品 **。

接下来，场景切换到了科芬园。“密尔米罗”（Mirmillo，一位反对“药房”的医生，影射的是威廉·吉本斯）将一些心怀不满的亲信召集起来，对他们宣称：

> 我长久以来统治着此城，无人匹敌，
> 诊金优厚，威名显赫。

---

* 本义指“新手，初学者”。

** “科隆”（Colon）本义指“结肠”，“迪亚森那”（Diasenna）本义指“一种含有植物番泻叶的通便剂”，“科罗西恩塞斯”（Colocynthis）本义指“药西瓜瓤”，“艾斯坎瑞迪兹”（Ascarides）本义指“蛔虫”。

除非有我签名许可，

否则无人能够带着应有的庄严赴死。[25]

由于未能将“疾病”（Disease）拉入自己的阵营，霍洛斯科佩敦促众人谨慎行事。可当那位“吟游诗人”（Bard，影射的是内科医生兼诗人理查德·布莱克默爵士）朗诵了自己所作的一些粗俗诗句之后，“疾病”女神终被唤醒，决意推动这场争斗。拂晓时分，诸药剂师及“叛徒”内科医生汇集一处，准备突袭华威巷。不过，在“名誉”（Fame）女神的提醒之下，华威巷已经作好了应对准备。一场可怕的战斗随之爆发，药罐、针筒以及其他医疗用品齐飞。药剂师一方开始占据上风，就在其首领“奎尔波”（Querpo）* 准备杀掉内科医生一方的首领之时，太阳神阿波罗便化身为“诊金”（Fee）：“奎尔波”本能地一把抓住了诊金，没有再给对方致命一击！

待到“健康女神”海吉亚上场，吩咐那些资深医生随她前往天堂，去请教神灵一般的威廉·哈维之后，这场斗殴便结束了。那位神灵一般的人物提到了医生内部的不和：

医学病得多么严重，以至于悲伤地垂着脑袋。

昔日的一门科学，如今却沦为了一种交易。[26]

然后宣称，只要多关注科学、少关注金钱，医生学会便可再度回归昔日之辉煌。而在诗作结尾，“海吉亚”也带着这一训诫回到了医生

* “奎尔波”（Querpo）本义指“身体，躯干”，亦拼作“Cuerpo”。

学会——只不过读者会料想到，了不起的哈维所给的忠告，几乎不可能被医生们采纳。

《药房》一作中，还有一个反复出现的笑话：尽管医生学会的会众拥有“正当行刺”的权利，享有“华威巷杀人犯”的“美誉”，[27] 可这一行业中的每个分支其实都同样擅长杀戮。“冥府渡神”卡戎（Charon）解释说，医生在地狱（Hades）里很受欢迎，

> 因为可怕的阎王（Monarch）与阎后（Consort），[28]
> 要仰仗医生的功劳，下界才能人丁兴旺。[29]

“医生”成了“刺客”的代名词，这一点人尽皆知。《旁观者》杂志曾声称：

> 在我们国家，这类群体可以说像恺撒时代的英军：其中有些人驾驶着战车大肆屠戮，有些人则像步兵。要说“步兵”杀的人没有驾驶战车者杀得多，那也是因为他们没有后者那么迅速，无法坐车迅速赶到全城各区，在短时间里处理那么多的业务。[30]

如果说加斯的讽刺史诗主要谴责了药剂师，那么，《药房》实际上就是嘲讽了所有加入这一医疗乱局的人。医生当中的主要笑柄，就是前文提及的威廉·吉本斯大夫。此人是药剂师的盟友，故不可能指望加斯对他心慈手软。他在行医生涯中曾造成大量患者丧生，可这一点竟然成了他自吹自擂的话题：

> 牛津及此地鸣响的丧钟，
> 多少生灵皆因我的右臂而逝。
> 其他医生会实施为期数月的杀戮，
> 而我常于一日之内，遣患者上天堂……
> 或因鸦片酊而死，或因器具而亡，
> 我的每一副丸剂中，皆有死神潜藏……[31]

自然，药剂师们都对此人的服务表示了感激：

> ……先生所言，字字珠玑，
> 具有致命的力量，恰如您的医技。[32]

因拙劣的诗作和政治主张而遭到加斯这位托利党人（Tory）抨击之后，辉格党人理查德·布莱克默爵士便以《反机智的登徒子》一作进行了回击。此作不但嘲讽了他的政敌，还谴责了由于约翰·屈莱顿低劣追求“机智”而导致文化萎靡，诱使一代诗人都蔑视宗教与美德的现象。[33]

酗酒、好辩、唯利是图和对病人麻木不仁——均被世人揭露的医生的性丑闻所掩盖，这并不令人觉得奇怪。比如，无数影射之作都暗示过，伍德沃德对灌肠剂与注射器情有独钟，是一个鸡奸者和变童者。[34]

关于拉德克利夫患有骇人的厌女症的传闻，也曾广为流传，而经验丰富的理查德·米德的性生活，则在《75岁的婚姻不忠者》一作中进行了大肆描述。这部小册子里声称，那个已不举的老色鬼只能看一看裸女，梳一梳玛丽亚的一头红发。后者是桎梏巷一位铁匠的女儿。据说为了取悦她，米德曾以需要锻炼来保持健康为由，前往巴黎上舞蹈课。[35] 此人感情上的弱点，在《项狄传》中以“库纳斯特罗基乌斯大夫”为化身而永远流传于世：

> 但是，人各有所喜。伟人库纳斯特罗基乌斯大夫，不也很喜欢在闲暇之时替蠢驴梳理尾巴＊吗？他口袋里虽然经常带着镊子，但喜欢用自己的牙齿去拔干枯的毛发。[36]

最后，那个时代的医生还卷入了宗教丑闻。詹姆斯二世党人拉德克利夫曾被伯内特主教视为一个“不虔敬者”，[37] 而辉格党人梅辛杰·蒙西则是一位自由思想家，对主教们、英国国教和亚大纳西派信经都很敌视。有一次，一位对这个不信神的时代深感失望的熟人向蒙西嘟哝说：“医生，我竟然跟一些认为世间没有上帝的人交谈。”蒙西则回答道：“我呢，罗宾逊先生，还跟相信世间有三个上帝的人说话呢。”[38] 他还留下遗嘱，吩咐对自己的遗体进行解剖，过后“可扔在穴洞里，或放进棺材，扔进泰晤士河”。而其自撰的墓志铭则是：

> 我的遗骨长眠于此；我的烦恼此时已休；
> 于己于友，我都已经活得太久。
> 至于世人视为圣地的教堂和公墓，

＊这里用了双关手法：“蠢驴”（ass）一词还有“性感的人”的意思，而“尾巴”（tail）也可指女性的辫子。

是牧师玩弄权术的地方，以愚蠢为基础。
来世会是什么光景，从来没有困扰过我；
无论来世如何，命运啊，我都向你乞求，
就算万千尸体在暴乱之中崛起复活，
也请任由蒙西这腐朽之躯安宁静默。[39]

简而言之，古典时期的名医对他们所从事行业来之不易的名誉都表现出了一种明显的漠不关心，并且似乎要一心通过种种惊人之举，如酗酒、放荡、贪婪和不端言行，来挑战行业的审慎礼仪，事实上还藐视其基本的道德准则。精英医生都曾嘲笑世人所珍视的理想，喜欢做逾矩之事，甚至与葛拉布街上的潦倒文人沆瀣一气，诋毁自己行业并且耸人听闻地渲染医疗事业。或许，将这种现象与如今的电影明星、足球运动员以及其他名人的不端比较一下，比如他们的性生活、酗酒与吸毒问题，以及精神疾病，我们就能明白一切。无论是在那时还是在当下，这种现象似乎都是一种自我毁灭之举，是一种高风险的做法——那么，他们又为何如此呢？至于答案，就存在于 18 世纪都市医疗市场的焦虑与机遇相交织的典型特点之中。

当时，医生们日益焦虑，因为从整体上来看，他们的地位变得不那么稳固了。到斯图亚特王朝时期终结之时，皇家学会实力已衰，后来还变得派系林立、排外和麻木怠惰。[40]1704 年“罗丝案”（Rose case）的法律裁定，实际上将首都的医疗行业向所有人敞开了大门，[41]并且由于议会与公众都对医疗及其他行业的垄断之举感到厌烦，故医生学会重获专有权利的幻想也注定要破灭。既然无望受到医生学会的集体势力支持，医生们便不得不依靠个人力量谋生。在这种

“人人为己”（*sauve qui peut*）的局势下，他们需要彻底改变自己，展示其才能与特质，以便吸引公众前来就诊，或者至少引起公众的注意。[42]

大鱼会翻大浪花。在一个繁荣发展的商业与消费社会里，人们对医疗服务的需求不断高涨——事实上，在一种更加世俗的氛围下，人们对身体健康的关注或许超过了他们对灵魂救赎的关注。[43] 虽说风险很高，但收益也不菲。为了在竞争激烈却利润丰厚的市场上事业有成，医生必须让自己声名远扬：一切宣传都是好的宣传，不管是文学声誉、高政治知名度、有新闻价值、创业精神[44]、声名狼藉，还是作出一首漂亮的短诗，比如：

> 此地居住的人，
> 就是凯斯医生（Dr Case）。[45]

查理二世的宫廷，开创了一种崇尚冷嘲热讽的风气，并逐渐蔓延。以蔑视一切的胡闹和漫不经心的诙谐去嘲讽受人敬仰的帝王与高贵偶像，成了一种时髦之举。医生也参与了进来，纷纷模仿王政复辟时期的浪荡子和剧作家的生活方式、习惯与行为，或许还有过之而无不及。前文已提到，据说拉德克利夫曾付钱雇仆役们到咖啡馆里去请他，好让他的名字变得全城皆知：这种做法，难道不像是再现了康格里夫的《如此世道》一作中的佩图朗吗？出于同样目的，佩图朗会乔装打扮一番之后去公共场所，“派人延请自己”。[46] 医生们带着一种“逼真地模仿艺术”的态度，在时髦却粗鲁俗丽的文化中习得了种种处世之道，并且学会了以谩骂、争执、肢体暴力、决斗和夸张而无节制的习气为荣。[47]

名医们这种声名狼藉的玩世不恭，变成了公众对这一行业长久持有负面看法的缘由。罗伯特·坎贝尔（Robert Campbell）曾于18世纪40年代指出，

> 要想习得医术，只要熟读几部医书，变成一个能够将格言警句、“常言道”等信手拈来的老手，再到某座唯利是图的学院购买一份拉丁语文凭，登上一辆干净的马车，装出一幅严肃的模样，佩上一把剑，戴上一顶长长的假发就行了。接下来，在自己的姓名之前冠以“医学博士”的头衔，一个鲁莽大胆的花花公子就会被人称为医生，并且拥有了杀人的执照，可以让诸多把健康托付给他的人丧命了。[48]

18世纪末，巴斯城那位顽强不屈的医生詹姆斯·马基特里克·亚代尔大夫曾称，成功取决于“流连于咖啡馆，或者在俱乐部里跟人推杯换盏……滔滔不绝地说着毫无意义的术语……（并且）与护士、贵妇保持下流的关系”。[49] 更具讽刺意味的是，一个笔名为“彼得·麦弗洛格姆”的人还建议，当医生“酩酊大醉、无法行走与站立之时，即使做得到，也绝对不能为患者看病”。[50]

这样的讥谤，在文学作品中得到了无穷无尽的再现。它们把医生描绘成了狂妄自大、贪婪而危害极大的形象。在戏剧作品《假医生》《汤姆·琼斯》《阿米莉亚》及《约瑟夫·安德鲁传》中，亨利·菲尔丁描绘了很多爱管闲事、虚荣而贪婪的行医者。他曾写道：

“医生要是没有戴着全套假发，就开不了方子，就像医生没有诊金就不会给人看病开方一样。”[51]

然而，最具毁灭性的讽刺则来自医疗行业内部。在《斐迪南伯爵法图姆》一作中，苏格兰外科医生托比亚斯·斯摩莱特揭露了成名不可或缺的一些职业策略。“读过几本医书”之后，囊中羞涩的法图姆便在滕布里奇韦尔斯开了一家诊所行医，还请了一位药剂师为他宣传。[52]然后，他来到伦敦，发现“即使寒酸的医生”也须有一辆马车，“作为一种流动的招牌，以便招徕主顾”，并且需要赶着马车在城里四下猛转，证明很多患者需要延请此医。他安排了一位同事替他吹嘘，炫耀性地给贫困患者免费提供医疗建议，且“始终坚持光顾那些医者云集的咖啡馆……面容谈吐都显得严肃正经”。[53]他逐渐用上了更多稀奇古怪的手段，因为“其余促成业务的手段，比如让人去延请正在教堂做礼拜的医生……已经被那些不顾一切的医生大肆滥用，以至于对公众不起作用了”。[54]即使是不好的评价，也能给医生带来回报：“曾经听到某些医生发牢骚，竟然说他们运气不好，没有被人公开指控谋杀之罪。”[55]老于世故的内科医生伊拉斯谟斯·达尔文向一位即将开业行医的年轻医生提出忠告之时曾说，至关重要的一点就在于知名度和社交能力，即让别人认识你这个人：

> 首先，在橱窗里放上一包红蓝相间的玻璃，可以在赶集的日子里招徕一些零星的业务，从而结识这个阶层的百姓。我还记得利奇菲尔德的格林先生，他如今年事已高，曾经把他的零星业务情况告诉我，说经由橱窗与彩色窗户招徕的业务每年可以让他获利 100 英镑。[56]

一部揭露“瑞格尔大夫”、副标题为《医疗业内的成功术》的作品，则剖析了名医们的一些伎俩：

> 他最重要的座右铭就是：“把你的名字公之于众，公众会逐渐熟悉你的名字，最终会把你当成一位举足轻重的医生。”为此，医生会竭力让自己的姓名时不时地出现在人人都看的报文上。

作者接着举例说明了报纸上这种夸大其词的自我宣扬之举：

> “昨天瑞格尔大夫乘坐马车从某地返回的时候，受到了两名盗匪的袭击，盗匪向他索要了钱财等物。”或者：“上个星期三，瑞格尔大夫和夫人等人遇到了劫袭。”但是，瑞格尔大夫其实从来没有遭遇过抢劫，从来没有，这种事情纯属虚构，是一种借口，目的是让公众看到他的名字。还有其他很多办法，可以让自己的名字出现在报纸上，让公众看到，瑞格尔大夫全都成功地运用过。[57]

不出所料，在这样的情况下，公众对医生普遍持有疑虑。在古典时期的英国，专业人士的声誉普遍不佳（参见图版 18），医疗界尤受其害，因为诚如俗语，医者对公众是先骗后害，“假如一个国家里医生太多，”《旁观者》杂志上曾开玩笑地说，“那么它的国民就会稀少。”[58]

当然，我们不能只从表面看待这种现象，但当时针对医生的遣责之语极其常见，说明公众的不安之情并不仅是老生常谈。其中最严重的一点，就是指责医生因故意或者疏忽而害人性命。约翰·海伍德曾称："医生们商榷的时候，患者就会死去。"曾经有人这样问弗兰克·尼科尔斯，"我们该请年老的医者看病呢，还是向年轻的医生问诊？"这位医生回答道："区别在于，前者乐于害人，后者则任人死亡。"[59] 有些患者还变得极其敏感，玛丽·希伯在写到一位同伴的情况时，曾如此说："一看到医生，她就极感不适，病发抽搐。"[60]

医生还被人讽刺成极度冷漠之人。版画中描绘的医生，即使在病人咽气之时，仍然说着深奥难懂的行话，或者太过冷漠与自负，甚至没有注意到病人去世。在《有进展！有进展！》这幅版画中（参见图版 19），罗兰森描绘了一位身材肥胖臃肿的医生：此人左臂下夹着一根金头手杖，右臂下夹着一顶三角帽，快乐地对着桌旁那位身材瘦弱、奄奄一息的病人微笑着，桌上摆着一个药瓶，以及一张写有"处方：丸剂，大约为水疱"几个字的纸。"亲爱的爵士，"他用低沉的声音说道，"你今早的面色很健康。我没有疑虑了，再登门时，你的疾病必定痊愈。"

不仅愚蠢，医生还被嘲讽成假装时髦之人：他们戴着卷曲且抹有脂粉的假发，身着绸缎或锦缎礼服，脚穿有扣的鞋子，头戴三角帽，手持金头手杖，有时还带着暖手筒，目的是保持其灵敏的触觉（参见图 5.9）。[61] 在《小庞培》一作中，弗朗西斯·考文垂描述的医生就是"持着一根金头手杖，一身黑衣，长着一张睿智而神秘的脸庞，戴着长及肩膀、飘逸灵动的假发，有着医生这一职业所需的外表"。这些行医之人衣冠楚楚、喋喋不休，对病人漠不关心，似乎令人讨厌地一心只想着他们自己。世人对医生的不信任感势必会越来越严重，因为这个行业似乎正变得妄自尊大，而在一个出版物日益承担起公共监督职责的社会里，人们的健康状况却并未有所改善。

然而，情况不止于此。尽管精英阶层有着种种滑稽反常的举动，但以前如此勤勉地建立起来的威严存在的一些关键特征，实际上却延续到了后复辟时期。如果说 18 世纪的外科医生仍然是一种高大健壮、善于使用锯子和刀子的典型形象，那么相比而言，内科医生的理想形象则得到了升华，几乎脱离了肉身，成为智者。[62]

在这种相当具有“笛卡尔哲学”风格的职业对立中，正如前一章所言，真正的内科医生的专长仍然在于了解病史、作出诊断，以及制定治疗方案。由于此时还没有常规的身体检查，故内科医生也不需要事必躬亲，重要的还是具有敏锐的头脑、良好的记忆力和准

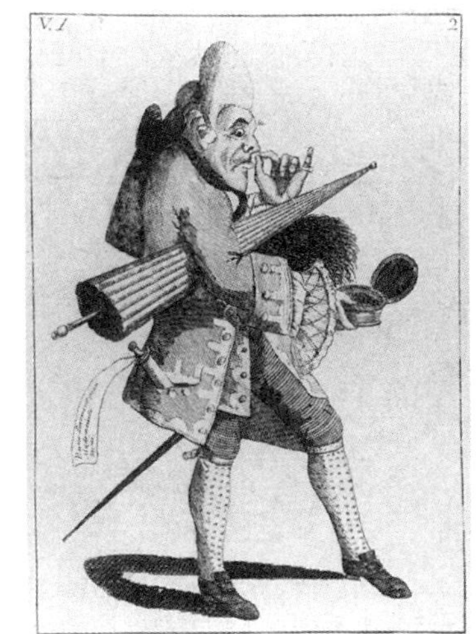

图 5.9 《门罗医生》，马修·达利，1771。

没有哪位英国医生曾被描绘成图中法国人这样的纨绔子弟。这个荒唐人物一边走路，一边吸着鼻烟。他带着一个很大的暖手筒和一把雨伞，口袋里装着一个注射器，上面标有“给咪咪小姐灌肠”的字样。

确的判断力。[63] 内科医生应当表现出一个睿智贤明和具有自控力的典范形象，从而表明脑优于手、精神高于物质。[64]“我需要的医生，应当是一个贤明、博学与诚实的人。”罗伯特·坎贝尔曾在其《伦敦商人》中如此声称。这句话，原本在一两个世纪之前就应该有人轻而易举地写下来。[65] 这些历史悠久的传统思想，在乔治王朝时期许多医生的身上清晰地表达了出来，他们把自己描述成自制与冷静的典范。不妨以贵格会教徒约翰·科克利·莱特索姆为例（参见图 5.10）。在其肖像画中，此人几乎不是一个“有形之人”，完全没有被多余的血肉与俗丽的炫耀所玷污。的确，此人太过忙碌，以至于几乎无暇注意自己身体的需求，甚至是没有身体的需求了。1782 年他曾写道：“整整一个星期里，我在家里竟然连 20 分钟的闲暇时光都没有。”[66] 还有一次，他声称其行医业务“令我有 13 个夜晚都没在自家床上睡过觉”。[67] 其中的寓意十分清楚：这位清心寡欲的贵格会教徒的肉体已经被训练得彻底服从——几乎不复存在了。

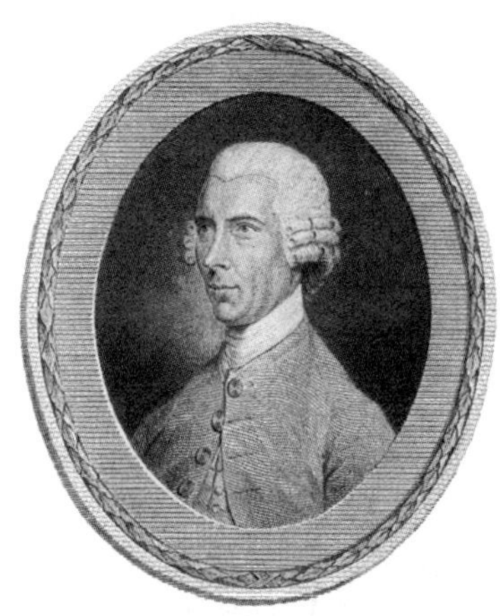

图 5.10 《约翰·科克利·莱特索姆》，托马斯·霍洛威，1792。

威廉·赫伯登在公众心目中的形象，也以类似的朴素为特点。据说，此人“个高、体瘦而简朴”。[68] 这位毕业于剑桥大学的古典内科医生，曾被塞缪尔·约翰逊颂扬为“最后的罗马人”。[69] 这种令人叹惋的式微其实很合宜，因为内科医生在自我塑造过程中正在向乔治王朝时期的舞台中心迈进，将文艺复兴时期的学者型医生升级为近代社会的凡人。这一改造过程，清晰地显示出了两种相互关联的趋势。一方面，内科医生正在努力摆脱此时被世人嘲笑为与世隔绝的和忧郁的学究式老古董的形象，有了绅士的做派。[70] 这种形象上的近代化——即从卖弄学问变为彬彬有礼——在乔治王朝时期的许多肖像画中体现了出来：看一看时髦的辉格党人兼医生梅辛杰·蒙西就可以了（参见图版 20），此人全身上下都透露出自信、轻松而文雅。[71]

在乔治王朝时期的医学领域里，人们重新开始强调世俗的成功。"在我看来，"威廉·亨特曾经如此教导那些蜂拥而至其解剖学校的弟子说，"在可以陶冶年轻人情操的真理中，最重要的一点莫过于：只要有所长处，一定会获得回报。"威廉从小就"意识到了自身天赋的优越之处"，故这位优秀的苏格兰小伙子获得了成功，扮演了荷加斯笔下勤勉的学徒角色，并且表演得完美无瑕。用其弟弟约翰的话来说，他在"成为行业佼佼者"的野心的鞭策之下，让自己获得了成功：早在 18 世纪 60 年代，他的年收入就超过了 10000 英镑——当时，一位贵族的年收入也不过如此。在不太严肃地考虑过投入两万英镑巨款买下一座庄园的想法后，他选择了一种更谨慎的方式来维护自己的声誉，将财产投入了徽章、画作与手稿的完美收藏之上，同时还收藏医学标本与自然历史标本，从而令人艳羡地赢得了"鉴赏家"的美誉。收藏象征着他开始融入上流社会了，实际上，他是通过获得文化的外饰、辅以有形的控制标志——其中最重要的就是钱财——融入上流社会的。职业成就，成为人们获得社会威望、名气和权力这一目标的一条途径。[72]

信奉“待人温良”（*suaviter in modo*），标志着内科医生的形象出现了一种重大变化。亨特曾在一定程度上模仿过理查德·米德医生。据塞缪尔·约翰逊所言，米德是一个“在生活中沐浴在灿烂阳光下”的人。米德居住在时尚的布鲁姆斯伯里广场，他是古典时期的医生兼收藏家的赞助者，风度翩翩、彬彬有礼——这就是苏格兰画家艾伦·拉姆塞以隆重华丽之笔绘制的米德肖像画所要传达的信息（参见图 5.11）。[73]

乔治王朝时期的医生，都曾沉浸在亨特所谓的“财富带来的幸福”当中。[74] 他们的收入猛增：拉德克利夫和米德的年收入显然达到了 7000 英镑，但两代人之后，莱特索姆的年收入却高达 12000 英镑了——比普通乡绅的收入都要高得多。尽管身为贵格会教徒，财富却并未让莱特索姆不安，因为他把钱都投到了一些适当改善条件的

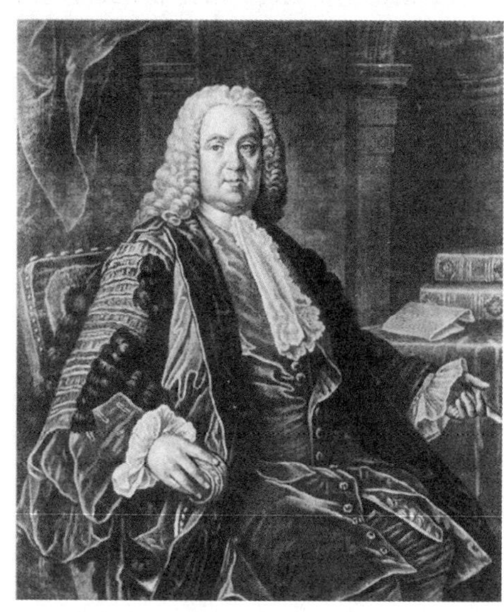

图 5.11 《理查德·米德》，理查德·休斯顿，1740。据艾伦·拉姆塞所绘的油画制作而成。

活动上，尤其是坎伯威尔郊区的一幢别墅（参见图版 21）上，他在那里开辟了面积达 5 英亩的庭园，栽种了 16 种葡萄，有驯养场、草坪、喷泉、池塘、雕像和一条莎士比亚步道，甚至还有一座博物馆和一座图书馆。他还将自己的剩余收入用于慈善。他曾感叹道："死的时候富有，谁会来感谢我们呢！那些得到我们施舍的人不会。请问，还有谁在挣钱的时候，会比医生带着更大的关怀之心！因此，谁还有更大的道德权利用关怀来换取快乐呢？假如这种快乐还是获得知识带来的满足感，就尤其如此了。"[75]

如此优雅地呈现出来的世俗成功，正是乔治王朝时期所有医生的梦想。在追求这种理想的过程中，他们还呼应了更宽泛的启蒙运动对文人的重新塑造，对知识表现出了一些新的态度。人们此时强调的是，思想太过重要，不能留给乖戾晦涩或精神错乱的学院派——必须将思想从牛津那些"苦行僧式"的小屋里拯救出来，那里培养的人都是忧郁孤僻的吹毛求疵者。在开明者看来，世间需要的是讨论而非争辩，是对话而非胡言，是彬彬有礼而非卖弄学问。如此一来，约翰·洛克的弟子沙夫茨伯里伯爵三世才会谴责"所有形而上学的喧嚣与嘈杂，所有虚假的研习"，[76] 声称"在公正的意义上，理性的思考只是为了让良好的教养更上一层楼"。[77] 第一位伟大的媒体人约瑟夫·艾迪生曾在《旁观者》杂志上提出，要将"哲学请出密室与图书馆、学校与学院，使之栖居于俱乐部与集会、茶室与咖啡馆内"，从而努力将哲学家变成文人，并使之变成一个通晓世故的人。[78]

苏格兰哲学家戴维·休谟也曾称颂过知识分子的这种现代化。他曾叹惋道："有学问的人与乐于交流的世界相隔离，已成前一个时代的巨大缺陷，知识因为封闭在大学里而成了一种巨大的失败，哲学则因这种郁郁寡欢和隐居式的研习方法而走向了毁灭。错在哪里呢？思想一直都被那些胡思乱想的学者垄断，他们在推理的时候从不参考经验，也不从唯一的地方，即平凡的生活中去寻求这种经验。”然而，形势正在好转。他指出：“当前这个时代的文人，在很大程度上已经摒弃了腼腆与羞怯的脾性，这种脾性，曾经导致他们远离了人类。”[79]

与这位哲学家一样，医生们也希望走出密室，欣然拥抱种种人情世故。[80]陈旧的学究之气开始失宠，让位于新科学了，即一种对事实、实验和自然研究的迷恋，辅以对艺术与人文科学的正确认识和修养。这会让医生能够轻松地成为患者的朋友与同伴。

托马斯·西德纳姆是后复辟时期几十年里最伟大的临床医生，此人推崇观察和经验，而非陈腐的学问。据说，被问到有哪些最佳医学书籍时，他曾回答：“看一看《堂吉诃德》吧。”[81]拉德克利夫可能也曾摆出一副咄咄逼人的反知识姿态，据传他甚至吹嘘自己从来没有看过希波克拉底的著作。有人问及他的书房在哪里时，他指着一具骷髅、几个药瓶和一种草药回答道：“先生，这就是拉德克利夫的图书馆。”他出版的著述极少，所以当他留下遗嘱向牛津大学捐赠一座图书馆时，加斯曾打趣地说，这真有点像是一位太监建造了一座后宫。[82]

仿佛是在践行艾迪生将“哲学请出密室与图书馆……”的观点，新型医生实际上也是从这些大众化的机构中出来行医的，因为在此处，他们不但会获得临床医生最大的知名度，还会因为诙谐机智的文人身份而大放异彩（这两种角色，真是相得益彰啊）。玩世不恭的医生兼诗人伯纳德·曼德维尔曾称："您若是善谈，并且是一个合适的伙伴，那您就可以靠喝酒去行医……（或者）您必须……经常光顾一些咖啡馆，恪守特定的时辰，谨作安排，经常派人到您所在的地方去请您，您要是不在的话，还要问一问您的去向。"[83]伍德沃德总是去南多咖啡馆，拉德克利夫与其接班人米德是上午去汤姆咖啡馆、下午去巴特森咖啡馆，而理查德·布莱克默则会流连于加拉威咖啡馆。福斯塔夫式*的苏格兰人乔治·切恩曾记载道，一到首都，他就会经常光顾咖啡馆和酒肆，"大快朵颐、尽情痛饮，我做的这一切，都是为了促成业务，我曾见过别人用此法大获成功"。[84]这种经常光顾咖啡馆的现象，有助于解释古典时期的一些医生同时赢得了机智诙谐者与诗人之美名的原因，尤其是加斯、阿布斯诺特、阿肯塞德、布莱克默与曼德维尔。[85]

乔治王朝时期医生的自我形象的变化，是他们谨慎地顺应时势的产物：在 100 年的时间里，像埃德蒙·伯克、乔舒亚·雷诺兹爵士、奥利弗·戈德史密斯、约瑟夫·班克斯爵士、查尔斯·伯尼、大卫·加里克、爱德华·吉本与亚当·斯密等杰出人士，都曾对自己身为塞缪尔·约翰逊的俱乐部里的一员，在爵禄街的土耳其人咖啡馆里济济一堂而感到自豪。医生们也渴望着在那些高雅富裕的圈子里出人头地，这一点是不足为奇的——要知道，戈德史密斯就是医生出身。临床医生必须与时俱进，而温文尔雅也变成了通往《旁观者》杂志所倡导的、启蒙运动中的新文明社会的密码。[86]

---

* 福斯塔夫（Falstaff）是莎士比亚的戏剧作品《亨利四世》中刻画得最为成功的一个喜剧人物，外形肥胖臃肿且喜狂欢豪饮。

乔治王朝时期的医生若是没有修养，就有遭到责难的危险。范妮·伯尼曾经如此评价身为贵格会教徒的名医约翰·福瑟吉尔："我不怀疑此人医术高超，然而他的态度实属拘谨、刻板而令人不快……是一个正直、严厉、外貌庄重的老人。"[87]此种态度在1570年或许很恰当，可如今却行不通了。至少在两个世纪后的这位宫廷经验丰富的贵妇看来，就是如此。相比而言，有人却把时髦的医生之术发挥到了极致。有人如此评价威尔士亲王的御医理查德·沃伦：

> 除对人和事有正确判断与深刻见解外，他还在文学与科学等诸多方面有造诣，最明显的就是谈吐方面的天赋，既显文雅、轻松，又很自然。他具有天下最灵活的脾性，能够迅速适应各种情感，无论老少、无论喜悲……凡是向这种医生求过医、问过诊的人，都会始终渴望着与此人做朋友，也乐意有此人做伴。[88]

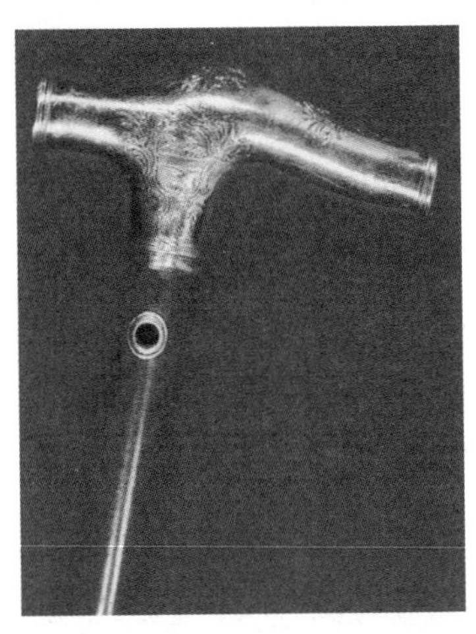

图 5.12　18世纪医生用的一根金头手杖。

然而，这种温文尔雅也有可能表现得过头。那种医生的话"绝不可听信"，莎拉·哈钦森曾在1824年提醒说："伦敦的医生大都太过彬彬有礼，不会说出让人感到不快的话语。"[89]

除了独特的"医生假发"，金头手杖也是那个时代的标志，它取代了佩剑，比佩剑更具和平色彩。手杖有时会被打孔、挖空内芯，以便往里填塞一些气味芬芳之物，以掩盖病房中的各种危险与臭味（参见图 5.12）。拉德克利夫的手杖以镶金的十字横档为柄，后来传给了他的接班人理查德·米德大夫，然后又传给了其他名医，直到最后被捐赠给了皇家学会。如今，这根手杖仍然陈列在那里，成为传统医学最独特的一种道具，象征着乔治王朝时期的医生在公众面前的气质与风度。[90]

治疗已不再具有宗教意义，甚至也不再属于王室了。至少从理论上来说，治疗已经变成了彬彬有礼的绅士的附带权利。就算经常有人揭露说治疗徒有其表，可颂扬之声也会接踵而至：

> 大不列颠的医疗行业享有显赫的声名和崇高的威望，这是一门科学应得的声名与威望，因为它可以给人类带来除宗教以外的最大慰藉。这个国家里的医生几乎都是接受了通识教育的修养不俗的人。因此，医术也被世人提升到了一种极其卓越的高度。[91]

6 患者的形象

我发现，自己的精神与健康之间会相互影响——也就是说，一切让我心烦的事情，也会让我的体内出现相应的疾病。

——托比亚斯·斯摩莱特，《汉弗莱·克林克历险记》[1]

近代早期的医疗剧曾让病患担任主角——至少在让他们生病时是主角。虽然通常来说，医者的社会出身与地位都较优越，但毕竟谁出钱，谁说了算。[2]这是一场由病人发起的与医生的交流，医生在病人控制的空间里，按照疾病的轻重缓急所规定的故事情节进行表演。富人都希望有人听他们诉说，他们经常无视护理者的建议，毫无顾忌地去寻求第二种、第三种意见，货比三家。他们会随意寻找江湖郎中，尝试非正统疗法，采取一种“什么都可一试”的态度，不会给正规医生特殊的待遇，他们常常会解雇那些颐指气使的医生。简而言之，精英阶层在很大程度上塑造了他们自己更喜欢的病人角色，而患病、康复——或者死去的，也是他们。“患者了解自身病情不足为奇，”柯勒律治曾言，“但有时，患者知道的比医生都多。”[3]

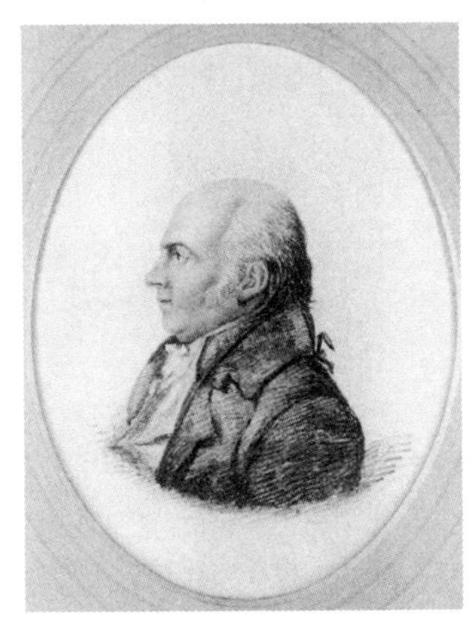

图 6.1 《托马斯·贝多斯》

在诊断、预后、养生和治疗等问题上，谨慎的医生都学会了取悦之术——甚至是“奴颜媚骨”，这符合上流社会的期望。因为卑躬屈膝而臭名昭著的，是托马斯·吉斯伯恩，他曾是“医疗界显贵者”中的一员。与他属于同一时代的激进派的托马斯·贝多斯（参见图 6.1）曾辛辣地指出：

有公主罹病，吉斯伯恩大夫诊疗。公主问医生，她能不能稍微吃点儿冰藏的奶油，因为公主觉得奶油可以大大恢复她的精神。吉斯伯恩大夫从来没有拂逆过皇室病人的心意，便回答说“完全赞同殿下的观点”，随后就让人给公主送上了冰奶油。陛下（即乔治三世）来到公主卧室，看到了还留着一点儿冰奶油的玻璃杯，很担心，觉得公主这样做可能不妥。但公主向他保证，说她这样做得到了医生的允许。陛下便命人把医生带来，说他还从来没有听说过在这种情况下可以给病人吃冰奶油的，并表达了他的忧虑之情，问这是不是某种新的疗法。医生起初似乎有点慌张，但很快镇定下来，回答说：“哦，不是的，请陛下明鉴，只要趁温热的时候吃，就是可以的。”——“哦，很好，很好，温热的冰，温热的冰。”[4]

表现出尊重——但并非总是像吉斯伯恩那样极端——属于恰当之举，尤其是因为在“科学的医疗”出现之前的时代，医疗知识是医患双方都很熟悉的领域，并没有形成晦涩深奥、可以保证行业优势的技术垄断，就像我们在第四章中看到的那样。在病理解剖学、诊断技术、细胞科学和疾病病原理论让医生掌控诊疗主动权之前，详细说明其“不适”的责任必然落到了病人的头上——到此时为止，医生并没有接触它的特权。而且，由于当时的人认为疾病在本质上属于体质的、个人的、功能性的问题，所以临床诊疗在很大程度上是由病人精心安排的，其中，包括了商议与达成共识。[5]

这些全都具有重要意义。患者的主导性意味着他们需要密切关注自身疾病及其原因，并且采取积极的措施来避免生病。身体曾被人们重点监测，先驱性的实验主义者罗伯特·胡克就记载了他常备不懈地对身体进行的自我审视，就像清教徒对自己的灵魂进行的自我审视。1672 年的那个“圣诞周”，是这样的：

> 21 日：整日在家，头晕目眩，吃了迷迭香花蜜饯，服了两颗罗萨塔芦荟丸，敷了科尔沃尔先生的眼膏……
>
> 22 日：此地的莫尔先生曾访朴次茅斯，说伦敦塔内有一名女子曾用马粪石治愈了潜水者的晕眩症。吉德利先生为我放了 7 盎司血，我付他半克朗。眩晕如常，不过我嗅闻生姜之后，鼻中擤出一团浓稠物，立即大感轻松。
>
> 23 日：外出，晨间归家，眩晕严重。饭后精神大振，午后感觉更好。向戈达德大夫问诊，此人建议我服琥珀、鼠尾草与

迷迭香麦酒、香槟、葛缕子、浸泡的肉豆蔻及辣根菜。

24日：午后严重眩晕，虽然此前感觉良好。我灌肠后开始工作，再度感到极为不适与眩晕。晚间尤为严重，我感到害怕，头晕目眩，左耳上方感到剧痛。

25日：圣诞日。7点至10点在睡觉，醒后感觉不错。吃了汤羹，甚晕……喝了浓汤，睡前感觉极佳，但睡眠甚少；剪了头发后精神大振，以为我已大愈，虽然稍有眩晕。

26日：服用戈达德大夫开的第三副药，大解14次。[6]

胡克显然仔细研究过他生病的原因（饮酒、熬夜、肉汤等），以及哪些药物“有效”——戈达德大夫所开的药，显然药效猛烈。

而且，一旦生病，人们都会大胆地自行提出诊断意见，而不是把这种判断全部交给医生。1663年初，胡克的科学界同人兼日记作者塞缪尔·佩皮斯因胃疼和发烧而病倒，他苦苦思索病因，然后断定那是“某种血液之疾，但不知是什么原因导致的，可能是近来吃了太多丹齐克黄瓜”。[7] 得出这样一种解释，既缓解了焦虑之情，也有助于作出重要决定：该不该延请医生呢？

往往并不需要。生病常常属于一场单人表演，而在那个时代，“初级医疗”通常是指由一家之主、厨师、保姆或者邻居去照料病人。至于穷人，可能还会求助于一位“女施主”（或许是教区牧师的妻子）来加以照料。自助类书籍（比如前文已经论述过的布臣的《家庭医疗》）的市场，也正在扩大。[8] 人们追求自我管理的健康生活方式，病人会经常监督自己的饮食，并且服用自制的减肥饮料、草药补品、通便药与催吐剂。[9] 当时的烹饪书籍和札记中，充斥着从鸡眼到癌症等疾病的治疗方法，而明智的家庭还会储存泻药、催吐剂、止痛药、补品、解热药（退烧药）和其他各种家用药物。在这个新兴的“消费社会”里，人们还会购买药铺专售的药品和特许药，比如“詹姆斯大夫散剂”“乔氏阿司匹林”，或者购买现成的药箱。[10] 人人都在谈论口腔卫生知识。“预防胜于治疗”这句话的历史至少可以追溯到 17 世纪，同时还有一些浓缩了公认智慧精华的睿智之语，比如：

> 病来如山倒，病去如抽丝。
> 人至四十，非傻即医。
> 午餐后宜坐，晚餐后宜走。[11]

健康知识始于家庭。演员大卫·加里克曾对他那位“深受可恶犬瘟热与痔疮折磨”的朋友约翰·穆迪深表同情，便一五一十地告诉后者该怎么办：“节制地生活一段时间，每晚服用一大茶匙硫磺花，加蜂蜜或者糖浆，你的疾病就会有所改善。”[12] 人们有可能同样渴望得到此种建议。苏塞克斯郡的杂货商托马斯·特纳曾在 1757 年夏季如此写道：

> 看了《环球杂志》6 月刊，其中《林德医生论皇家海员保持健康最有效之方法》一文，推荐了治疗所有传染性热病、胆汁热及流行性疾病的特效药方。首先，他建议要过规律的生活，尽量不吃动物性食品，宜坚持食素。然后，他嘱咐每天要空腹服用如下酊剂（日服两次为佳）：

8盎司树皮，
4盎司干橙皮，
用一加仑烈酒浸泡。[13]

当时的畅销月刊《绅士杂志》以及其他报纸刊物上登载了大量的医学文章、疑问、回答与争议性问题，表明那些有文化的外行人士都并非听天由命、温顺易教或者不明医理之徒，而是善于表达医学问题，并且希望有发言权，或许还期待着能够随心所欲、独行其是的人。

因此，临床诊疗关系就是一种力量游戏，只不过医患之间常常会产生信任。亨廷顿伯爵夫人与乔治·切恩（参见图6.2）之间，以及乔治·切恩与小说家塞缪尔·理查森之间的大量信件，就充分证明了这一点。[14]理查森是一位“坚定、顽固的美食家”，既厌恶锻炼，又工作过度，生活方式很不健康。为此，医生曾敦促他放下工作、多锻炼身体、少吃少喝。乔治·切恩吸引理查森这位患者的地方就在于，他不仅是一位医生，还是一位“有过不堪回首经历的”同病相怜者——他一度比理查森肥胖臃肿得多。于是，这位医生特地向理查森推荐了所谓的“卧室马”，它是一种健身器

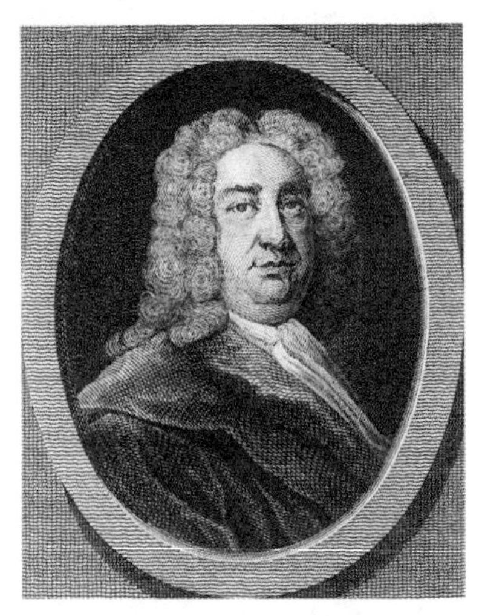

图6.2 《乔治·切恩》，J.图基，1787。

械，是一块长木板，两端都有支撑，中间有一个可以上下弹跳的座位。[15]“你有‘卧室马’吗？此器械举世皆知，伦敦城里的勤勉人士都在练习。”切恩提醒说，他本人每天都会骑一骑，“大有裨益”：

> 这种器械确实很不错，具有“策马疾驰”的所有益处，只不过没有新鲜空气罢了。我每天早晨都会骑上一个小时，若是天气不好，我不能在园中散步或者驾马车外出，那么我骑这种器械的时间会更久。（只是您必须牢记，上面的板子应当尽量长一点，房间内至少应当有18英尺或者20英尺16英寸的空间。您在板子上坐的椅子应当加个衬垫，设置一个双臂环和一条脚凳，凳子上还应有一块可升可降的滑板。）这种器械，几英镑就买得到……骑在上面时，你既可以口述、下指令，也可以阅读书籍。[16]

发现理查森是“一个真真正正的疑病患者”后，切恩便以一种传统的方式，试图设计出一些消遣之法，建议理查森去看一些“有趣的故事、小说或戏剧”。尽职尽责的敬业之举曾让切恩渡过了自身的危机并且恢复了正常，故他认为此举也可以抚慰病人受伤的灵魂。除了以医生的身份行医治病，切恩同时也是患者的朋友。[17]

反过来，面对切恩这样细心体贴、谦恭有礼的医生，患者也希望以古典时期的各种礼仪去表达他们的感激之情。《绅士杂志》上刊登的一些诗句令我们相信，外科医生威廉·切塞尔登的精湛医术与和蔼态度曾经受到一名年仅12岁的患者的颂扬，因为切塞尔登替那位患者实施手术，取出了结石：

患者心怀感激，
手术在顷刻之间就已完成，
几乎没有听到呻吟之声。
你的手如此迅捷，我丝毫没有感觉到，
手术刀切割的过程……
我要为切塞尔登向上帝祈祷，
赐福给他，超过所有的人。[18]

与维多利亚时期那些严肃认真却多愁善感的患者不同，乔治王朝时期的病人常常以滑稽的形象出现在版画与小说当中，他们经常被一些令人不快的药物所害，或者与医生发生荒唐可笑的争吵缠斗。漫画中的病人，通常以两幅模样出现：要么是对一切都信以为真的人，要么是自以为无所不知的人。

“亨利是个乖巧无比的病人，他安静地躺在床上，随时准备吞下任何东西。”简·奥斯汀曾戏谑地把“真正的英国病人”这项安慰奖颁给了她的弟弟。[19] 盲从的患者很容易被医生或江湖郎中欺骗，可这种角色似乎大受欢迎，且从不令人厌烦。有一幅版画，是尖锐幽默地表现患者错信他人的典型作品（参见图版 22），描绘了一对乡下夫妇正在向一位年迈老朽、眼睛不好的医生问诊时的情景。画中的男人由焦急不安的妻子陪着，如此解释说：“大夫，您看到了没，我和夫人是来听取您的意见的——我们俩都吃得好、喝得好、睡得好——但还是有点儿不得劲。”壁炉台上那尊盖伦的半身像不知是带着嘉许之意还是带着斥责之色，反正医生回答道：“你吃得好，你喝得好，也睡得好，很好。你前来问诊，是全然正确的选择，我定会为你开具去除上述诸症的药方。”[20]现实中，很少有病人会如此盲从——实际上，这正是模式化的形象令人觉得如此有趣且屡试不爽的原因。

病人及其圈子里的人，常常以为自己懂得最多，还有一种熟悉的手法，就是描绘普通人利用常识与医生顶嘴的情形。罗兰森曾在版画中描绘了一位医生向不情不愿且已用药过量的病人吹嘘其疗法的场景（参见图 6.3）。“你的脉相很好，”医生解释说，“加服七八剂，就可以缓解（settle）你的不适。”“解决掉我！”那个乡下人大声说道，他要么是误会了医生的意思 *，要么就是听得太清楚了：“伊戈莱斯，我觉得如果继续这样，我肯定完蛋——我的肚子就像一个陶器店，很想吃点豆子与一大块熏肉。”画家与观众究竟会同情谁，无疑是一目了然的。

另一种常见的病人形象，则是牢骚满腹的人。范妮·伯尼描绘过这样一个病人，据说他每天都会反复将下面的话说上三四次，就像服药一样，逗得人们很开心：

> “数年之前，”他说，“让我想想，多少年前来着？那是幸运的一年，我听人之劝，来向这里的加里波特大夫问诊。哦，我真讨厌他们，通通讨厌！先生，他们都是最可恶的扒手，啥也不懂！可怜而无知的凡人！然后他们还不懂装懂！简而言之，先生，我讨厌他们所有人。我因为他们受尽了苦，先生，我失去了 7 年的幸福生活。让我想想，71 年、72 年、73 年、74 年，唉，4 年，先生！误诊了我的病情！都是这样的事情。您说说

* “settle”一词有“缓解、解决、安顿”等众多意义，故作者才有误会一说。

Settle me! egoles I believe I shall be settled if I go on in this manner — my Inside is like a Potticarys Shop I long hugely for some beans & a lump of Bacon
Your Pulse is in a better state seven or Eight more Draughts will settle you
WATER GRUEL
PILLS for the Stomach
Woodward Del
Etched by Rowlandson

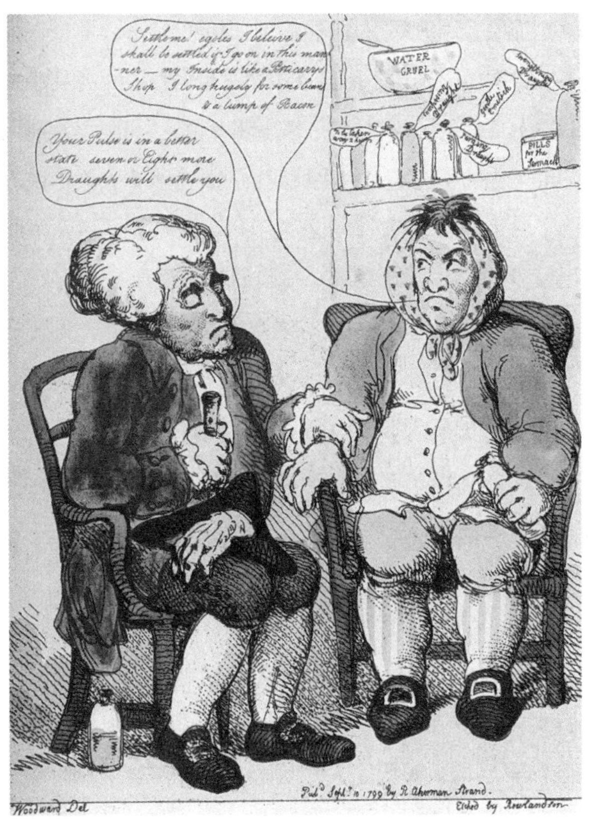

图 6.3 《医生》，托马斯·罗兰森，1799。

看，先生，我的两只脚肿得像马头一般大！我发誓，再也不要这些像加里波特大夫之类的家伙来看病了！先生，我失去了4年的幸福生活！哎呀，我简直成了一件物品！您几乎会认不出我！我的两条小腿都瘦得没肉了！上面没有一丁点儿肉！至于脸色，哎呀，我的脸色就像那蜡烛一样惨白！那些加里波特之流的可恶家伙！唉，他们夺走了我4年时间，让我想想，唉，71年，72年……”[21]

至于医生，他们则需要把那种无所不知的病人从诊疗中清除出去。有时，他们是通过设计出一些针锋相对的小冲突或插曲来实现这一点的。托马斯·贝多斯曾邀请读者像翻阅小说一般地听一段对话——这段高谈阔论，出自一位固执己见、自以为是的患者之口，此人刚刚傲慢无礼地拒绝了某位医生的诊疗：

“伯勒代尔勋爵上次病倒时，这医生无疑是把溃腐症误诊成了炎性的咽痛。我被确切地告知，要是再多放一盎司的血，爵爷这个时候一定已经躺在墓穴里腐烂了——不但如此，还有人在悄悄地说，医生本人当时也犹豫过，不知道应不应该照方放血。”

“这样的错误，肯定会让人觉得不愉快。”

“愉快！现在，你又有什么办法去对付这样邪恶的人呢？”

“如此一来，”贝多斯最后说，“态度坚定的私自行医者就会反驳所有的正规医生，不管后者是英格兰医生还是苏格兰医生……他们会固执己见，认为自己的处方是绝对正确的。”[22]所谓的“私自行医者”，实际上是这位内科医生的委婉之语，用于指代傲慢自大、目中无人的患者。

贝多斯的这段对话，看上去像是为他没有撰写的一部小说作品进行的尝试，可乔治·艾略特后来却创作了一部真正的小说，准确地描绘出了门外汉的（过度）自信。米德尔马契一伙人正在喝茶，他们的话题转到了切塔姆女士“非同寻常的健康”的话题上，切塔姆把这种状况归功于“家酿的毕打士酒”，并且在此过程中轻视了伦弗鲁夫人更喜欢的“强身药”。接下来，众人纷纷插嘴发言：

> “这种药会让疾病变严重。”教区牧师的妻子说，这位女士出身高贵，不可能是个爱好医学的人。“一切都取决于体质，有人变胖，有人多血，有人多胆汁——我对这个问题的看法就是这样，无论他们服用的是什么，都会有好处。”
>
> “那么她应当服用弱身药啦——即削弱疾病的药，假如您说得对的话。我认为您说得确实很有道理。”[23]

虚假的建议与医疗叙事显然正在日益靠拢。或许，对作者与读者、医生与患者而言，它们都具有相似的治疗目标。

然而，18世纪荒唐可笑的典型病人却既不是上当受骗者，也不是固执己见者，而是疑病患者：真正的利己主义者自我陶醉到了病态的地步，“消费者先生”（Mr Consumer）化身为一个贪得无厌的医疗消费者，或者一个像理查森那样寻求建议的人。事实上，时代见

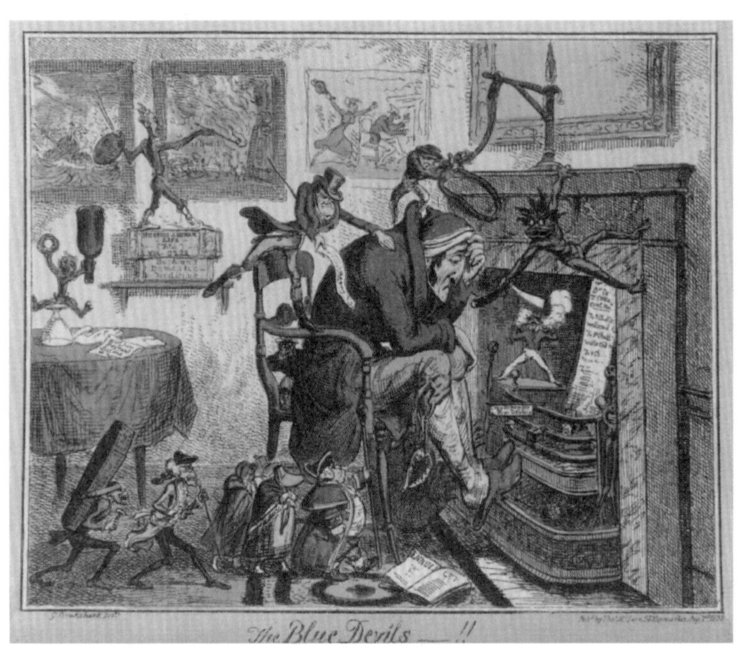

图版 1　《忧郁之魔》，乔治·克鲁克香克，1835。

图中“可怜的欠债者”面对着医生与“煤商J. 柯克”的账单，他家的壁炉里空无一物。

THE MARCH of the MEDICAL MILITANTS to the SIEGE of WARWICK LANE CASTLE in the Year 1767

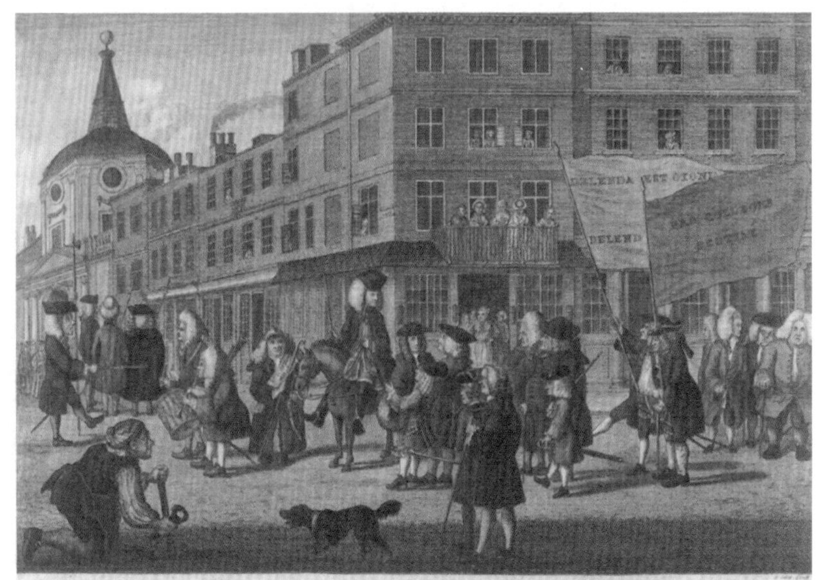

图版 2　《1767年医疗激进分子围攻华威巷堡的游行》，约翰·琼恩，1768。

皇家内科医生学会的穹顶大楼（图中的穹顶建筑）位于伦敦城。旗子上写着：打倒牛津。想必当时还有“打倒剑桥”和“支持苏格兰学院”之类的标语。这幅版画证明了涌上街头游行的医生群体内部存在激烈竞争的场景具有公益性。

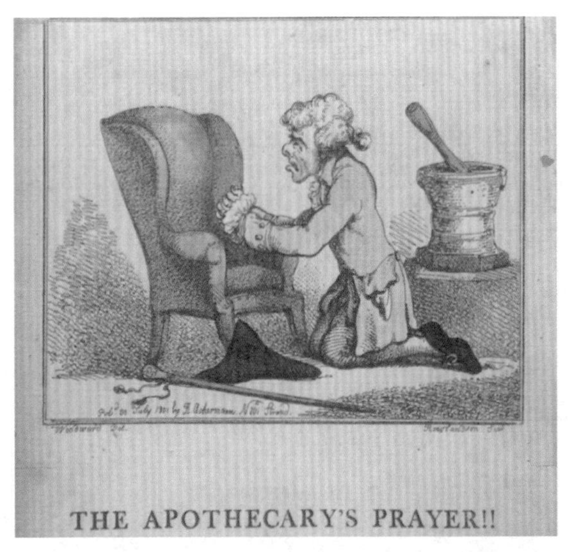

图版 3　《药剂师的祷告！》，托马斯·罗兰森，1801。

图中一名药剂师正在祈祷各种疾病降临，好让他赚更多的钱：“啊，力量强大的埃斯克勒庇俄斯，请听我说，我是一个可怜卑微的人，已经被不幸压垮，故向您诚心奉请，希望您让我们当中出现一些急性热病患者与棘手的伤风患者，如若不然，卑微祈愿于您的我定将关门停业——如果您能赐下痉挛患者与疟疾患者，将大大帮助我这个可悲的仆人，因为用一位药师的话来说，我已经两个月没有听到研臼的美妙声音了！我还诚心祈祷，您应当眷顾我的邻居即殡葬业者克雷佩，因为没有什么业务，他的损失颇为惨重，还没有了经由我手术治疗而死的众多患者，您应当让他能够用哲理忍承自己的厄运，心怀新的希望，期等着丧钟鸣响。我诚心祈祷，您应当痛斥对我这个行业不利的人的邪恶意图。比方说，那种应该受到诅咒的新发明，雨衣！但愿所有外套，都被老鼠啮噬！不过，应该把乳香浇施在村里的监工以及所有支持盖伦的人身上。愿您以慈悲之眼，看一看我的坏账，让我的邻居多多生病；让教区牧师的痛风及可敬副牧师的风湿疼得更厉害；然而最紧要的一点在于，我诚请您尤其眷顾斯奎尔·汉迪女士，因为她腹中的孩子若是继承者，那您的卑仆也会很幸运，如果能让这位年轻的绅士顺利降生的话，我就能登上财富的巅峰。”

这幅版画暗示了医生与疾病之间的邪恶同盟，嘲讽了那种乐于接受苦难的清教徒式信仰。埃斯克勒庇俄斯是古希腊的医神。

BRITANNIA between DEATH and the DOCTOR's.
"Death may decide, when Doctor's disagree."

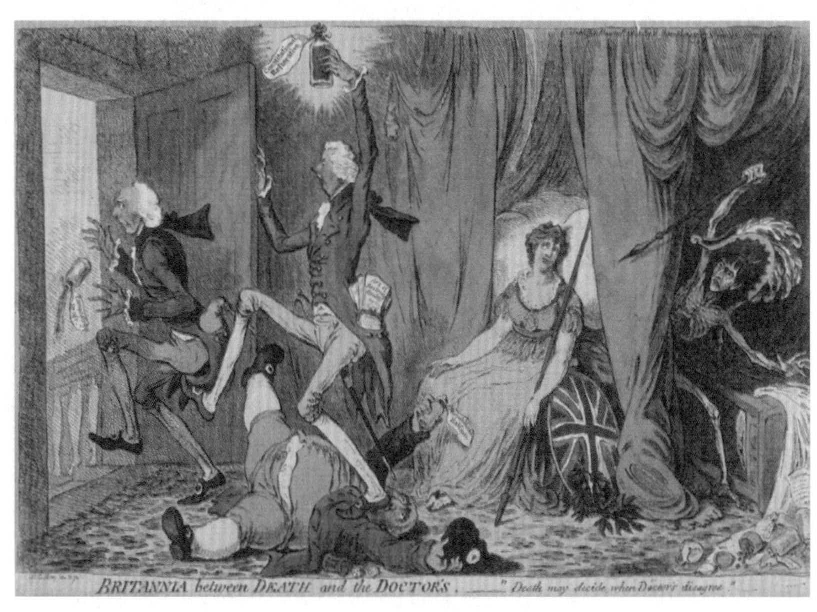

图版 4 《死神与医生之间的不列颠尼亚》，詹姆斯·吉尔雷，1804。

下方的文字说明引用了一句古老的谚语：“医生意见不一的时候，就由死神来决断。”

THE GREAT
DOCTOR HUMBUGALLO
SEVENTH SON OF A SEVENTH SON
HEALER OF MANKIND
AND PHILOSOPHER
CURES ALL INFIRMITIES.

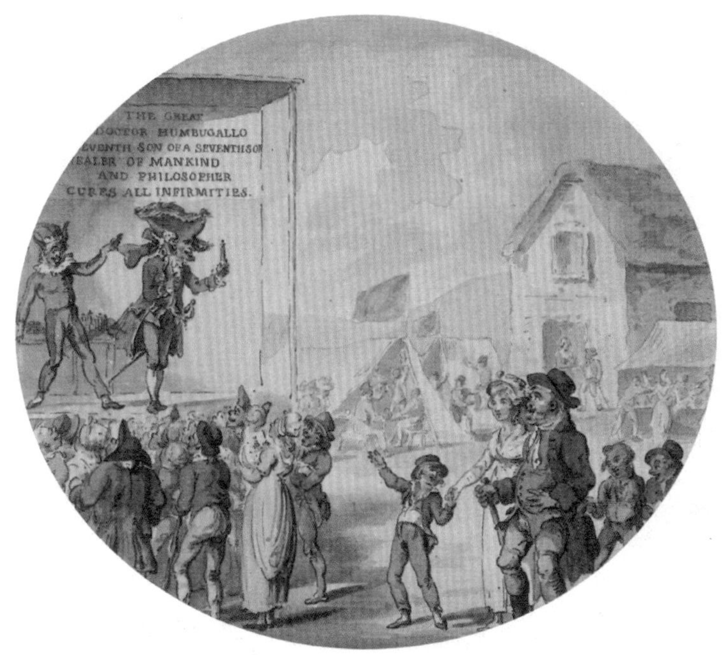

图版 5　《名医洪布加洛，第七子之第七子*》，托马斯·罗兰森。

罗兰森用舞台、奇装异服和着迷的观众，描绘出了江湖医术中至关重要的夸张风格。洪布加洛自称为“第七子之第七子”，世人传统上认为这种人具有遗传的治疗力量。

---

*第七子之第七子（Seventh Son of a Seventh Son），西方民间故事中的一种观念，认为这种人具有特殊的力量。长子与第七子之间不得有女孩，由此再出生的下一代第七子，才能称之为“第七子之第七子”。

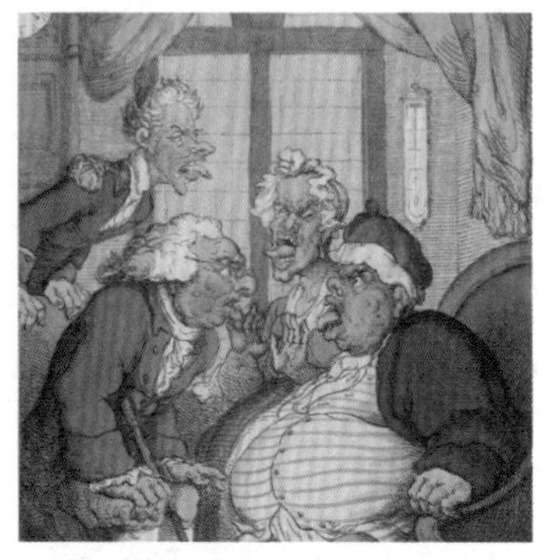

图版 6　彩色蚀刻版画，托马斯·罗兰森。

图中，一位医生正在给一个胖子及其妻子、仆人进行检查，怀疑他们因吃了毒菌而中毒。大吃大喝会导致疾病、肥胖和外貌丑陋，通过联想，图中的医生就像病人一样面目狰狞。

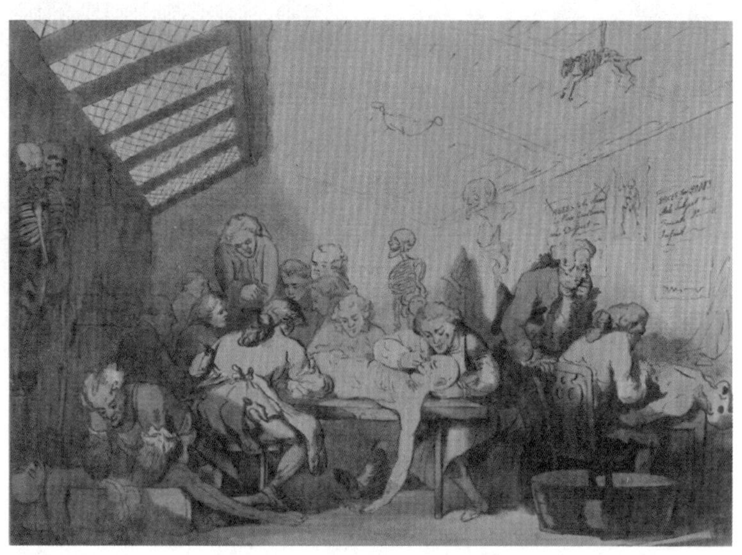

图版 7　《解剖室》，托马斯·罗兰森。

画中聚在一起的人中，可以辨认出许多与威廉·亨特有联系的名医：他的弟弟约翰、克鲁克香克、休森、皮特凯恩、贝利、豪、谢尔登与坎伯。他们被绘到一起，构成了亨特弟子与同事的集体肖像。墙壁上贴着一份告示，写着“遗体价格”（想必是亨特向其弟子收取的费用，而非盗尸者索要的价格）。罗兰森很可能就曾在这种解剖室里进行素描。然而，这个场景可能是想象出来的，因为亨特位于大风车街上的解剖室设在地下室里，而不是设在阁楼上。

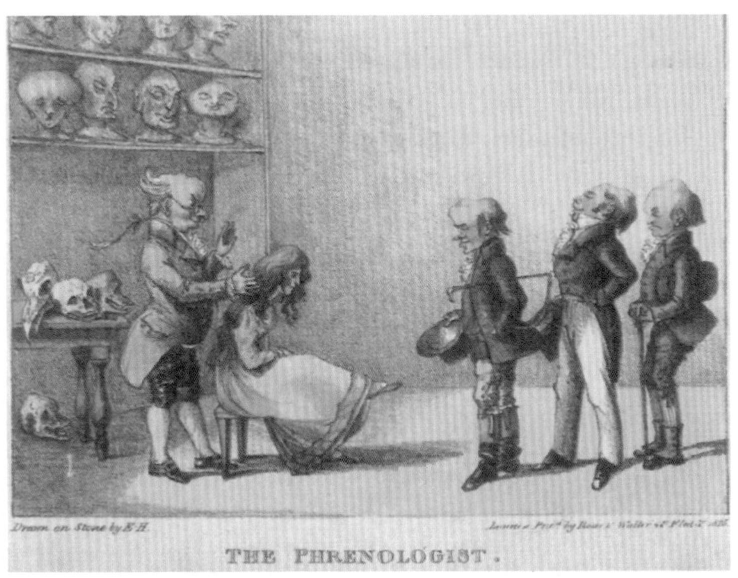

图版 8 《颅相学家》, E. H., 1825。

图中, 颅相学的共同创始人弗朗兹·约瑟夫·加尔正在查看一个漂亮年轻姑娘的头部, 还有三位绅士在排队等候。照例, 检查对象是一位迷人的女性。排队等候的男子跟加尔本人一样怪异丑陋。请注意背景中的颅骨和颅相半身像。

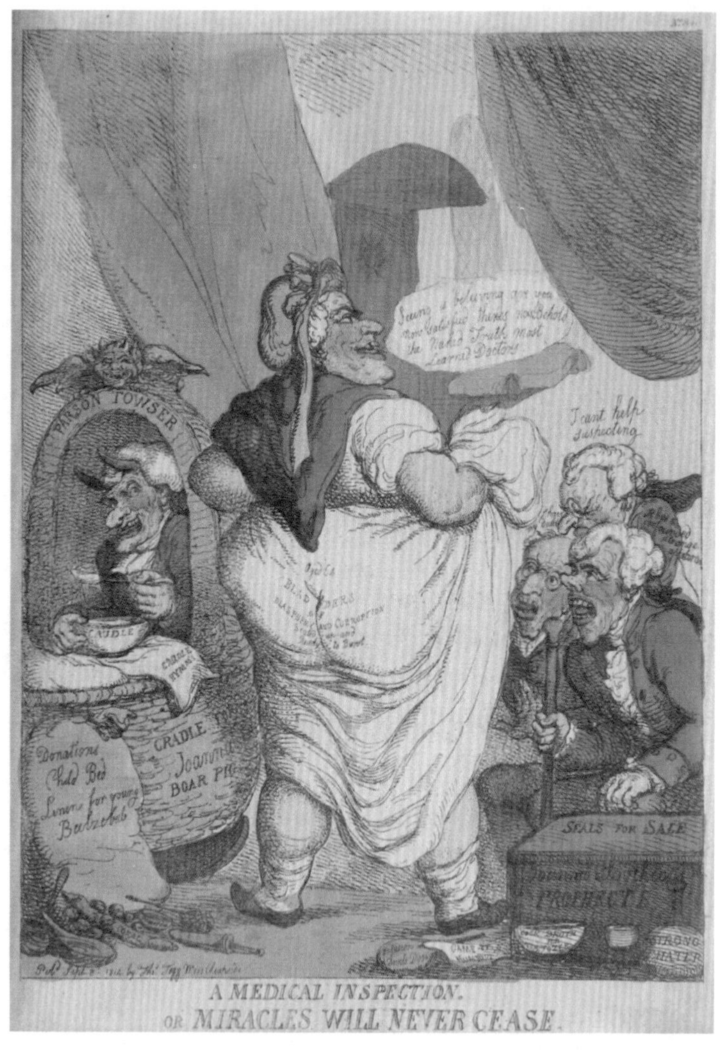

图版 9　《医学检查，奇迹永远不会停止》，托马斯·罗兰森，1814。

图中的女先知乔安娜·苏斯考特向三位医生露出身体，以证明她已有身孕。这幅版画中，还有医疗用具和暗示医生淫荡的下流文字说明。性、医学和非主流宗教都带有同样的色彩，算是一丘之貉。

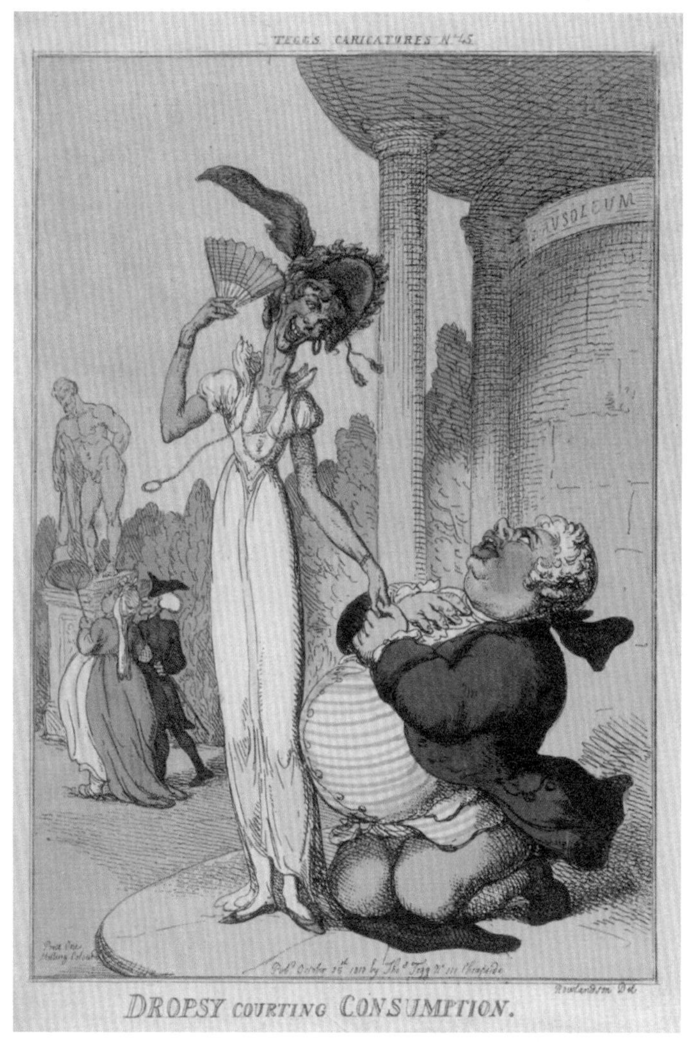

图版 10　《浮肿讨好肺痨》，托马斯·罗兰森，1810。

罗兰森通过描绘一个肥胖的男子在陵墓外面向一个身材高挑、死人一般、骨瘦如柴的女子求爱的场景，讽刺了当时的人痴迷于胖或瘦而不能自拔的现象，暗示二者都近乎死亡。背景中，一位肥胖的女士和她那瘦削的随从则在羡慕地盯着一尊赫拉克勒斯的雕像。

—and the TISICK,
—the COLIC,
PUNCH cures the GOUT,

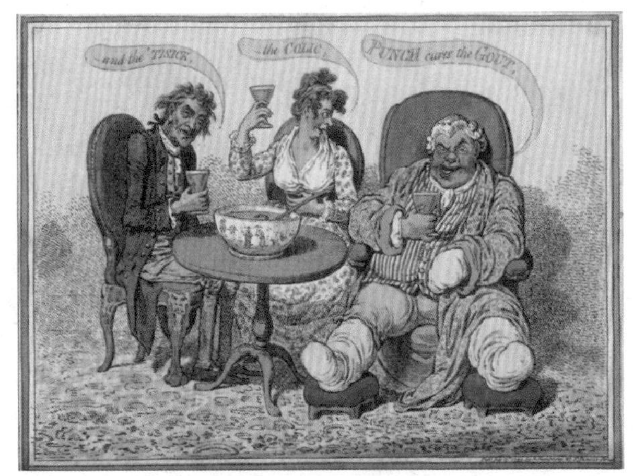

图版 11　《潘趣酒可治痛风、腹绞痛与“痨病”》，詹姆斯·吉尔雷，1799。

吉尔雷描绘了一个痛风患者与一个患有肺结核的男子、一个患有腹绞痛的女子在一起时的情景。画中的人都在借酒消愁。

AGUE & FEVER.

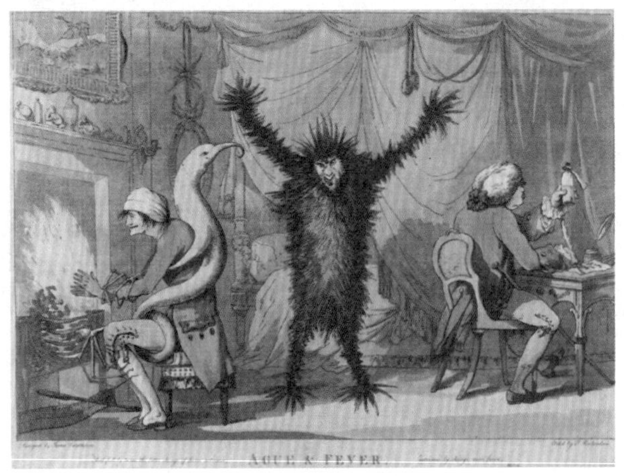

图版 12　《疟疾与热病》，托马斯·罗兰森。

图中的文字说明为：轮流感受到极端猛烈的痛苦变化，且越来越极端。

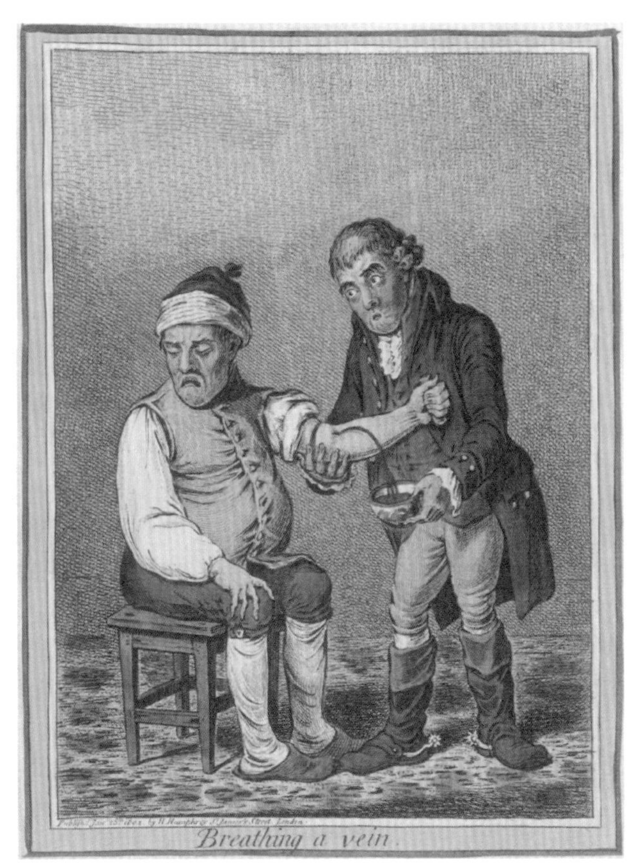

图版 13 《静脉放血》, J. 斯奈德。

Oh dear Doctor That alterative you sent me has almost killed me
Very good! Very good! That is what I intended I see the medicine has had its effect. If you continue to follow my prescription you will be perfectly free from all complaints in a few days

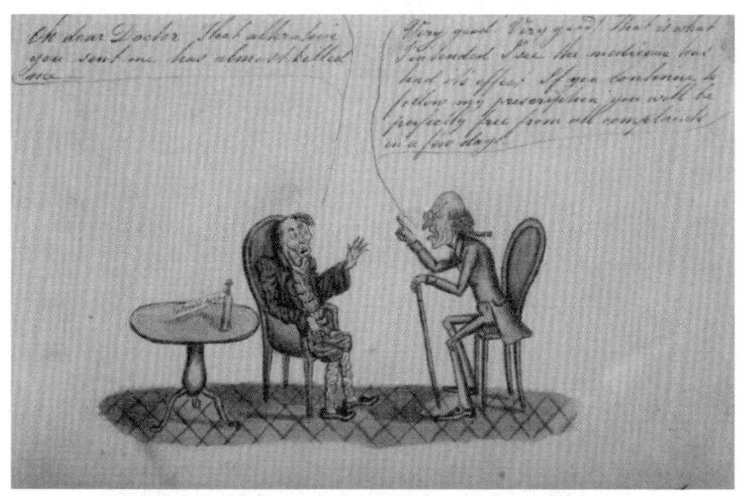

图版 14　在这幅未标注日期的水彩画中，病人说：“噢，亲爱的大夫，您给我的体质改善药差点儿要了我的命！”医生回答说：“很好！很好！这正是我想要的。我看到，药已见效。假如您继续照着我的方子来，几天之后您就不会有任何病痛了。”病人旁边的桌子上放着一个药瓶，上面标着“硫酸”二字。

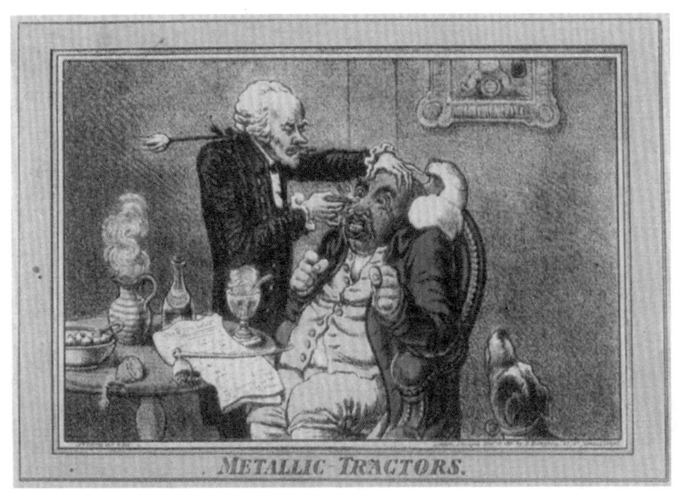

图版 15　《金属牵引器》，詹姆斯·吉尔雷，1801。

吉尔雷描绘了一位操作员正在用“帕金斯牵引器”给一名肥胖患者治疗鼻痈时的情景。一份激进的报纸宣称：

手术室里，死者重生……
莱斯特广场的盛大展览，
埃斯克勒庇俄斯之杖刚从美国抵达。
帕氏之术集众多优点于一身，确能治愈所有的疾病：
酒糟鼻、脚趾痛风、胃肠胀气、腿部骨折、驼背。
刚刚发现哲人石的伟大秘密，
以及将所有金属变成黄金，以合公众利益的方法。

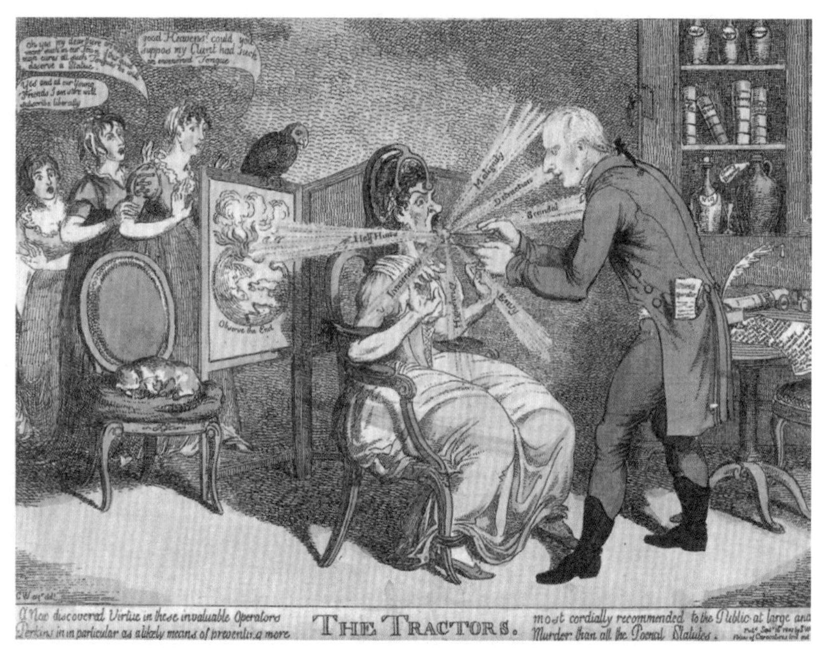

图版 16　《牵引器》，查尔斯·威廉姆斯，1802。

图中的文字说明为：“这些可贵的操作员新发现的功效，最诚挚地向广大公众，尤其是向帕金斯大夫表明了一种方法，有可能比所有刑事律令更能有效地预防凶案。”张开的口中射出的一道道光线，包括“半暗示”“狠毒”“毁灭”“丑闻”“忌妒”“伪善”和“影射”，竟然点着了一座屏风。架子上除了其他特效药，还有一个大罐子，上面标着“樱桃白兰地”几个字。对那些本身就痛苦的女性加以治疗的观念，是一个古老的笑话，牵引器会让这种女性变得温顺听话。

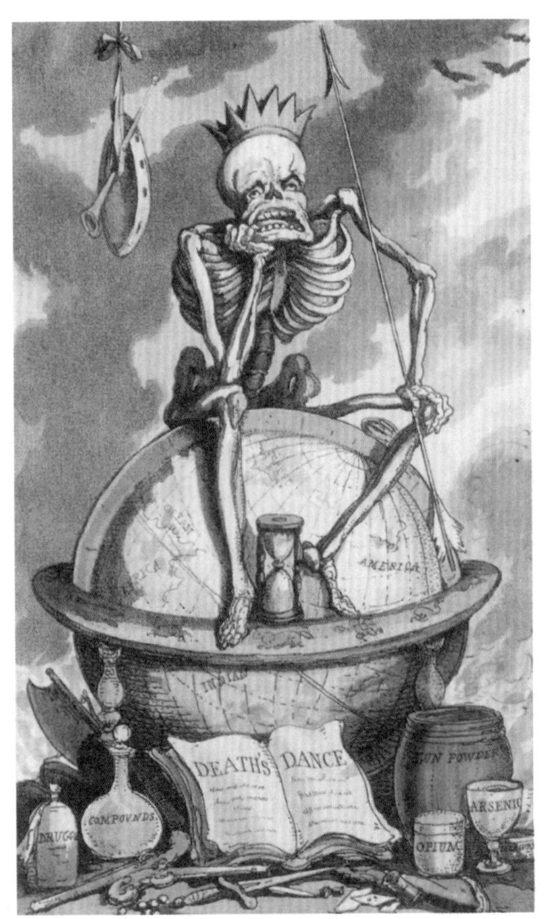

图版 17 《英国的死亡之舞》，托马斯·罗兰森，1816。

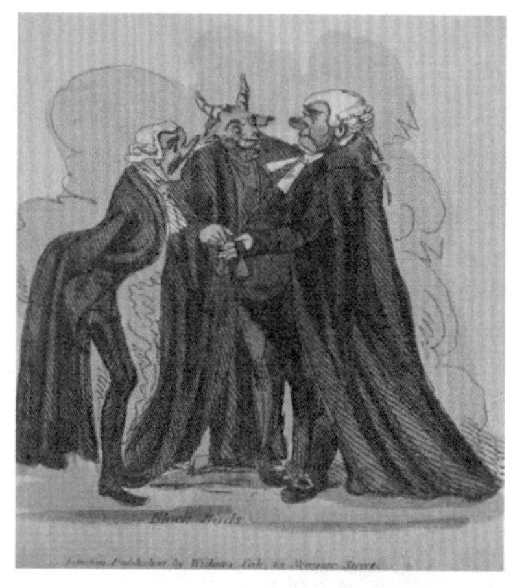

图版 18　《黑鸟》，1820。

一位内科医生、一名律师和一位牧师，在一幅作者不详的彩色蚀刻版画中被描绘成古怪模样。

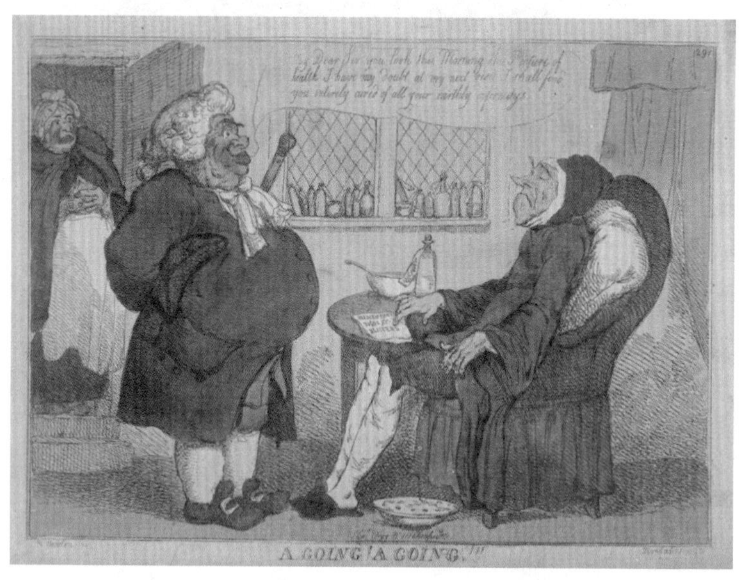

图版 19　《有进展！有进展！》，托马斯·罗兰森，1813。

图中的医生说："亲爱的爵士，你今早的面色很健康。我没有疑虑了，再登门时，你的疾病必定痊愈。"病人手中拿着一张纸，上面写着"处方：丸剂，大约为水疱"的字样。

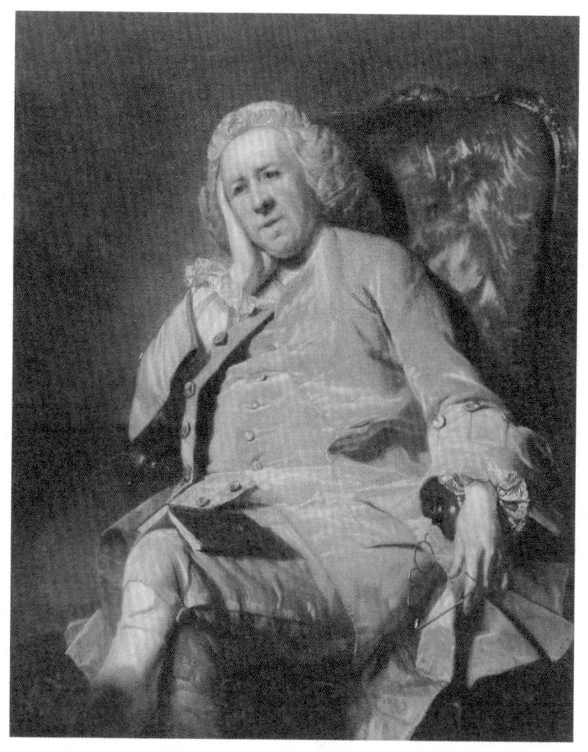

图版 20　《梅辛杰·蒙西》，玛丽与托马斯·布莱克，1764。

获得医生资质之后，蒙西便在圣埃德蒙兹伯里开业行医，并且交上了好运。戈多尔芬勋爵是安妮女王的财政大臣之子，也是马尔伯勒公爵夫人萨拉的外孙，他在前往纽马克特的途中生了病。当时，距其最近的医生恰好就是蒙西。受召前来之后，他的医术和性格都让这位贵族病人很高兴，故戈多尔芬说服了他，让他前往伦敦。为了让这位门生获得稳定的收入，恩主让蒙西去切尔西医院当内科医生，只不过他住在有钱人云集的圣詹姆斯区。蒙西很快便让辉格党的许多主要政客都成了他的病人，其中就包括罗伯特·沃波尔爵士，此人还成了他的朋友。乔治王朝时期的医学与其说是靠职业准则运作的，倒不如说是靠庇护才发展起来的。

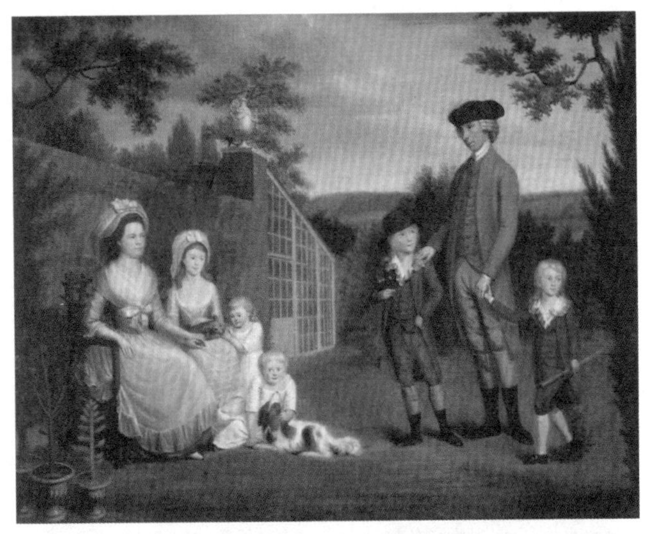

图版 21　约翰·科克利·莱特索姆及其家人在坎伯威尔格罗夫希尔的花园里，约1786。

这幅画作，旨在描绘乔治王朝时期人们理想中的家庭美德与夫妻间的不拘礼节。

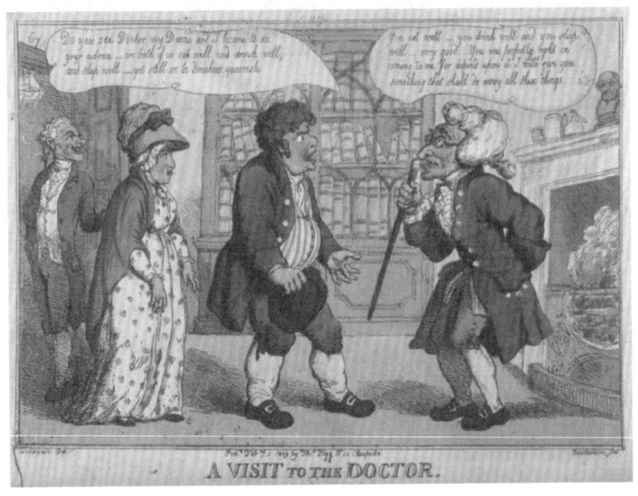

图版 22　《看病》，托马斯·罗兰森，1809。

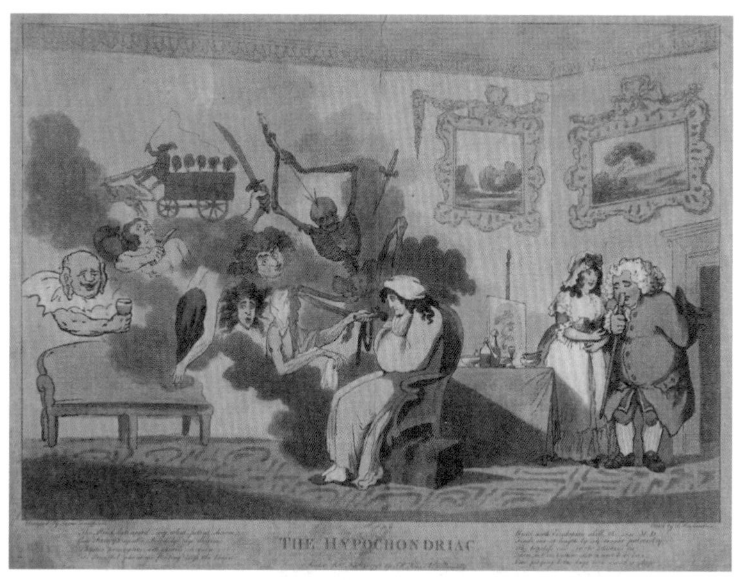

图版 23　《疑病症患者》，托马斯·罗兰森，1788。

下方的文字说明为：

心智不健全的人，哎呀，何等强大的魔力，
幻想的幽灵——这种令人忧惧的狂热，能否消除？
规范的医术，徒劳无功，
可怕的幽灵，萦浮在脑中！
直到那位拥有神医之术、睿智贤明的医学博士，
最终凭借自学的手相术发现其中的奥秘，
绝望的病人——不情愿地支付诊金，
然后，不要让这个可怜的人再受折磨，
怜悯药丸一剂，就会让他酣睡！

图中的疑病症患者深受无数幻象的困扰：一个耳朵如花椰菜一般的男人正在啜饮杯中之酒；一个毒蛇缠身的男子正准备割喉自尽；一个人驾着灵车，用鞭子抽打着马儿；一名裸身的妇人软绵无力地倒悬着；两张疯狂的面孔；一只握着剑的手；一个令人毛骨悚然的老女佣拿着一块布和一根绳子，从阴影中向那位疑病症患者递去一把手枪；一具疯狂的骷髅正准备用一支箭扎向患者。

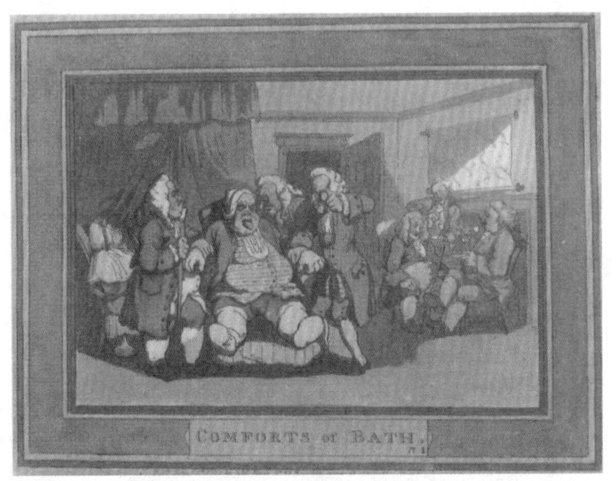

图版 24　《医生们》，托马斯·罗兰森，选自《沐浴之舒适》第一幅，1798。

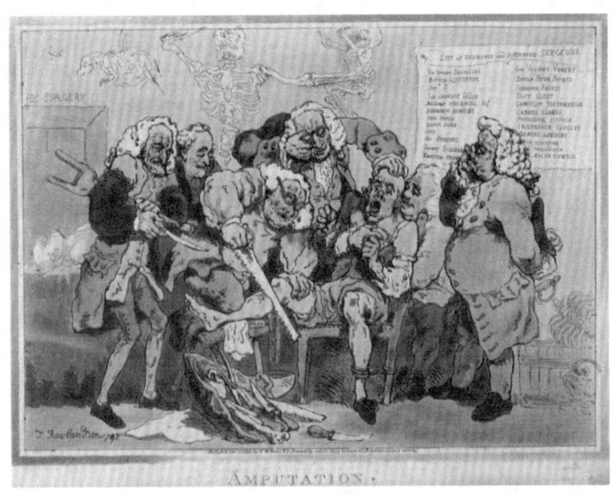

图版 25　《截肢》，托马斯·罗兰森，1793。

房门上方写着“手术室”。房间里到处都是骷髅；墙上挂着一份“经考查与获准开业的外科医生名录”，其中有24个名字，包括“勇猛纵欲爵士”“腐烂者彼得大夫”“刀砍肌肉者兰斯洛特”和“本杰明肠道”。5名外科医生参与了一位男子的截腿手术，还有一名医生则负责监督。那位身穿木工围裙的外科医生把右膝和左手都压在病人的腿上，使其腿无法移动；病人的另一条腿则被绑在椅子上。值得注意的是，图中没有止血带。

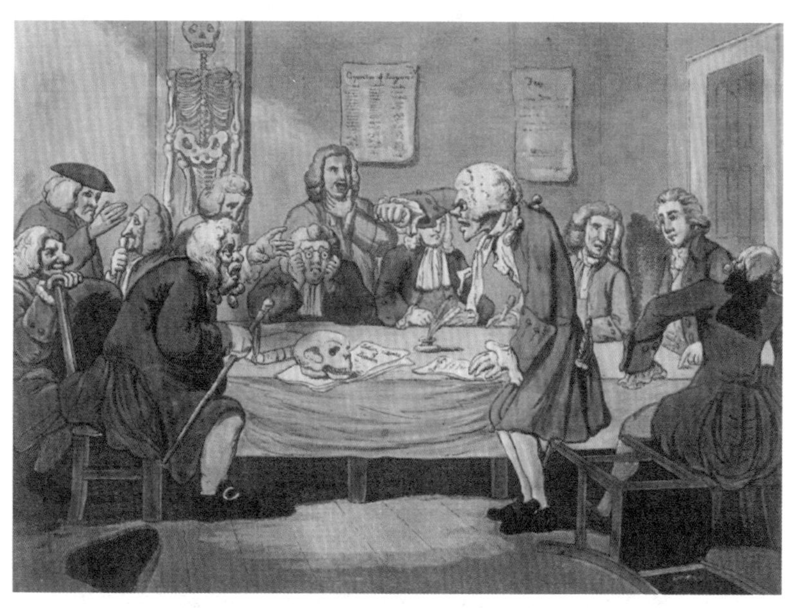

图版 26 《罗德里克在外科医生学会接受考查》，约瑟夫·斯塔德勒，1800。

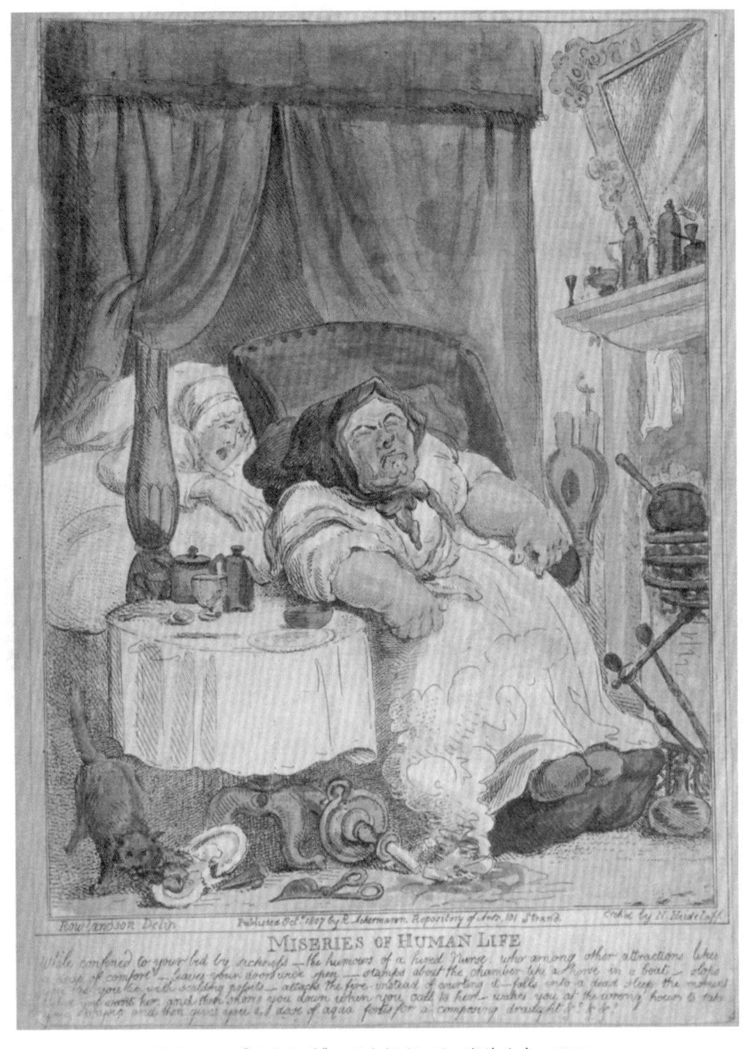

图版 27　《人生之苦》，尼古拉斯·冯·海德洛夫，1807。
据托马斯·罗兰森的原作而作的彩色蚀刻版画。

图中，一只猫正在寻找食物，一根蜡烛则点燃了地毯。

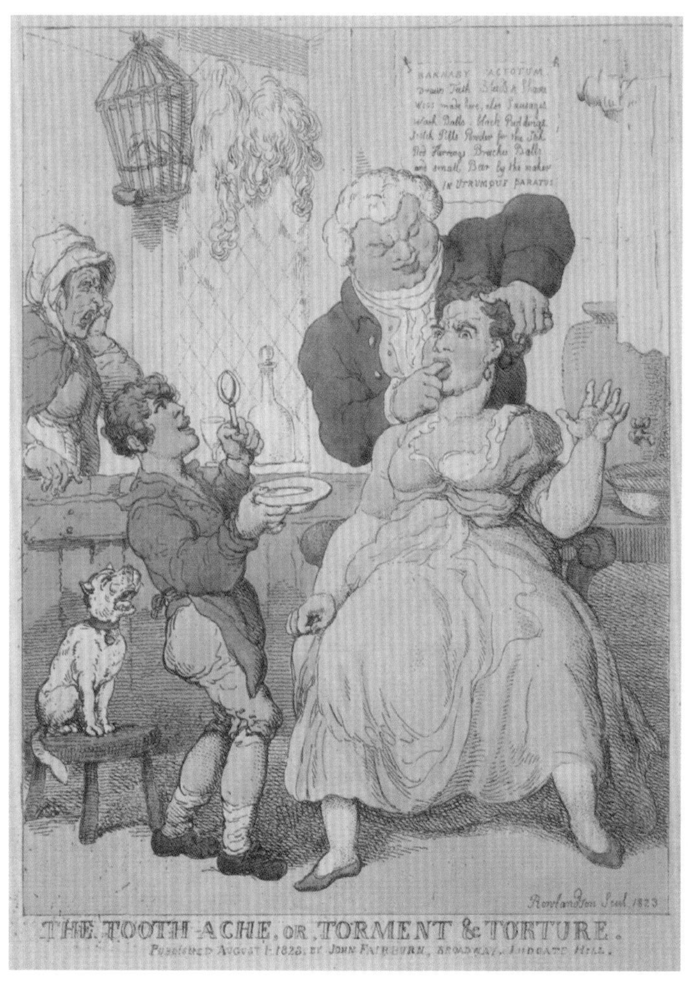

图版 28　《牙痛，痛苦与折磨》，托马斯·罗兰森，1823。

此画描绘了村里的“万事通”给人拔牙时的情景。一位显然牙痛得厉害的老太太，正在等着轮到她。后方的墙上挂着一份证书，上面写着：杂工巴纳比。拔牙、放血与剃须。本店制作假发，以及香肠、皂团、血肠、苏格兰丸剂、止痒粉、熏鲱鱼、马裤皂团与自制淡啤酒，应有尽有。一位女患者惊恐地扬起一只胳膊，身材强壮的牙医则将一根粗短的手指伸进了她的嘴里。牙医的儿子站在患者旁边，手里拿着碗，作好了准备。

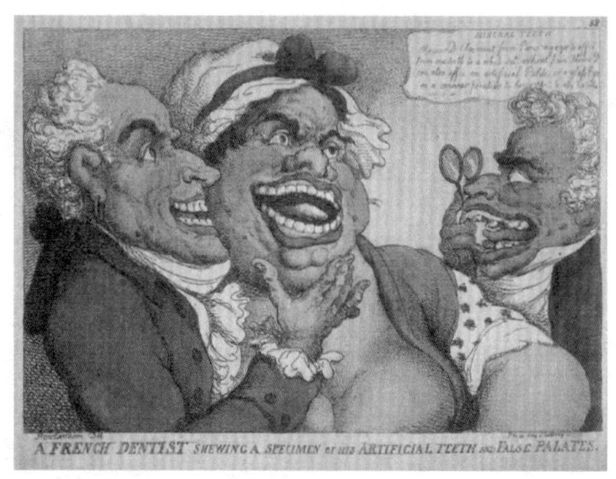

图版 29 《一位法国牙医展示其人造标本、牙齿与假牙》，托马斯·罗兰森，1811。

杜布瓦·德·查曼特先生正在向一位准病人展示假牙。一份布告上写着：瓷牙，来自巴黎的查曼特医生擅长将一颗牙齿固定至整副牙齿之上，毫无痛感；杜布瓦先生也可凭借他的独特方法，安装假牙膛或玻璃眼球；他还懂蒸馏技术。

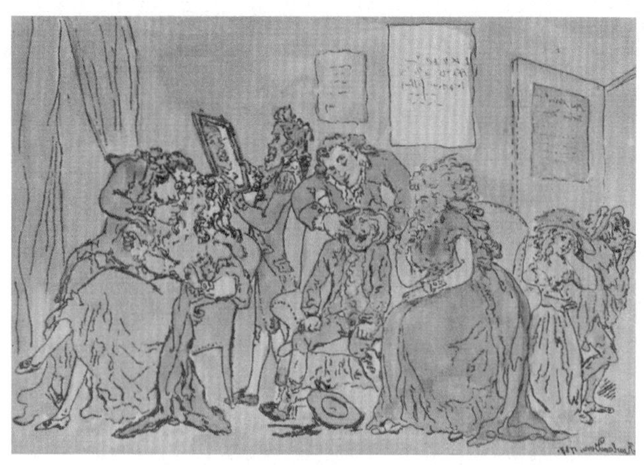

图版 30 据托马斯·罗兰森的原画制作的彩色石版画，1787。

当时的牙医中，有一种很流行的做法：从穷人和儿童嘴里拔牙，以为富人制作假牙，或者直接将牙齿移植到富人嘴中。

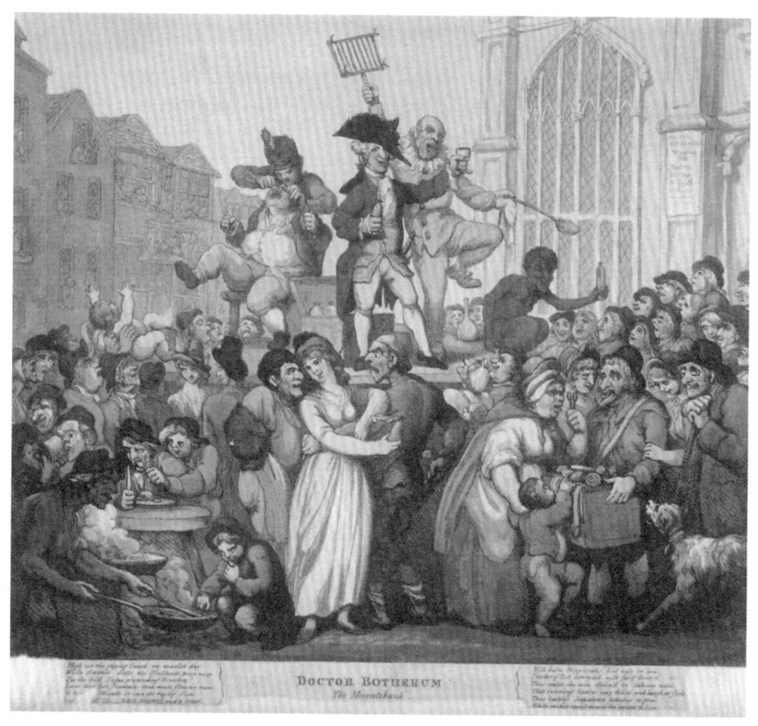

图版 31 《江湖骗子博瑟伦医生》，托马斯·罗兰森，1800。

图中的文字说明为：

在赶集那天，站在目瞪口呆的人群上方。
安德鲁还在开玩笑，这些愚人已经把钱财送上。
看这个大胆的无赖，假装恢复了正常，
爱早已没有源泉，必定不再流淌。
为了治好外伤，或者缓解剧痛的牙床，
并且（治愈）所有的疾病——无论过去、现在还是将来。
用希波克拉底从未用过的香膏，
混合之后的粉剂，再加上鹅脂。
这样一来，让辛劳所获的钱财慢慢不再存在。
那些狡猾的无赖生意兴隆，还会嘲笑愚人，
如此无耻的行径，竟然引得众人把银钱奉上，
而谦逊的善行，却在哀叹难以生存。

FRITH STREET
Mr. SWAINSON
No 21
MERCURY and his ADVOCATES DEFEATED, or VEGETABLE INTRENCHMENT

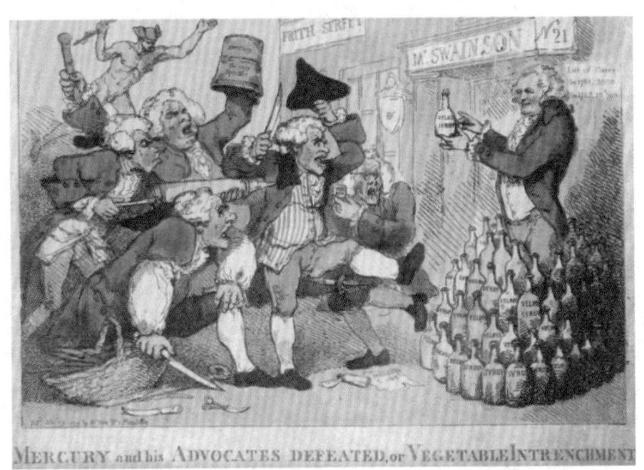

图版 32　《墨丘利及其支持者战败》，托马斯·罗兰森，1789。

艾萨克·斯温森正在宣传其“维尔诺氏糖浆”，却面临着那些倡导水银疗法的对手医生的猛烈抨击。

JACK, hove down—with a Grog Blossom Fever.

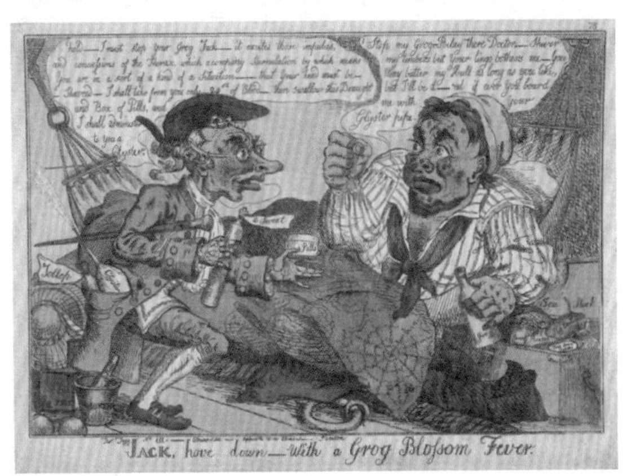

图版 33　《杰克，放下——患有酒糟鼻发热》，威廉·埃尔姆斯，1811。

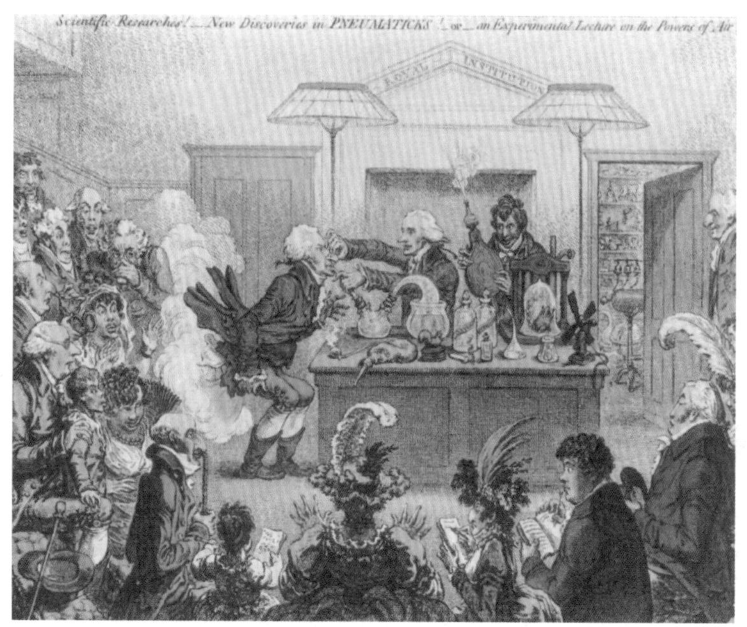

图版 34 《科学研究！气动学新发现！关于空气力量的实验性讲座》，詹姆斯·吉尔雷，1802。

在伦敦皇家研究所大楼里，托马斯·加内特大夫正在展示一氧化二氮对约翰·考克斯·希皮斯利爵士的效果；汉弗莱·戴维手拿气囊，站在旁边。观众当中，有斯坦霍普勋爵和拉姆福德伯爵（皇家研究所创始人）。

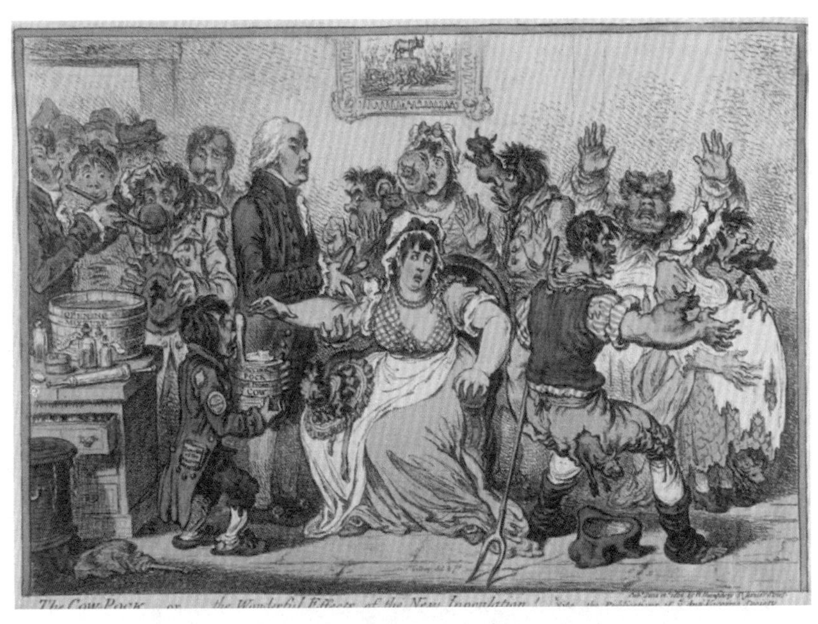

图版 35 《牛痘，新接种的奇妙效果！》，詹姆斯·吉尔雷，1802。

在圣潘克拉斯天花接种医院，爱德华·詹纳手持划痕器，正在给一位神色焦虑的妇女接种。一个小伙子戴着徽章，表明他是孤儿院里长大的，他抱着一个桶，上面标有“牛痘疫苗，刚取自母牛”几个字；他的口袋里露出一本书，题为《疫苗接种的益处》。此人的后面，柜子上放着一个盛放“开放合剂”的容器；一位助手用勺子给一名等候接种的人喂了一剂。旁边是一个灌肠剂注射器、一盒药丸和一些药瓶，其中之一标有“催吐剂”字样。患者进门时，都会喝上一勺“开放合剂”。墙上挂着一幅带框的“金牛犊”画。

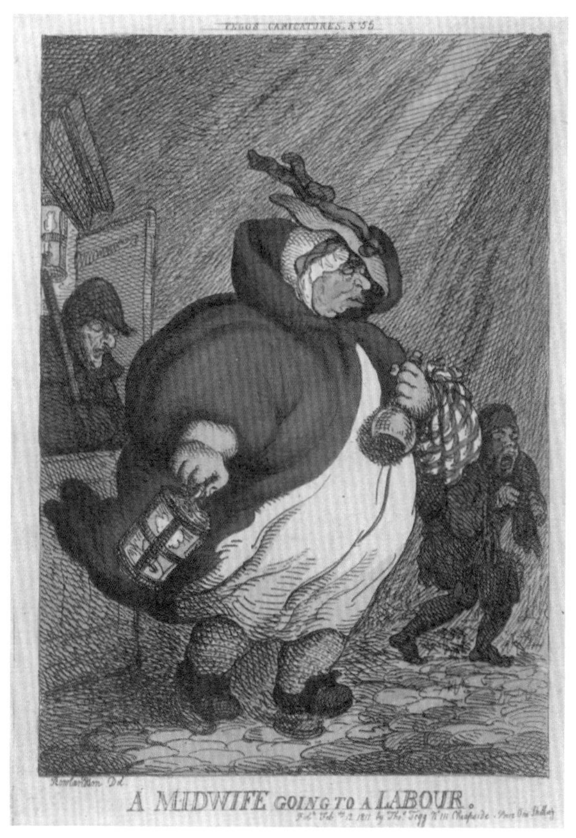

图版 36　《前去接生的助产妇》，托马斯·罗兰森，1811。

一位肥胖臃肿的助产妇正在暴风雨中艰难地赶去接生。

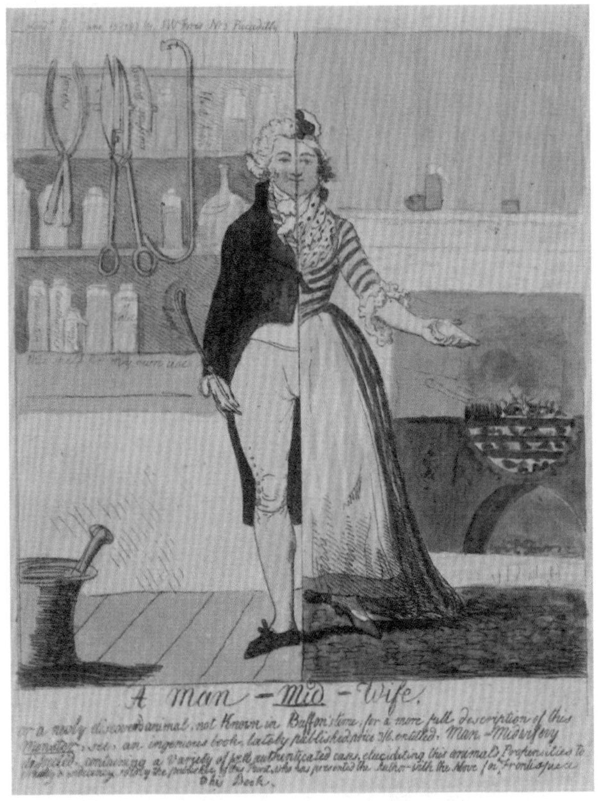

图版 37　《男助产士》，艾萨克·克鲁克香克，1793。

图中的文字说明为：男助产士是一种新发现的动物，布冯那个时代还不为人知。对这种动物的详细描述，请参见最近出版的一部奇书，书名为《男助产士的剖析》，里面含有许多业已充分验证的例子，可以说明这种动物的粗俗与下流等倾向。该书由版画出版商销售，出版商已经把上图提供给该书的作者，将它作为卷首插画。

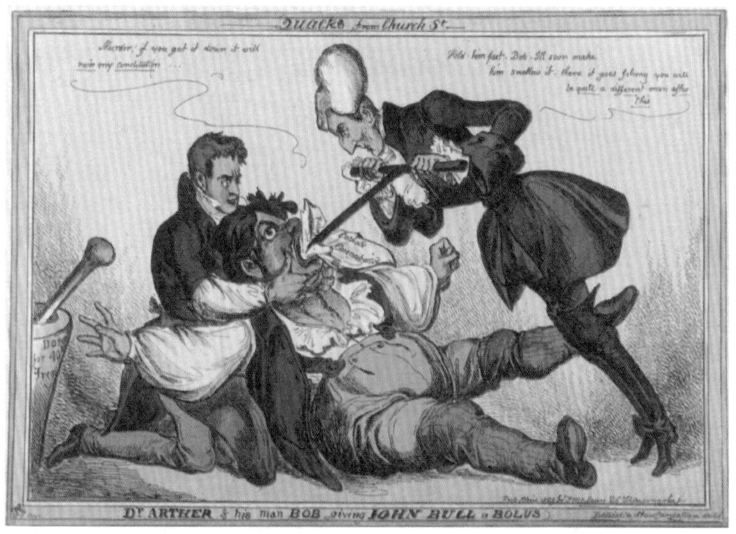

图版 38　《教会庸医圣阿瑟医生及其手下鲍勃正给“约翰牛”服用大丸剂》，威廉·奚斯（绰号“好管闲事者”），1829。

这幅版画讽刺了“天主教解放运动”的观点，认为它属于违宪之举。左下角标有画家“好管闲事者”的徽章。画中的约翰牛正在大叫：“谋杀！你要是让我服下这种药，会毁掉我的体质……”*被强行塞入其喉中的那张纸上，写有“天主教解放”的标题。威灵顿公爵阿瑟·韦尔斯利首相对内政大臣罗伯特·皮尔说：“抓紧他！鲍勃！我会很快让他吞下——吞下去了，约翰，从此以后你就会是一个全然不同的人了！”研臼上刻着“年过四十者，剂量随意”。

* 英文中，“体质，体格”一词与“宪法”一词相同，都为“constitution”。

Doctor Sangrado curing John Bull of Repletion
— with the kind Offices of Young Clysterpipe & Little Boney
Courage
Courage John Bull
Courage !!!
Courage Johnny !

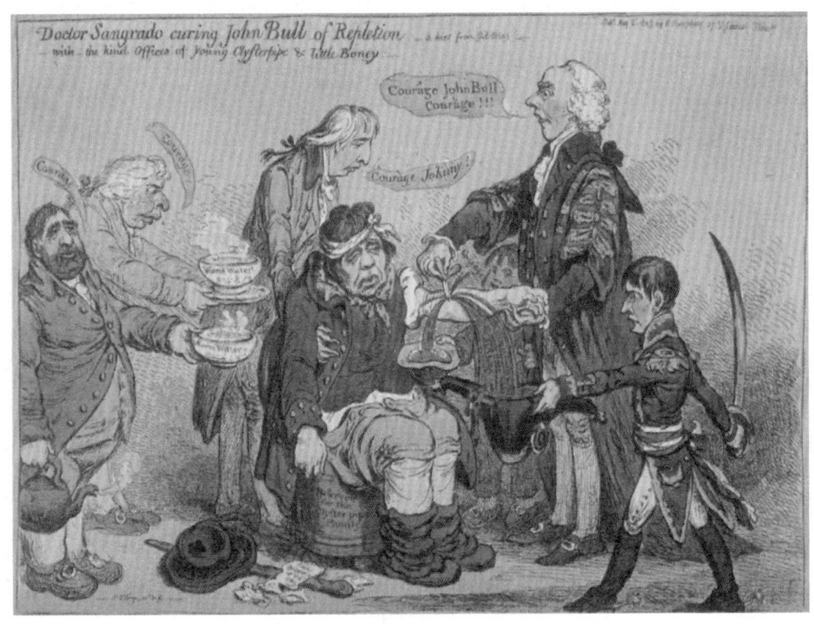

图版 39　《桑格拉多大夫、年轻的克里斯特派普*与小博尼的好心祈祷，愈“约翰牛”的多血症》，詹姆斯·吉尔雷，1803。

亨利·阿丁顿首相正给坐于马桶之上、精疲力尽的“约翰牛”放血。激进的辉格党人理查德·布林斯莱·谢立丹与查尔斯·詹姆士·福克斯提出用温水做保守治疗。阿丁顿的儿子（“年轻的克里斯特派普”）与拿破仑则用帽子接着血，这象征着英国在马耳他与西印度群岛等地的损失。《统治吧，不列颠尼亚》的歌谱被撕碎了，掉在地上。

* 此名的原意为“灌肠管”。

证了“疑病症”这一概念的重构。[24]

疑病症起初被归为下腹部的一种器质性病变，但在那个以话语为导向的社会里，人们开始重新思考，认为疑病症是一种带有病态焦虑情绪的精神状态（参见图版 23）。这种日益敏感的心态不难解释，因为礼貌的习俗很重视人们对警觉、内省和感性的培养，然而，富有责任感与同情心的个人主义究竟何时变成了病态的耿耿忧思？

在《抑郁症与癔病论》一作中，开明的内科医生伯纳德·曼德维尔仔细思考了“米索美敦”这个虚构的病例。米索美敦是一位受过教育的开明文人，拥有充足的闲暇去细思自己的病痛，而从书本中获得的知识，也让他不由自主地去想象疾病与药物的作用。他对自己的医生菲洛皮里奥称，境况较好的时候，他曾是一位放荡不羁的绅士型学者。由于“优裕的生活”毁掉了他的身体，他只得求诊于一帮学识渊博的医生，可那些人的疗法无一奏效——实际上，他们那些鱼目混珠的药物纯属雪上加霜——而这种令人烦恼的求医问诊，最终让他变成了一个“确凿的疑病患者……成为一个疯狂而过于担忧健康的人”。由于被世间每一种疾病的暗示所诱惑，他还产生了自己去“研习医学的心思”——这可是更加致命的一步！结果，他终于确信自己染上了性病。“等到我的身体好转之后，才发现这是我刚病倒的时候阅读《梅毒》一书导致的，所以我下定决心，从此以后，除非头脑十分清晰的时候，否则绝不阅读任何医学书籍。”[25]就像好心的菲洛皮里奥与米索美敦交谈旨在治疗其疾病一样，曼德维尔也慨然将自己的书视为治疗疑病症的一剂良药。然而，我们不禁想知道，倘若回到如今世人所熟悉的主题上，那么究竟有多少人读过《抑郁症与癔病论》之后反而会患上“疑病症”——这有没有可能甚至是曼德维尔的一种恶作剧呢?

曼德维尔所述的故事，也反映了同一时期《旁观者》杂志上描述的过度担心自身健康的人的形象。有位写信者（很可能是虚构出来的）曾如此对该杂志的读者说:

> 我是一位体弱多病的人，也就是世人常说的“病夫”。我必须承认，让我首次染上这种身体恶疾或者精神恶疾的，就是研习医学。我刚一开始阅读这一类书籍，就觉得自己脉相不稳，而一看论述任何疾病的书籍，心中就会幻想自己得了这种疾病时的情况。西德纳姆大夫的那部论述热病的博学专著，曾经让我久热不退、潮热不已。后来，我又研习了数位作者的作品，他们曾经撰文论述肺痨，我由此又染上了痨病。直到最后，我变得体胖臃肿，才感到羞愧，从而不再幻想这种疾病了。此后不久，我发现我全身上下都出现了痛风的症状，只是没有疼痛感。不过，看了一篇论述尿砂的专著之后，痛风却不治而愈。这部专著由一位颇具独创精神的作者所撰，他让我患上结石，从而治愈了痛风（就像医生经常在研究了一种热病之后转而去研究另一种那样）。最终，我又因为研习而染上了热病并发症。

钻研疾病，本身就是一种健康风险：阅读《旁观者》这本杂志，究竟是会加重患者的疑病症呢，还是会带来喜剧性的缓解效果？[26]

医生被世人指责先是制造出疑病患者，然后又榨取这种患者的血汗。故出于自卫，医生们往往会把这种患者称为病态地希望引起关注的人，说他们是自作自受——比如说，詹姆斯·马基特里克·亚代尔就曾嘲讽说，这种患者都是喜欢“以病为乐、以忧郁提振精神”的人。[27]“于医患双方而言，没有什么疾病比疑病症更棘手的了，”他曾指出，“由于医患双方的过错，采取毫无必要的持久疗法或者疗法全然无效，就成了常事。”[28]假如疑病的狡猾之处在于一个事实，即医生的干预只会强化患者的依赖性，那么，这的确是一种左右为难的局面。因此，约翰·希尔才强调说：“尽管医生可以采取措施促进治疗，但效果还是更取决于患者。”[29]在医生对疾病的治疗弊大于利的情况下，医疗场景再度变成了一个难解之谜。

如此一来，人们便认识到，疑病症患者既是医生造就的怪胎，也是让医生遭遇惨败的“滑铁卢”，是医生们不着边际的诊疗、药剂师用药过量以及二者收费过高的产物。语言之网的力量，令人着迷。罗伯特·詹姆斯大夫曾称，疑病症之所以是一个极其棘手的问题，正是因为“患者都以服用各种药物、求诊于不同医生为乐”。[30]彼得·肖大夫则提出，患者唯一的出路就是让自己跳出剧本，或者更准确地说，让自己扮演一个不同的角色：必须变成“自身的医生”。[31]换句话说，医嘱其实具有讽刺意味：患者，治疗你自己吧。[32]

英国舞台上第一位了不起的疑病症患者，当属阿芙拉·贝恩所作喜剧《患者幻想先生》里的主人公，此剧模仿了莫里哀的《无病呻吟》(参见图 6.4)。这位“患者先生”从来不脱睡衣，每月服用 12 服泻药，只不过此人之“疾”正如一位熟人所言，“不过是想象”。[33]只要妻子和朋友对他说，他的模样似乎有所不适，这个极易受到影响和过度担心身体的人马上就会出现“浑身战栗”之状，然后变得神经质。“我觉得疾病已经侵入了我的心脏！”他惊叫道，“我是将

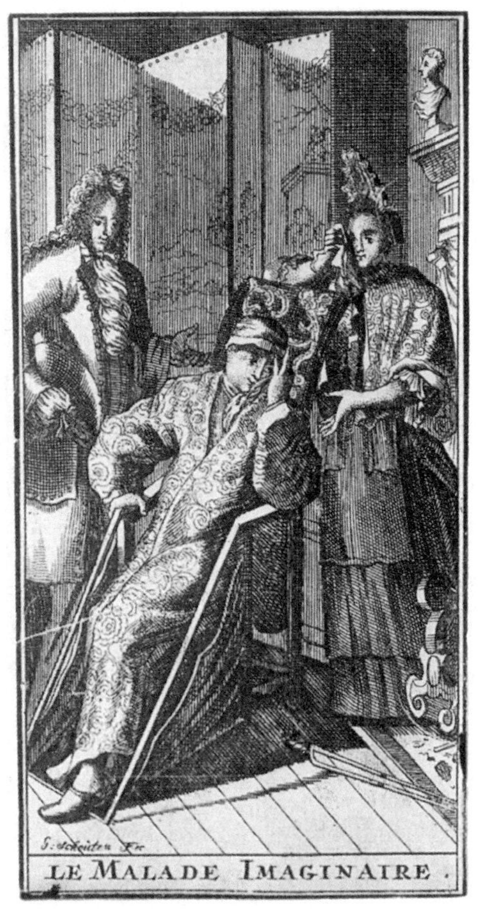

图 6.4　莫里哀作品《无病呻吟》中的一个场景，休伯特·彼得·舒特。

疑病症患者阿甘由其妻子贝琳及医生普贡大夫照料着。没有看过戏剧的人，完全可以通过插画在脑海中想象他们的模样。

死之人，让我躺在床上，我将慢慢死去，快脱掉我的衣服，派人延请医生，我已中毒，五脏在燃烧，体内仿佛有一盏燃灯，我觉得头晕目眩，天旋地转。"[34]

由莫里哀与贝恩的作品衍生而来、患有疑病症且嘴里说着伪医学术语的一些丑角，曾纷纷出现在乔治王朝时期的戏剧与版画当中。后来，在亨利·麦肯齐的《重情者》等言情小说中，我们看到了一种更微妙的、由病残与痛苦导致的苦乐参半感。此后，这种风格又在《爱玛》以及《桑迪顿》两部作品中得到了精彩的模仿。[35]简·奥斯汀的最后一部残篇——她还没有写完就去世了——以南部沿海一个新开张的海滨度假胜地为背景，其中，除了一位寻找痨病患者、以便用自家所产的驴奶赚钱的地主，我们还会看到支持度假胜地的亚瑟·帕克先生，以及此人患有疑病症的两位妹妹，即戴安娜和苏珊。[36]这对姐妹中，前者患有"痉挛性胆汁症"（"胆汁过多"已经成为一种时髦病），苏珊却是个神经质患者——在那时，神经质已经相当落伍了。[37]寻遍"整个医疗界"却毫无好转后，这对姐妹便像米索美敦一样，开始自己进行治疗。然而，"每天用水蛭吸血 6 次，持续 10 天"的方法并未缓解苏珊的头疼之症，故戴安娜得出结论，妹妹所得之疾的根源在于其牙龈。于是，她说服妹妹拔掉了 3 颗牙齿。[38]

她们的疾病既充斥着各种想象，也支配着二人清醒时每时每刻的行为。事实上，身体健壮却无所事事的亚瑟与人交谈时，内容总是离不开他的风湿、神经紧张和胃粘膜。对于今天所谓的"疾病专业户"（illness career），此人为我们提供了一个早期的例子：

"我希望您吃一点儿这种烤面包，"他说，"但愿您喜欢吃没有黄油的烤面包。"

"抹上适量的黄油吧，"夏洛特（一位访客）说，"但不要太多。"

"我也不要太多，"他十分高兴地说，"英雄所见略同啊！不抹黄油的烤面包很不健康，我认为它对胃很不好。若是没有一点黄油加以软化，它会伤及胃部表皮，我敢肯定。我很乐意现在就为您抹上一点儿，过后我再给自己抹点儿。不抹黄油对胃粘膜来说的确很不好，可有些人就是不信。"[39]

亚瑟是不是一直在阅读切恩的著作呢？

我们已经看到，胃是英国人的一种出类拔萃的器官，它还在另一种古老的道德故事，即疑病症与天才之间的浪漫关系中扮演着主角。这种关系就是：内脏是天才的摇篮。托马斯·卡莱尔出身于一个收入不高、志向却很高远的家庭。他于 1809 年开始就读于爱丁堡大学，毕业后当了几年小学校长，1818 年又回到大学开始研读法律。在爱丁堡大学就读时，他开始了"最悲惨、最黑暗、最病态与最沉重的四五年"，患上了消化不良症，此病发作之时，"像有一只老鼠在啃食我的心口"（请注意这里所用的拟人化手法）。[40]

"身体抱恙令人抑郁，其危害之大，远胜于其他危害相加之和。"他曾在 1819 年如此说道。数年之后，他又抱怨说自己"患有神经疾病"，称"全身上下都是病，有消化不良、神经紧张与疑病症"，令他"每天备受折磨"。他曾告诉自己的弟弟亚历克："此前半年，我心中最热切的愿望莫过于恢复健康与强壮的身体。弟弟，请听我一言，相比于一个病恹恹的胃，人生的一切不幸就像天平上微小的尘埃。”此人在后来的大量信件中也是牢骚不断，所述情况大抵相同。他在 1823 年 11 月对其弟弟说：“我的胃，似乎正在逐渐死亡，喝粥也无济于事了。”他还接着说，自己的“病情日益严重，我的心愿，唯有健康、健康、健康”。[41]

差不多就在同时，卡莱尔开始求医问诊，医生“让我戒绝所爱的烟草，服用水银”。不管是医生造成的还是自己造成的，此人的消化问题无疑源于他为治疗便秘而服用的泻药——从汞丸到蓖麻油都有。尤其是，他还发现了伯明翰一位名叫巴达姆斯的行医者（“尽管此人的主业是化工生产”），并用黑色喜剧的风格将这则逸事记了下来：

> 他是我遇到过的最理智、头脑最清醒的人。我跟他一起待了一两天，谈论绘画与胃病，他以治疗胃病著称，并且他本人也患过 4 年的胃病。他只是提议，我应该北上伯明翰，在那里待上一个月，与他住在一起，那样他就可以研究我的体质，为我这个不幸的人治疗了。我已经同意了。[42]

然而，与巧舌如簧的巴达姆斯度过了 8 周之后，他的病情却没有任何缓解。“我吃了很多药，”他曾叹息道，“自从来到这里，我已经服了约两满杯的蓖麻油。”卡莱尔后来还心怀恶意地记载道，巴达姆斯本人有酗酒的恶习，终至“悲惨离世”。[43]

结婚成家后，卡莱尔便在切尔西的切恩街上定居。不过，随后他的身体却没有任何好转。“那么，我为什么如此不幸呢？”他曾问自己的另一个弟弟："唉，杰克，我的胆汁过多，我必须服用盐和油。"他深思之后还说，"我的病越发严重，失眠、神经紧张、胆汁过多、脾气易怒，以及其他各种症状，但奇怪的是，我竟然对生病习以为常了。"[44]

他在伦敦的中年生活，遇到了更严重的危机。"疲惫、精神萎靡、恶心。在这个令人压抑、沉闷无风的一天，我非常易怒，竟在公园内失去了控制。凡事皆止，病弱的身躯却看不到尽头……我的消化不良还是很严重。"[45]

"为什么不戒弃文学？……我几乎已厌倦了生活本身，"他在1836年曾透露说，"都是因为我的神经。""消化不良频发……精神委顿，健康状况堪忧。""除了生病、疲惫、心力交瘁，我就没有别的感受了……暴躁、无情且绝望……恶心、失眠，差不多要让我疯掉了。"如此等等。订正书籍的校样定然会让他大发脾气，完成奥利弗·克伦威尔的传记之后，他曾悲叹道："我仍有3周最繁重的工作（订正校样），然后就可以住院了。"不过，至少他能够深刻地认识到，他的问题都是自己造成的，差不多就是一个如何选择的问题："我的工作，必须在精神高度集中如火焰的时候一蹴而就，这种身心状态若不中止，很快就会让我丧命！"换言之，胆汁过多症属于一种讽刺性的对人有益的疾病，给人生赋予了一条故事线。[46]

19世纪三四十年代，他的信件中充斥着对反胃之症的抱怨——"就我本人而言，进展很不顺利。工作极其无序，混乱到难以想象的地步，我的脾气很暴躁，睡眠没有规律，等等。"一过49岁，他就在日记里写下了一段凄凉之语："唉！我的身体太虚弱……我的年岁在增加，但我从来没有年少之时。"[47]

后来，在撰写腓特烈大帝的传记时，他又深受噩梦之苦。不久之后，此书的校样就不出所料地导致了“可怕的头疼”。卡莱尔内心深处讨厌医生，所以除了自己的弟弟，他不允许任何医生接近他，只是到了晚年，他偶尔也允许医生前来探诊。他在80多岁时才去世，比同样深受此疾之苦的查尔斯·罗伯特·达尔文早去世一年。

早在19世纪30年代，卡莱尔就于《衣裳哲学》中通过崇尚浪漫主义的主角“托费尔斯德罗克”间接地描写过自己，而他此后的生活也与这个角色如出一辙。托费尔斯德罗克长期在精神绝望之中挣扎，陷入了信仰不确定性的深渊之中，毫无希望可言。然而，尽管笼罩在黑暗之中，他却依然坚信“真理”，坚信“义务”具有无限而绝对的本质，因担忧没有信仰、身体有恙和找不到合意的工作而深受折磨。这就是卡莱尔把身体戏剧化为一种病征学时，看待自己及所患疾病的态度。[48] 在天才自传的独白中，疾病让痛苦具象化了。

在桑迪顿以及类似之地出现以前，有钱人都是去巴斯和巴克斯顿等内陆温泉疗养地进行沐浴和水疗的（参见图6.5）。英国的温泉疗养地先是受到了王室的推崇，后来又被医疗行业所宣传，逐渐具有了上流社会娱乐消遣所需的一切高雅元素，比如音乐会、舞会、戏剧、晚会、博彩与幽会，构建了漫长的18世纪的一段美好时光。乔治三世在位初期，暴发户们大量前来，导致这些疗养地的质量受到了损害。托比亚斯·斯摩莱特的《汉弗莱·克林克历险记》里的乡绅布兰布尔曾如此抱怨道，“暴发户们身着时髦服饰，现身于巴斯。这是因为，他们无须其他任何资历就可以在这里结交到本国的王公贵族。”[49]

A View of the KING and QUEEN'S Baths, including the Great PUMP-ROOM at BATH

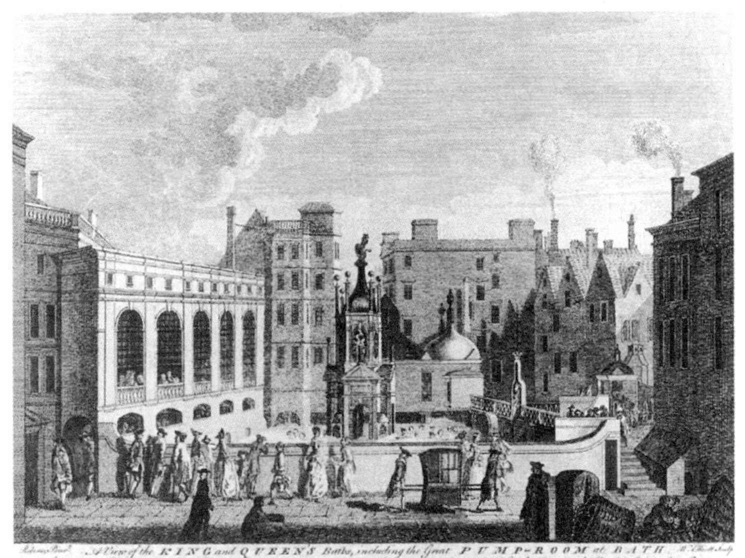

图 6.5　《巴斯之王、后浴场览胜》，威廉·艾略特。

这幅版画可以追溯到乔治三世统治初期。注意，浴场本身属于一种公共景观，四周都是行人。

到 18 世纪末，巴斯一跃成了英国的第七大城市，只不过，那时巴斯的鼎盛时期已经过去，此后一路优雅地没落，成为富人退休后首选的定居城市。其时，一些新兴的温泉疗养城镇令巴斯黯然失色，特别是切尔滕纳姆，更是以其宏伟壮观的摄政时代建筑风格吸引了众多上层游客。而且，对于病情较为严重的患者而言，英国还兴起了其他一些中心，比如莫尔文镇，其声称拥有更优质的温泉，或者更严格的科学治疗方法。在幽暗神秘的莫尔文山附近，名医格利大夫（参见图 6.6）算是最严格却又最真诚的一位水疗医生，他曾经用"肌肉亲水疗法"给维多利亚时期的一系列杰出人士进行治疗，后因

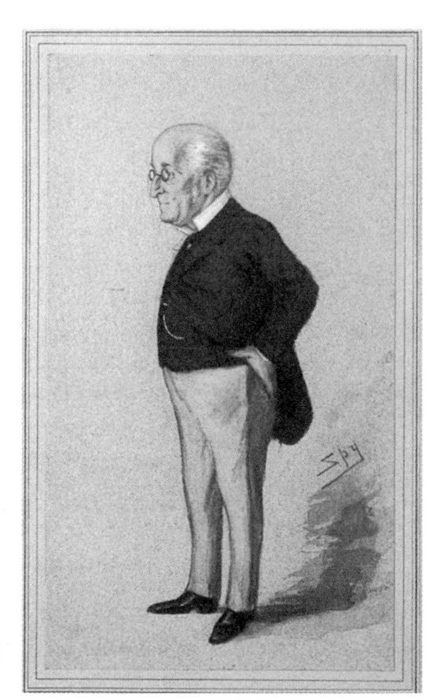

图 6.6 《詹姆斯·曼比·格利》，莱斯利·马修·沃德爵士，1876。

不同于18世纪的前辈同行，维多利亚时期的医生都渴望在大众媒体上以温文尔雅的绅士形象示人。

一桩通奸和谋杀丑闻毁掉了事业。他治疗过的杰出人士，既有卡莱尔本人，也有因患消化不良、偏头痛和呕吐而长期卧病在床的查尔斯·罗伯特·达尔文。[50]

18 世纪最后的 30 多年里，许多海滨度假胜地迅速崛起，并以韦茅斯、布莱顿、马尔盖特（参见图 6.7）三地领先，这些地方注定会成为当时人们休闲娱乐的首选之地。布莱顿的理查德·罗素医生声称沿海环境极有益于健康，并建议人们饮用海水。所有支持海滨疗养的人都鼓励人们到海里游泳，而考虑到肺结核，医生们则认为那些面朝大海、峭壁环绕的度假胜地的空气能让患者康复。在《桑

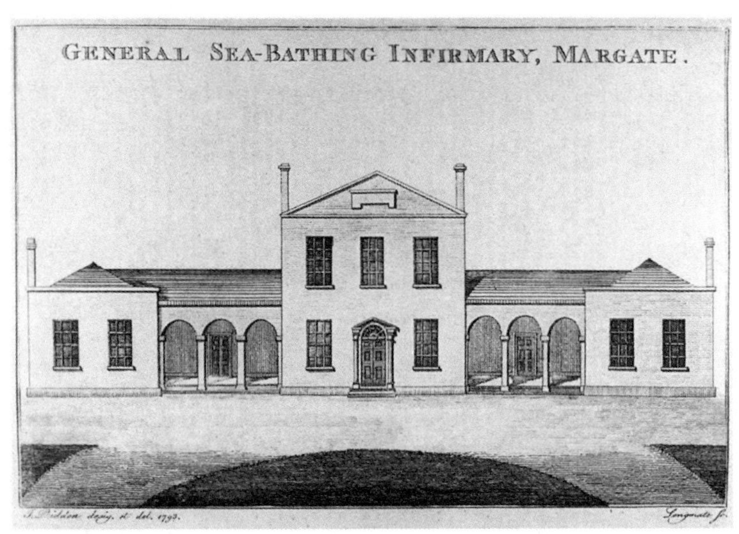

图 6.7 《马尔盖特海水浴综合疗养院》，巴拉克·朗梅特。

这座疗养院，某种程度上是在约翰·科克利·莱特索姆的支持下成立的，旨在为肺结核患者提供海浴治疗的机会。这个海滨度假地之所以兴起，主要是因为此地具备诸多有益于健康的服务。

迪顿》一作中，主人公帕克先生是当地多家商店与旅馆的老板，此人之所以受到嘲讽，就是因为他不停地宣扬大海的优点，并且言之凿凿地认为：

> 如果每年不在海滨至少度过6个星期，就无人可以说自己真正健康，就无人可以真正保持安然而长久的健康状态。将呼吸海上的空气与海水浴结合起来，差不多算是绝对正确的做法。这些做法，与胃部、肺部或者血液中的每一种疾病都相适应，具有抗痉挛、抗肺痨、抗疑病、抗多胆汁症与抗风湿的功效。没有人会在海边受寒，没有人会在海边暴食，没有人想饮烈酒，没有人想喝浓饮。它们都具有治疗、缓解和放松的作用，似乎正是我需要的。假如没有海风，海水浴肯定可以治疗疾病，而不适合海水浴的地方，仅凭由大自然造就的海风，就有治疗的功效。[51]

无论是内陆还是沿海的度假胜地，其医疗假象都招致了人们的尖锐评论。巴斯的理查德·斯蒂尔曾称“这里有无数医生”，他还大煞风景地接着说，结果就是“他们的仁慈几乎要了我的命！”（“我感激这些仁善的绅士，他们在一周内治愈了我平生从未得过的病痛。”）[52]

水疗法逐渐演变成了各种迷信的固定仪式，这些度假圣地令人想起古时天主教朝圣者前往的圣地。康沃尔郡的约翰·彭罗斯牧师曾在1766年为治疗痛风而前往巴斯，他认为那里的水域不错，但所有关于沐浴与饮水具有治疗作用的说法都很荒唐：“医生改变了我的疗法。我应该在每天早上 7 点到 8 点饮用十字路浴场的水，12 点饮用国王浴池的水，每次饮用 1/4 品脱。”为什么要如此古怪地做到一丝不苟呢？“来此地的人都告诉我，虽然医生的处方颇为郑重，但要求精确的时间与饮量，纯属荒唐。”[53] 不过，为什么不能试一试呢？“我知道或许没用，不过也或许有用啊，我应当严守法则。”[54]

彭罗斯几乎每天都给家里的女儿写信，在其中的一封信里，他曾提到克里斯托弗·安斯提（Christopher Anstey）所著的《新水疗指南》（*The New Bath Guide*）。一位亲戚去世后，安斯提这位英国国教牧师便前往巴斯，以便恢复健康。为了安慰自己，他撰写了一系列“诗歌体书信”，目的是“抨击愚蠢之举”。《指南》一书出版于 1766 年，先后有过 20 多个版本，1798 年罗兰森还为一个新的版本绘制过插图。[55] 这一系列版画合称《沐浴之舒适》（参见图版 24），讽刺了人们在温泉浴场里的社交与医疗活动。

《指南》之所以广受欢迎，部分原因就在于其中含有许多城市名人的精彩片段。此作虽然宣称旨在提醒粗心的游客注意人生旅途上的“漩涡与礁石”，但也可以视为一种喜剧风格的简要记录，以便让游客在度假胜地举止得当。其中的高潮部分，叙述了“患有多胆汁症”的马修·布拉德黑德对医生为他与妹妹两人进行诊疗，以及他们饮用各种水的回忆：

我发现自己胆汁多，女人神经质；
身心俱松弛，乾坤也颠倒，
都患上了疑病、梗阻与坏血症，
这些疾病，医生必定全都知道，

因为他说到了腹膜与结肠，
说黏稠的体液扰乱女性的心神，
不洁的东西让腹部肿胀；
但我听到体内的声音有如雷鸣，
我发现它是左肺里出现的胀气，
医生每天都送来许多药物，
Post singules liquidas sedes sum end
Ad crepitus vesper' & man' promo vend.
译成英文，就是我们必须服用一种饮剂，
才能驱走每次运动之后产生的胀气……[56]

读者显然想知道，这位主人公所患的疾病是不是纯属医源性的，即是不是由医生造成的。“我们看了《新水疗指南》，这是一系列诗歌体书信，描述众人的举止与谈吐，”彭罗斯曾如此写信，“书中有部分内容写得很好，但整体来看，却不值 5 先令。不过阅读此书是一种时尚，谁会不追求时尚呢？”[57]确实如此，也许最重要的一点还在于，优秀的病人必须要随波逐流。

巴斯的医疗活动成了医学界的焦点，颠覆了医学基于理性而非轻率胡闹的观点。那里是一个经典的狂欢之地，形成了自己的规矩。斯摩莱特所著的《佩里格林·皮克尔历险记》中的主人公佩里格林·皮克尔曾因他在巴斯遇到的医疗闹剧而大为恼火，于是他搞了一个恶作剧。一位患有痛风的上校将自己的病痛归咎于一名无能的外科医生，然后来到了这个温泉浴场，决定自行治疗。这种想法很愚蠢：他的疗法毫无效果，他只能卧床不起。一天早晨，佩里格林派了一个人去延请城中所有医生，吩咐他们尽快去诊疗那位上校。大家匆匆赶到之后，却被告知病人还在睡觉。于是，他们挤在屋子里，开始极其武断地讨论起上校的病情，尽管此前还无人见过这位病人。有人说："此人患有慢性关节炎。"另一人说："此人患有痘疹。"而第三位医生偶然想到了"久治不愈的坏血症"。他们的观点，竟然都有"古代以及现代众多医学作家的不同语录佐证"。医生们争吵得不可开交，以至于把病人吵醒了，令其痛苦不堪。然后，他们又一窝蜂地涌进上校的卧室。被这些令人讨厌的医生围住后，上校竟然"用令人不可置信的敏捷速度从床上跳起来"，抓过一根手杖，朝众人劈头盖脸地抽了过去。对佩里格林一角而言，这究竟是一种精明的治疗策略呢，还是说仅仅揭露了一种普遍存在的骗局？[58]

时髦的温泉疗法不仅曾被喜欢讽刺挖苦的诗人与小说家提及，也曾被医生自己揭露。托马斯·贝多斯曾解释说，温泉水疗是一种骗局，旨在利用赶时髦的傻瓜。这位都市医生先是列举了他那些"有趣的处方……传闻、恭维、闲谈……皆为权宜之计，目的是分散患者的注意力，令其不要多想自己越来越糟糕的健康状况"。[59]然而，这个冗长复杂的过程其实也拖不了多久。待到病人精疲力竭之时，就该说出"旅行"这个神奇的词语了，因为一位亲切的家庭医生又怎能"忍心想到一位好友之子或好友之女逝于家中，死于眼前"呢？[60]于是，医生就会"建议病人前往道利什、埃克斯茅斯、兰兹角，或没人知道究竟有多远的地方"。[61]尤其是，他们还被送往贝多斯本人所在的布里斯托尔，当成"霍特维尔斯的病例"（这是对尸体的雅称）——甚至有人在布里斯托尔教堂门口竖起一块牌子，上面写着"凡入此门，当放弃所有希望"。[62]

这出有如巡回马戏一般的黑色喜剧，是由荷加斯所说的“殡葬公司”担当“导演”的。他们在这些温泉浴场“表演”，职责就在于管理此种狂欢活动。这些假冒的“演员”还得到了一些外行助手的免费协助——每一处水乡，都有一位“高尚的贵妇”，担任着“主持医疗仪式的女人”的角色，[63]她们在医疗市场上愉快地为新来的信徒提供指导，嘴里说着“当然了，亲爱的，除了某某医生，您不会想找其他任何一位医生问诊的”。[64]

所以，这完全是一种致命的死亡之舞（*danse macabre*），是一种流动的死亡艺术。[65]巴斯、斯卡伯勒和马尔盖特等地，被视为“为部分医生提供便利及为部分医生提供慈善的机构”，可令家庭医生很方便地拥有“一个现成的藏尸所，可将一具半死不活的尸骨投入其中”。[66]温泉浴场不过是江湖医术的巨大市场罢了，且对正规医生与非正规医生来说都是如此——因为疑病症患者与过度关注自身健康者“珠联璧合”，都渴望获得关注，都渴望时髦地染病于身。

在接下来的那个世纪里，病房对于世人的作用与温泉浴场对乔治王朝时期的人的作用相同。温泉浴场极适合被讽刺，病房则适合多愁善感——一些人孤独而伤感地写作。维多利亚时期的许多名人，都曾枕于病榻之上，孜孜著述。病房与写作的关联性，也变成了一种老生常谈——许多人还深入思考过生病与作家境界之间的密切联系，陶醉于孤独的力量之中。“卧于榻上，关上窗帘，隔绝阳光，全然忘掉世间的一切，真是一场美梦！”查尔斯·兰姆曾如此问道：

> 假如世界上有帝王一般孤独的地方，那就是病床了。病

> 人躺在床上，是何等的威风；病人反复无常，行为是何等的任性！他统治着枕头，多么像一位国王——可以翻转、抛掉、移动、放低、捶打、抚摸、揉搓，回应疼痛的太阳穴不断变化的要求……
>
> 疾病扩大了自我的范围，涵盖了病人本身，患者成了自己唯一的目标。极度的自私，就是疾病灌输给患者的唯一义务。[67]

在维多利亚时期的小说中，病房是一个具有真挚感受和享有养尊处优之平静的避风港（参见图 6.8）。例如，奥利弗·崔斯特 * 就"怡然卧于"布朗洛先生家中的一张床上，"享受着无限仁慈而关怀的照料"。[68] 疾病"是福也是祸"的双重性，成了小说故事中的一种惯例，至于哈莉叶特·玛蒂诺所称的"病房生活"的治疗意义，也有大量的证据。[69]"我很久没有如此幸福、如此心存感激了。"弗洛伦斯·南丁格尔曾在其祖母的病榻之旁写道。这一句话，就预示了她未来的病房生活：她将病达 50 年之久。[70]

乔治王朝时期的病人，曾须表现得自信果断，因此，他们很容易因为固执或软弱在文学作品及画作中受到嘲讽。正是软弱，让狄更斯的读者喜欢上病人所处的那种困境。令人神清气爽的笑声，变成了同情的泪水。

---

* 英国作家狄更斯于 1838 年出版的长篇写实小说《雾都孤儿》里的主人公。

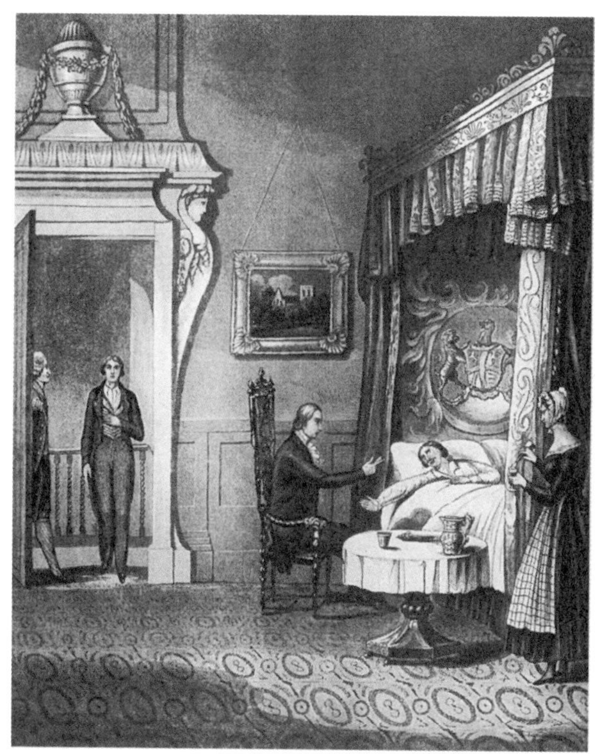

图 6.8 《病房》，19世纪。选自《贵族生活》中的一幕。

7　局外人与闯入者

在《天壤之别：英美思维中的市场与戏剧，1550—1750》中，吉恩 - 克里斯托夫·阿格纽（Jean-Christophe Agnew）提出了近代早期两种显著的社会秩序模式：一方面是市场的观念，另一方面则是“尘世舞台”的观念。是不是真的像此书标题所表明的那样，它们之间具有“天壤之别”？且随着时间的推移，后一种模式取代了前一种模式？或者说，它们是不是恰好相反，属于同一枚硬币的正反两面——戏剧本身属于推销技巧的问题，而市场则是一种表演艺术呢？医疗市场有没有过自己的舞台表演呢？本章探究的，就是这个问题。

我一直认为，1800 年以前的医学曾以一些相当戏剧化的方式表现自己，而其不同的分支也有各自正式指定的角色需要扮演，且每个分支都有其独特的（经过皇室认可的）头衔、徽章、学历证明、进入程序，事实上还各有神秘深奥之处。不过，我们应不应该根据这些表面的东西接受这个公共领域，而不将其当成动荡时期试图明确职业界限，并在职业变迁当中确认秩序的证据呢？

许多历史学家以前也持有此种观点，并为世人描述了一种等级森严的职业，其中的精英医生——即第五章里论述过的名医——位于等级顶端，外科医生与药剂师等级较低，且每一层级都各有自己的管理机构加以监管。内科医生享有最高的威望，诊金也最贵，因为他们在大学受过教育，所以“医学”也成了一种有学问的、通识性的职业；外科医生的医术地位较低，因为这是一种涉及流血的手工技术；药剂师则处于最底层，因为其本质上不过是在经营商铺（参见图 7.1）。

然而，过去几十年间的研究已表明，这样一个封闭而稳定的行业金字塔无疑是一种脱离实际的浮夸模式。无论对一些人如何有益，这种模式都与实际情况相距甚远。现实中，英国的医疗实践既不稳

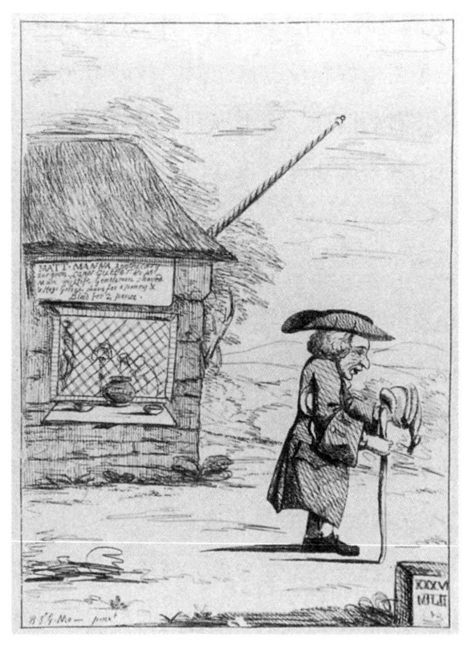

图 7.1 《乡村药剂师马修·曼纳》，马修·达利，1773。

图中药铺窗户上方的招牌中写着：马特·曼纳，外科医生兼药剂师。切除鸡眼等，兼男助产士。剃须，兼阉猪。剃须一便士，放血二便士。

对地位低下的药剂师进行此种嘲讽，是当时的常见现象。

定，又鱼龙混杂（随着时间的推移日益如此），传统的法律规定在实际上和法理上都受到了挑战，受到了削弱或者忽视。这种官方体系的不稳定性与边缘化，在很大程度上是由于苏格兰一些大学在18世纪获得了巨大成就，尤其是爱丁堡大学与格拉斯哥大学，它们培养了大批医学人才。不同于在牛津与剑桥，苏格兰的学生同时学习内科知识、外科知识，实际上被培养成了一种新型的、突破固有模式的全科医生。苏格兰的大学毕业生深入到各个集镇与新兴的工业中心，将所有的医疗职责结合成单一的追求，形成了“家庭医生”的雏形。

家庭医生在维多利亚时期开始盛行，到了20世纪也仍是英国医疗行业的支柱。[1]实际上，英国乔治王朝时期的医生并未被限制在封闭的团体内部，就算他们在礼仪上有所约束，受到了某种程度的法律限制，也是如此。无论是第五章中论述过的伦敦精英，还是外省普普通通的埋头苦干之人，不管他们愿不愿意，大多数医生都属于医疗市场上的个体经营者。这个市场对他们的服务需求虽然变幻莫测、有起有伏，却在不断增长，丰厚的经济回报吸引着那些魄力非凡、精力旺盛或运气很好的人。像伊拉斯谟斯·达尔文这样的外省医生，年收入可以达到1000英镑以上，足以让他们过上舒适的生活。即使是集镇上那些普通的外科医生兼药剂师，每年也可以赚到500英镑。乔治王朝时期的英国日益崇尚自由放任主义，医学摆脱了种种拘泥于法律条文的行业与团体限制。不同于法国或德意志诸公国，英国特许的官僚医疗机构并未规定谁可以行医，而宫廷任命的皇家官吏既没有权力限制人们进入医疗行业，也无权许可和监管这一行业。在英国，凡是有机会的地方，医生就可以行医：他们遵守的，主要是供求关系方面的法则。[2]

因此，人们对行医者进行的文学与艺术描绘，就应该从这个角度来加以解读。正如前几章所示，讽刺医生的形象通常都描绘了他们自吹自擂或受困于一种官方等级制度陷阱之时的情景，比如：爱摆架子的内科医生及其假发、手杖和盖伦的半身像，粗俗臃肿的外科医生，以及柜台边身穿围裙的药剂师——所有这些刻板形象不屈不挠地发挥着作用。但是，对于这些日益不合时宜却持久存在的描绘，我们不能仅理解其表面含义：它们主要暴露了公众对于医疗行业内部谁是谁、谁该做什么等问题的不安与不确定。

外科手术的固有形象表明，它是一种手工技艺，需要用到的是手而不是脑子（参见图版 25）。外科医生的职责，就在于治疗外部之疾（皮肤病、疖肿、伤口与损伤）、接骨，以及实施简单的手术。负责治疗性病的，主要也是外科医生。由于外科手术与理发都需要使用剃刀，故二者长久以来不分彼此，而“伦敦外科医生兼理发师协会”的历史也可以追溯到 1540 年。一直到 1745 年，这两个行业才分道扬镳，各走各路。[3] 粗鲁的外科医生，为漫画家、喜剧演员和批评家提供了无穷无尽的牺牲品。“看在上帝的分上，只要活着，就不要再请医生看病了！”1786 年赫伯特勋爵接受了“屠夫波特”的治疗之后，有人如此向他建议。在这种情况下，“屠夫”纯属脱口而出，实际上，圣巴塞洛缪医院的外科医生珀西瓦尔·波特一点儿也不粗俗。[4]

外科手术之所以让人们心存疑虑，很大程度上是由联想导致的：不是因为外科医生无能，而是因为外科医生所做的大多数事情都很血腥、令人痛苦，并且必然很危险。同时，外科医生还不得不去治疗一些令人憎恶的疾病，比如下疳。像佩皮斯那样勇敢的人，会宁愿接受手术、用手术刀切除一颗膀胱结石，也不愿忍受一辈子的剧痛。幸运的是，这位日记作家毫发无损地活了下来——对我们而言，这也是一件幸事。然而，在 19 世纪中叶开始采用麻醉剂与消毒规程以前，人们几乎不可能实施手术。在此之前，外科医生唯一惯于切开的人体就是尸体，目的则是验尸和进行解剖教学。

然而，一些具有开创精神的外科医生通过强调他们所用的技艺的种种优点，含蓄地与那些不切实际、言过其实的内科医生进行对比，将外科医术依靠体力、需要动手的特点上升为一种培根哲学（Baconian）的美德。“我可是实践者，而不是学院派。”英国斯图亚特王朝时期最著名的外科医生理查德·怀斯曼曾自豪地说——这是一种脚踏实地的自我形象，也曾为海军外科医生詹姆斯·汉德利所承袭：此人在 1710 年曾称，外科医生必备的素质就是“手稳、眼明，做一个诚实的人”。[5]

诚如托比亚斯·斯摩莱特在其第一部小说《蓝登传》中描述的那样，公众对外科医生的医术之所以不太认可，部分原因就在于，他们认为即将成为外科医生的人接受的培训与参加的资质考试既肤浅又马虎。1740 年，年轻的斯摩莱特因为贫穷不得不去找工作，在“奇切斯特号”船上做二等外科医生的助手。当时正值“詹金斯的耳朵战争”（War of Jenkin’s Ear），这艘船即将被派去增援位于西印度群岛的弗农上将。后来，他便把自己的这段经历转移到了小说中的主人公蓝登身上。

蓝登得知，为了获得从事外科医生助手职业的许可证，他须前往外科医生学会。抵达之后，他被一位教堂执事唤至一群表情严肃的考官前（参见图版 26），后者询问了蓝登的资历，然后提了一个愚蠢的问题来考他："假如在海上交战的时候，有人头部中枪，送到你这里，你该怎么办？"不出所料，这种毫无意义的考试最终以要求他交费了事。[6]

出发从军之前，刚获资质的外科医生助手通常都会到药剂师学会购买药箱，然后上船。不过，蓝登刚一离开外科医生学会，还没有费此周折，就遭到了一帮强行征兵者的袭击：

> 我穿过伦敦塔码头时，一个身材矮胖、黄褐色头发、身体一侧挂着衣钩、手里拿着一根短粗棒子的家伙一边朝我走来，一边叫道："哟嚯！兄弟，你一定得跟我走。"我不喜欢他的模样，便没有理会他，而是加快了步伐，希望摆脱此人。可他吹了一声响亮的口哨，另一名水手马上就出现在我的前面，抓住我的衣领，开始拽着我走。我可不愿受到这种对待，便使劲挣脱了那个袭击者，用棍子使劲一击，那人一下子倒在地上，一动不动了。可转眼之间，我就发现自己被十几个人围住了，只得使出浑身解数，腾挪躲闪，丝毫未落下风，以至于对方一些人不得不抽出短刀来攻击我……最终，我的头上被砍出一个大伤口，左颊上也挨了一刀。[7]

如此一来，这就成了他从军后的第一次受伤！

然后，我们的主人公就被人拽着登上了"雷霆号"。该船的船长信奉一条非常简单的医疗理念："听着，先生，我的船上可没有什么病号，绝对没有！”他被带到了外科医生的办公室里，那是一个宽度不超过6英尺的正方形房间，被药箱和一面帆布屏风包围着，他大感震惊：“让我更感惊讶的，不是人们会死于船上，而是病人会在船上康复。”[8]

接着就是检查伤病员，这完全是按照奥克姆的准则进行的。因此，对船长毕恭毕敬的外科医生麦克沙恩检查完第一个发烧的病号后，他便坚持说那名水兵的身体相当健康，“船长则把此人送至水手长的助手处，并且下令说，此人装病，应该马上在舷梯上挨一顿狠揍”。[9]

这种情况是事实呢，还是纯属一种奇谈？不管怎样，外科手术在现实和小说中都继续背负着一种相当离奇的名声。然而，到了适当时，一些提升形象的做法便为其赋予了一丝科学气息。[10]约翰·亨特出生于1728年，当时他的哥哥小威廉正好10岁，亨特是父母所生的10个孩子中最小的。1748年，亨特投奔当时正在伦敦担任解剖学教师的威廉，后者则把这位弟弟安排到圣乔治医院和圣巴塞洛缪医院去上外科课。在圣巴塞洛缪医院，他被威廉·切塞尔登收为弟子。当时，威廉·切塞尔登已经因为实施截石术异常迅速而声名远扬，且在上流社会建立了密切的人脉关系——对于一名外科医生而言，这种情况是非常罕见的。

出于健康原因，与斯摩莱特并无不同的约翰随后获得委任，成了军队里的一名外科医生，并且加入了一支远征军。那支远征军于1761年拔营出征，参加了“七年战争”中的一场战役。也正是在这一时期，他积累了丰富的经验，并在他那部了不起的《血液、炎症与枪伤论》中体现了出来，此书出版于他去世之后的1794年。

1763年2月，亨特开始在皮卡迪利大街的黄金广场开业行医，同时进行范围广泛的实验性研究，结交了许多顶尖的科学家与博物学家，并于1767年当选为皇家学会会员。第二年，他被任命为海德公园圣乔治医院的外科医生。此后，他开始讲授应用解剖学与外科学。许多顶尖的外科医生与解剖学家，都把他们的早期训练与后来的成就归功于此人的教学，其中就包括他的得意门生、牛痘接种的先驱爱德华·詹纳。亨特并不仅仅是一位实施手术的外科医生，还赢得了非凡的声誉——他是后来的新生理学实验科学的先驱，还被世人称为这门科学的奠基人。有一次，詹纳曾写信给他的导师请教刺猬的行为。亨特回答道："光想有什么用，为什么不做实验呢？"采取科学的方法，具有重要的意义。[11]

约翰·亨特的4部主要专著，即《人类牙齿的自然史》《性病论》《动物机体某些部位的观察》和《血液、炎症与枪伤论》，涵盖了发炎、休克、血管系统疾病以及性病等课题，曾被业内支持者奉为外科手术从手工技术发展为科学学科的标志。[12] 如果说在维多利亚时代麻醉剂和李斯特抗菌消毒法被引入之前，这门学科的实际应用与范围无法从根本上改变，那么，其修辞性的描述在很久以前就已发生改变了。约翰·亨特辞世之后，世人常常对其致以敬意，因为此人充分实现了培根式的手与脑、体力与脑力劳动的可贵结合，也正是由于这种结合，人们才宣称外科医术升华成了一门真正的科学。维多利亚时期的外科医生詹姆斯·佩吉特曾经想起这位奠基人式的偶像，如此强调道：

> 应当牢记他为外科医生所作的贡献。此人之前，（外科医

生）在这个行业里地位卑下……他们屈居于内科医生之下，并且人们认为这是非常公正的事情，因为内科医生不但在他们从事的这种职业里学识更加渊博，也是修养更高、受过良好教育的绅士和准绅士。我们可以看到，从亨特所处的时代起，这种情况就出现了显著变化。内科医生虽然体面地保持着他们的地位，就像如今一样，但外科医生的地位上升了……确实，亨特将我们造就为绅士的功劳，胜过了史上任何一个人……诚然……我们要想保持绅士的地位……必须掌握最高水平的科学文化。[13]

“屠夫”的污名，就此被科学的外科医生这一神话所取代了。

由塞缪尔·加斯那些语气轻蔑的诗句来看，人们向来认为药剂师的地位低下，因为药剂师实际上属于生意人，其经营场所既肮脏又俗气：

他的药铺，只有粗俗的人会去注视，
有异国饰品和本国玩具将它点缀。
这里干尸横陈，腐臭难闻，
那里龟甲高悬，令人称奇……
店里药物成堆，腐烂发霉，
还摆着干燥的膀胱和拔下的牙齿。[14]

因此，人们把药剂师描述成粗野而无教养的人，就是一件完全合理的事情了。

在法律上，药剂师曾经属于内科医生的下级：内科医生开具处方，药剂师负责配药。这样一种安排孕育了潜在的敌意：药剂师其实比他们的上级更了解药物，希望自己有权开处方，从而“取悦”患者，因为如此一来，患者就无须支付高昂的诊金给内科医生了。在伦敦，这种情况曾引发内科医生学会与药剂师公会之间的龃龉，随后又导致了本书第五章中已经叙述过的“药房之战”。[15] 药剂师在“罗丝案”中获胜，他们在事实上获得了内科医生的身份，而自此以后，在兴旺繁荣的医疗市场上，药剂师就成了一个不容小觑的角色（参见 7.2）。罗伯特·坎贝尔曾在 1747 年指出，有些药剂师“会实施外科手术和助产术，并且经常越俎代庖，行使内科医生的职责，尤其是在乡村地区，他们常常业务繁忙，在行业里变得出类拔萃”。也就是说，在这个全民皆商的国家里，药剂师成了新兴的全科医生。[16]

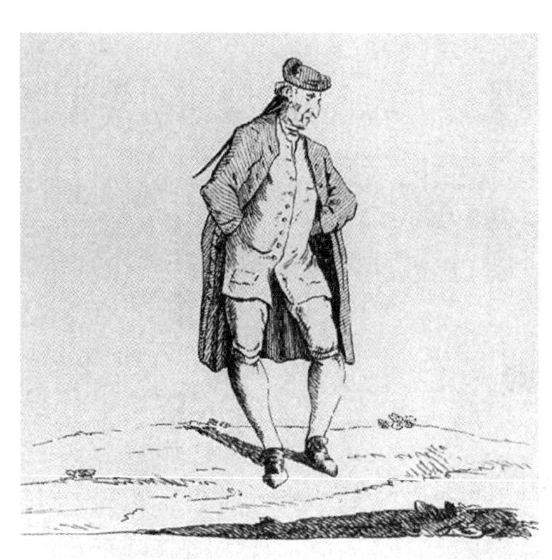

图 7.2 《纨绔药剂师》，马修·达利，1772。

这是达利所作的系列版画中的一位药剂师。无论以何种形象出现——无论是图中这种时髦的形象，还是本章前文中描述的那种朴素寒酸之相——药剂师仍然是漫画家们取笑的人物。

一种业已过时的历史编纂学理论认为，在伊丽莎白·加勒特·安德森、索菲娅·杰克斯－布莱克以及维多利亚时代其他女性英雄人物成功地“攻克堡垒”之前，女性一直都被排除在医学领域之外。然而事实上，女性在整个近代初期都密切地参与了医疗实践，在治疗儿童、仆役、家人、朋友和邻居等方面都大受欢迎。[17]“疟疾肆虐，”乔治·伍德沃德牧师曾称，“我妻子自称可以治愈疾病，引来患者无数……她配制的散剂果然大获成功。”[18]亨利·菲尔丁曾为妻子寻访“最佳拔牙者”，最后找到了一个“极善此术的女子”。有些女性医者还名利双收，尤其是乔安娜·斯蒂芬斯，此人曾以5000英镑的天价，将她那能溶解膀胱结石的“溶石剂”秘方卖给了英国议会。而莱斯特郡的萨拉·黑斯廷斯与弗伦奇夫人这两位“专治寄生虫病的女医者”，则因皇家学会的《哲学会刊》上登载了她们的疗法而永留史册。“我的舌疾……是寄生虫导致的，一如下文所述。”托马斯·邓特神父曾写信告诉埃德蒙·金爵士，并提到他曾在德·拉·克罗斯先生著于1693年的《天才回忆录》中看到过一个叫萨拉·黑斯廷斯的人能够治愈这种寄生虫病的说法：

> 于是，我便急忙询问，想知道现在还有没有这种治疗寄生虫病的女医生。听说莱斯特郡有一位很出名的女医生之后，我便决定写信给她，详述我的所有症状，并且尽可能地解释清楚。我收到了她的回复，她确信我患上了寄生虫病。我决心试一试，因此乘坐马车前往莱斯特。刚一到达，女医生弗伦奇夫人就检查了患处，然后马上说，她认为这种疾病确实是寄生虫导致的。

> 第二天，她便开始给我做手术……用小刀刺进感染的部位，放了一点儿血，不久后，她便用一块小小的压舌板和另一种工具开了一些小孔，一次就挑出了五六条虫子。将虫子从肌肉中挑出来的时候，她还清清楚楚地拿给围观的人看。那些虫子都是活的，晃动着脑袋，但比普通的蛆虫稍微小一点儿。
>
> 就这样，在不到 8 天的时间里，她从我的舌头里挑出了一百多条虫子，它们的大小差不多都一样，只有两条很大，她说那是溃疡导致的。[19]

乔治王朝时期最有名的医生中，有一位就是埃普索姆的女接骨医生萨拉·玛普。当时，埃普索姆是一个广受欢迎的温泉疗养胜地。最风光之时，此人每个星期都会乘坐四骑大马车进城，去城里的希腊咖啡馆，她在那里行医接诊，还给皇家内科医生学会会长汉斯·斯隆爵士的侄女治过。一些歧视女性的民谣诗人都对她加以颂扬，比如，有位诗人曾在 1736 年如此吟诵道：

> 你们这些伦敦的外科医生，都是头脑不清的人。
> 驾着你们的马车，购买了你们的庄园，
> 住手吧，因为你们应当感到羞愧，因为你们的自尊荡然无存，
> 因为埃普索姆的女医生已经远远强过了你们。
>
> 倘若女人无缘无故也能去行医，
> 知识与上学究竟还有什么意义。
> 这会让你们惊讶，会阻遏你们行医，

> 因为女子行医现在已经开始。

萨拉·玛普那副肥胖臃肿的粗俗之貌中，无疑蕴藏着巨大的力量。

在狄更斯笔下的塞瑞·甘普这个人物出现之前，护士曾被人们描绘成老懒鬼、醉鬼与马虎大意的人。比如，罗兰森就描绘过此种实例（参见图版 27），来证明前文已论述过的《人生之苦》中的一段话：

> 你卧病在床的时候，雇来的护士的作用，就是敞开你的卧室房门，像船上的马一样在房间里踩着脚到处走动，用滚烫的牛乳酒喂躺在床上的你，弄熄炉火，而不是好好将炉火烧旺。你需要使唤她的时候，她早已沉沉睡去，你呼唤她的时候，她用鼾声回应。她会在不恰当的时候把你叫醒服药，然后误把硝酸当作镇静剂给你服下，如此等等。[20]

而且，护士这种受到贬损的形象，还类似于同属一类人的助产妇形象。后者正如罗兰森描绘的那样（参见第八章），是身材高大、粗俗难看、破衣烂衫的女人形象，带着一个“搬弄是非”的瓶子。通过联想可知，助产妇这种令人厌恶的魁梧体格，就表明传统的分娩并不那么令人愉快。[21]

女医生与女护士对正规内科医生的尊严造成的挑战，被罗兰森在《英国的死亡之舞》（参见图 7.3）中表现出来了。在这个“病房场景”（Chamber Scene）中，三位内科医生和一名护士正在照料一位老者。医生们每日前来，为患者开具各种饮剂与丸剂——这种勤

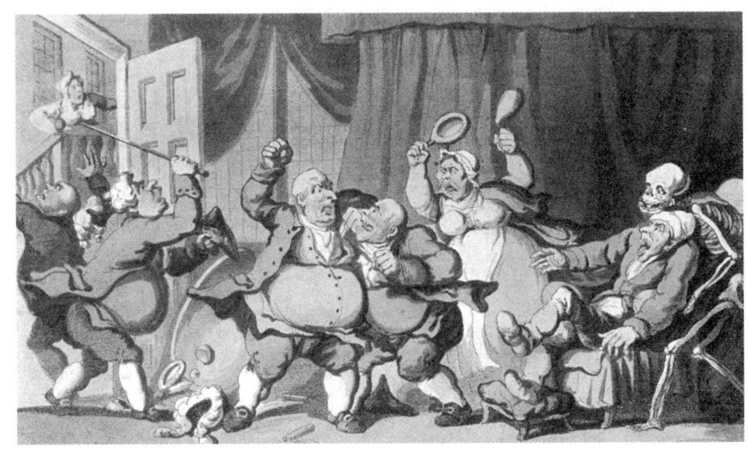

图 7.3　《死亡之舞：病室之战》，托马斯·罗兰森，1816。选自《英国的死亡之舞》。

所附文字（由罗兰森所撰）为：塞缪尔先生，似乎已有80岁了。腿瘸、体衰、耳聋，眼睛也几乎瞎了，只能坐在扶椅上。不过，人们都说活着就有希望。三位医生每天都郑重其事地前来，获取他们每天的薪酬。一名护士也很辛勤，定期来看护病人，直到病人死去。其间或者更久，护士都是病房里的女主人。她为病人做饭，孜孜不倦地关怀和照料着病人。可医生们每天仍然前来，带着诊金而去。

版画下方的文字为：三位医生同治一位病人，难怪死神会来临。

勉可谓尽职尽责。可他们一走，老妇便把药剂通通倒掉，用厨房里的药剂取而代之。医生们最终发现这种做法之后，便斥责护士大逆不道。他们不断咒骂，护士则以牙还牙，双方之间爆发了一场混战。混乱当中，死神似乎正在震惊不已的病人耳边低语：

> 这些怪人意见不一之时，
> 你该收下我的这个方子。
> 既无痛苦，也不要诊费。[22]

1542 年，英国议会制定了后来所谓的“庸医宪章”（*Quack's Charter*）：

> 兹令……自此以后，国王陛下的所有臣民都可以合法地获取草药、根茎和水的性质等知识和经验，或者经由推断和实践获得上述知识与经验……使用内服或外敷药物，治疗体表的疮疖、伤口、肿胀、疾病，或者根据巧妙的经验与知识使用任何草药或膏剂、浴剂、敷剂与灰膏，都是合法的。[23]

很显然，当时的人都认为，传统惯例由此得到了妥善对待和尊重——反正，当时也没有充足的、获得了执照的医生来为所有国民治病。得益于这一立法许可，在接下来的数个世纪里，将有成千上万人把一定时间投入医疗领域，并由此让自己的收入大增。比如，从事药品零售的杂货商与小商贩，售卖一瓶瓶色彩鲜艳的“灵丹妙药”的流动摊贩，拔牙的铁匠，都是如此。而且，每个村庄里都有“神婆”（wise woman）和“乳娘”（wet nurse），她们都精通草药知识与“秘术”（她们当中，很少有人受到施使巫术的指控）。士绅与神职人员则以他们具有医学知识为荣，并且纷纷出于虔诚、义务与需求而给他们的仆役、家人与教区居民治病。政治家威廉·普尔特尼曾在一次乡间旅行中急需获得医疗救助，当时有人告诉他：“这里没有人会医术，只有住在 3 英里外的一个人可以治疗。他是一位优秀的内科医生，曾经用放血疗法医治附近的每一个人、每一头牛犊，他还是一位相当不错的外科医生，因为他起初是一名阉猪的屠夫。”[24] 这种临时性的医疗行为，并非总受到人们的推崇。伍德福德牧师就曾因为请一位老朽年迈的蹄铁匠拔牙而遭遇了可怕的经历：

> 我派人去请这个教区里一个名叫里夫斯的拔牙人，他在 7 点钟左右前来，为我拔掉了牙齿。可是，他的技术实在糟糕，竟然撕裂了我的大片牙床，折断了一颗牙齿的齿冠……然而，我还是给了这位老人 2 元 6 角，我觉得他年纪太大、视力不佳，已经不适合拔牙了。[25]

当地的一些医者能力不足，而那些到处游历的经验主义派医生也有可能是彻头彻尾的无赖。但在医疗行业还没有兴隆到足以养活永居当地的乡镇眼科医生、疝气治疗者、牙医及诸如此类的医者之前，还是有一些人身具治疗眼疾、牙病或耳疾的真正本领的，他们为人们提供了有益的医疗服务。此外，一些行医者还曾声称自己具有非凡天赋，或许他们也确实拥有这样的天赋吧。爱尔兰绅士瓦伦丁·格雷特雷克斯发现，他可以通过按头礼*来治疗疾病。随着名气渐增，此人来到了英格兰，甚至在查理二世的宫廷里举办过治疗会，令心怀嫉妒的内科医生与持怀疑态度的科学界人士都惊愕不已。[26]然而，乔治王朝时期英格兰的所谓"圣医"（holy healer）却没有法国或意大利那么多，虽说主要是因为新教与天主教之间具有宗教差异，但在一定程度上也是因为江湖郎中在英格兰可以大发其财。[27]

19 世纪以前，医疗行业并未系统发展，且未获得合法性，更不

---

* 按头礼，基督教的一种仪式，即以手掌抚头顶进行祝福。

用说拥有什么声望了。不过，某些类型的行医者却正在为自己开拓细分市场。其中，牙医在乔治王朝时期成了一种更加文雅和有利可图的行当。诚如我们刚刚所述，拔牙曾经是各种各样的人都用尽手段想去从事的一项职业（参见图版 28）。然而，一种新的、更好的牙医类型却率先在法国发展起来了。这种牙医在维持基本拔牙技术的同时，还开创了牙齿保护工作，并且专攻制造假牙与研究上流社会日益需要的美容效果，即一张漂亮的面孔与得体的微笑。公众对新、老两种牙医之间差别的认知，曾经是罗伯特·戴顿一些形成鲜明对比的版画的主题。在《乡村拔牙者》一作中，一名蹄铁匠——也许就像伍德福德请来拔牙的里夫斯一样——正在一些身强力壮的工友的协助之下，用一把大钳子在铁匠铺里给人拔牙。相比之下，《城镇拔牙者》呈现的，却是一位优雅的女士在自己家里接受拔牙手术时的情景。画中那位衣着时髦的牙医——模样据说与意大利人巴塞洛缪·鲁斯皮尼相似，后者先是在巴黎行医，后来才到巴斯开业接诊——使用的明显是一件“现代”工具，即一把牙钥（tooth-key），且有一个衣着光鲜的黑人男孩相陪，替他拿着工具箱。在当时的版画中，这种黑人男孩十分打眼。[28]

如第三章所述，随着人们开始重视外貌，前途无量的牙医便开始向人们灌输一口好牙无比重要的观念（参见图版 29）。[29]“大名鼎鼎的伯纳德夫人与戴维先生是从柏林来的牙医，”一群善于取巧、鼓吹相貌必须美丽英俊的人曾大张旗鼓地宣扬说，“他们刚刚再度抵达约克郡古德拉姆盖特角斯特迪先生开的玻璃店，现谨向公众介绍他们的手术情况。”他们都干些什么呢？

> 他们可以移植人类的牙齿，或者给人镶假牙，一颗至整副假牙都可以。他们所用的方法，要比我国牙医此前所用的方法简单、高明得多。他们的珍珠膏尤受推崇，可以让牙齿恢复天生的洁白与美丽（不管牙齿多么污暗而无光泽），还不会损坏牙釉质。[30]

然而，这个行当里也有阶级之分这种大煞风景的情况，因为就像如今的非法器官移植一样，牙齿移植也意味着要先从穷人嘴里以微薄的价格拔取健康的牙齿，再植入富人的牙床之上（参见图版 30）。[31]

为了吸引人们的注意，同时又不让人们去关注他们实际干的勾当，有些牙医喜欢大力进行自我宣传。第三章中曾经提及过的马丁·范·布彻尔（参见图 7.4）是一位织锦制造工的儿子，1736 年出生于佛兰德斯，后移居英国，接受了良好的教育。他弄断了自己的一颗牙齿后，牙科似乎引起了他的兴趣。于是，他成了约翰·亨特的弟子。我们应该还记得，这个约翰·亨特不是别人，正是《人类牙齿的自然史》一书的作者。

范·布彻尔发挥其专长，制作了一副副安有弹簧、绞接于黄金枢轴之上的假牙，并且声称这种假牙可与牙龈、牙槽及上颚完全贴合，而“无须拔掉牙齿残端，不引起疼痛”。这种假牙将舒适性与实用性结合起来，不仅是“有用的装饰”，而且具有独特的功能，“对口齿清晰大有裨益”。[32]

与所有江湖郎中一样，范·布彻尔也极注意形象。在 1777 年 3 月 1 日的《圣詹姆斯纪事报》上，他曾大肆宣扬其住址与行医业务以吸引有钱人光顾：

范·布彻尔是一位外科医生兼牙医，全年每天上午9点至下午1点于格罗夫纳广场蒙特街北部的诊所出诊，周日除外。

诊所门上有医生名号，为大理石雕就。咨询价格：2英镑2先令。拔牙或拔除残端价格：每颗1英镑1先令。安装假牙价格：每颗5英镑5先令。安装整排下假牙价格：42英镑。安装整排上假牙价格：63英镑。安装整副假牙价格：105英镑。安装天然牙价格：每颗10英镑10先令。诊金须先支付。

The Famous Mr. MARTIN VAN BUTCHELL
Pupil to the Late Dr. Hunter.

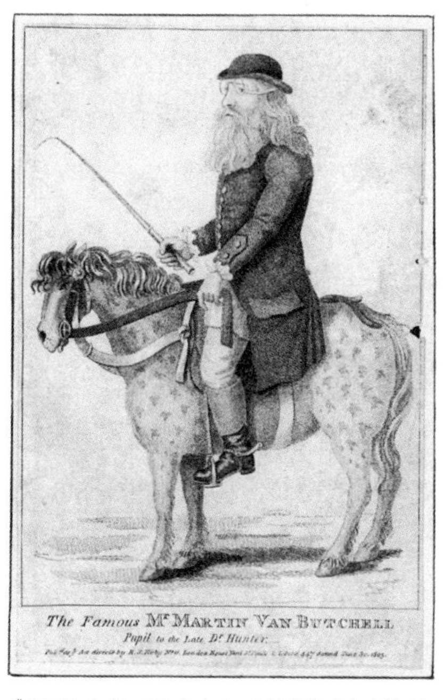

图7.4 《名医马丁·范·布彻尔先生，已故亨特医生的弟子》，1803。

除了身兼疝气带制作者，范·布彻尔还自诩为“松紧带（当时的绅士都曾用这种带子来束扎紧身短裤）、马蹬铁底托、马鞍弹性肚带以及诸多类似物件的发明者”，他曾宣传过其“新发明的弹力袜带……会让（女士们）无比快乐（她们理当如此！）”。1791 年，吉尔雷描绘了霍巴特夫人试穿一双袜带时的情景。这是一位曾经声名赫赫，此时却没落的女演员，这幅装嫩的画作令观众想起她曾经主演过的《妮娜或爱的疯狂》里的一幕。据说，有了袜带相助之后，连她也可以恢复青春之态，重拾逐渐逝去的荣光呢！

虽说范·布彻尔有可能感激过吉尔雷的关注，可他或许并不需要这种关注，因为此人就是自己的宣传机器。他经常骑着一匹点缀着大块黑斑或紫斑的白色马驹穿行于伦敦城，留着长长的白须、身着具有异国情调的服装出现在公众面前：连裤衬衫、背心、马裤与长筒袜，一身皆白，持着一根系在手腕上的大骨头——那是一根短棍，当时的人曾戏谑地称之为“驴颌骨”。

“几乎每条街道、每座村庄中，都有众多骗子、庸医与江湖郎中，”17 世纪初，在牛津大学任教的罗伯特·伯顿发过这样的牢骚，“他们背负着恶名，高尚而有利可图的医术因为这些卑劣无知的人而受到了世人的诟病和鄙视。”[33] 著有《忧郁的解剖》一书的这位作者将上述众人称为“卑劣无知者”实属过于简单和带有成见。不过，他的观点大体还是站得住脚的：直到进入 19 世纪，城镇与乡村地区都有过且仍然存有许多非正规的行医者（参见图版 31）。他们与妓女一样，既广为世人所利用，却又饱受世人之诟病，这就是江湖郎中的可悲宿命：

他们用荒谬的承诺蛊惑心灵，
凭借折磨人类的事情而生意兴隆。
他们毫无道义，他们贪婪、鲁莽，
这种大胆之徒还把他们夸耀的劣质之物合成——
酊剂或者糖浆、膏药、滴剂或者丸剂。
多么奇怪啊，在这种邪恶的行当当中，
有才干的人竟然被愚蠢的人骗蒙。
那种人的本性说明，我们应当把他们清除出街巷，
连同他们买下的土地、宅邸、庭园与别墅……[34]

传统上，江湖郎中行医之时与小商小贩无异。他们会身着俗丽花哨的服装，由一名会出谜语、敲鼓与摔跤的小丑（或许还有一只猴子）协助，在集市上搭起舞台，引来一群人。接着帮几个人拔拔牙，免费分发几瓶糖浆，再售出几十瓶，然后就出城离去。[35]托马斯·霍尔克罗夫特曾经描述了儿时在威斯贝齐集市上看到的江湖郎中，当时正值1770年前后：

我跟着“快乐的安德鲁”和他的鼓手穿过街道，被他的滑稽举动逗得哈哈大笑，这实在是一大出乎意料、极其美妙、极其稀有的乐事。

等他身后跟着一群热切的观众回到舞台上之后，医生主人会命令他骑上马。我们会看到，他用滑稽的姿势跳起来，接着半直着身子落下，假装痛得大叫，按着自己的屁股，说他的锁骨已经脱位，央求主人来给他治疗。可主人踢了他一脚，他便

一跃而起，翻了个跟斗，又衷心地感谢主人治愈了他，可一转过身来，却做了个鬼脸嘲笑主人。[36]

就连晚至维多利亚时代末期，也还有一名“美国”江湖郎中“塞夸”，在全国进行极度戏剧性的表演，靠着兜售一种据说来自北美大草原、根据印第安原住民智慧制成的药品而引起过轰动。可实际上，这位“牛仔”却来自英国约克郡。[37]

从商业角度来看，乔治王朝时期非正规医生当中最具创新与开拓精神的，并不是霍尔克罗夫特笔下的这种在集市上流动、面对面兜售药品与行医的人——他们的做法是源自中世纪意大利的一种传统行为——而是那些开拓大众市场、发展品牌专卖与售卖专利药品的人，尤其是那些利用引人注目的广告宣传带来种种可能性的人。一些幕后企业家曾利用报刊杂志提供的机会，借助改良后的通讯与分销网络（税路、邮政服务与零售商店），大量兜售他们的秘方，比如安德森的苏格兰丸剂、胡珀的女性丸剂、拉德克利夫医生的通便名药、特林顿的丸剂、贝特曼的镇咳滴剂、达菲的万能灵药、斯托顿的进补灵药，以及其他各种药物。在短短的 20 年时间里，詹姆斯的散剂就售出了约 1612800 包。[38]

然而，一些有魅力的表演者在其大胆行为与夸张之举的助力下依然十分显眼。这些行医者因明目张胆、派头十足的炫耀遭到了具备清教徒气质的英国人的无止无休的鄙视与诅咒：“你应当像墨丘利一样，手中必须始终带着一根手杖或者魔杖，杖头有麝猫香盒，行走的时候应像西班牙人那样庄严。”有人曾怒声向这种人提出嘲讽性建议：

> 你的桌上，应当始终摆着某位古老陈腐的希腊或阿拉伯作家的作品，以及科尼利厄斯·阿格里帕所撰《神秘哲学》中的第四书，你要将书敞开供观众消遣，还应放上半打镀金的先令，表明你当日上午收了很多的诊金。[39]

为了获得成功，江湖郎中必须长于形象管理，让自己的名字经常出现在新闻当中。约书亚·“斑点”·沃德此前因为牵涉詹姆斯二世党人事件而流亡法国。在得到乔治二世的赦免并于1733年返回国内之时，他曾确保自己的回国之行得到了广泛宣传。“本月的报纸上刊登了一则异乎寻常的广告，”《绅士杂志》的一份双面插页广告声称，“宣传约书亚·沃德先生用一种药物，即一种丸剂或滴剂治疗所有疾病的伟大疗法。此人刚从巴黎回国，他在那里进行过类似的治疗。”[40]

尽管没有接受过医学教育，沃德却因他的“丸剂或滴剂”而名利双收。这些制剂他做得合规合矩，成功在海军中进行分发。他起初是一位药品染料商，后来竟然当选为议会议员（这是另一种非常注意形象的事业），但在1715年詹姆斯二世党人暴动期间逃走了。在流亡法国期间，他发明了令他声名鹊起的药物。利用这种广受赞誉、甚至被亨利·菲尔丁颂扬过的“丸剂”，沃德一直善于结交文学界人士，他逐渐让自己变成了一个受人敬重的慈善家。他在伦敦为患病的穷人捐建了4家“医院”。治好了案卷主事官约瑟夫·杰基尔爵士之后，他便在授权内科医生学会检查药品的立法中获得了独一无二的个人豁免权。而把乔治二世脱臼的拇指归位之后（不出所料，王室的御医都出现了误诊，说乔治二世患了痛风，可沃德却是一个比他们厉害得多、左右逢源的高手），他又获准出入宫廷，并且争取到许多特权，其中包括他可以自由乘坐那辆装饰华丽的六驾马车穿过圣詹姆斯公园。国王与江湖郎中也可以合得来，彼此相交甚欢。[41]

沃德十分勤勉，不但为国王按摩拇指，也逐渐美化了自身的形象。艺术界的一位朋友阿戈斯蒂尼·卡里尼为他制作过一尊全身雕像，后来沃德还相当勇敢地把它捐赠给了伦敦的皇家艺术学会。据说，之前沃德每年都会向卡里尼预付费用，要求他将这尊雕塑留在其工作室里，如此一来，主顾登门时就会以为卡里尼正在为沃德制作雕像。托马斯·巴德威尔为沃德绘制的一幅具有寓意的肖像画，如今仍然悬挂在皇家外科医生学会，该画体现了这位神秘的自我主义者在公众心目中的典型形象，即有力地结合了追名逐利与服务他人两个方面。画中的“不列颠尼亚”领着一群生病的穷人来到沃德面前，送给他一袋金钱，作为对其善行的回报。沃德则指着代表“慈善”的那个人——一位正在给婴儿哺乳的母亲，她的身边还有两个孩子——并且吩咐说，钱不应当给他，应当给那位母亲。“时间”拉开帷幔，却表明站在“死神”与那群患病穷人之间的正是沃德。该画所附的诗句说明了一切：

> 啊，是你，慷慨的沃德，我们见到你真是三生有幸，
> 前来求你施善的人，摩肩接踵。
> 痛苦的穷人、病人、跛子、瞎子，
> 都来这里寻求解脱，并在你这里获得了解脱。[42]

江湖郎中拥有无限的创造力，能够想出许多引人注目的自我宣传方法。曾在圣托马斯医院师从威廉·切塞尔登研习医术的约

翰·“骑士”·泰勒原本是一位技术精湛的眼科医生，可他后来并没有以正规的外科医生为业，而是以流动医生的身份行医，并且利用惊人的想象力，过上了一种派头十足的生活。他凭借出色的天赋，充分开拓了表演者巧舌如簧的名声，创造了一种巧妙的英语散文风格，将华丽的术语嵌入拉丁句法的倒置语序之中，他坚称自己有真正的雄辩之术，“以前还从未有人用我国的语言尝试过”。当时，拉丁语仍然具有权威性。[43]

泰勒本人也曾被人们绘制过许多肖像画，其中的他有时魅力四射，有时却滑稽可笑。漫画家托马斯·帕奇所绘的一幅画作，描绘了一位助手抓住患者，“骑士”则在实施手术，摘除患者的一只眼球，他将眼球扎在叉子上高高举起。这位江湖郎中的礼服上饰有如眼睛一样的珠宝，这既说明了他的专长，也暗示出他是靠让主顾们失去视力来谋生。就像描绘詹姆斯·格雷厄姆的许多滑稽画或讽刺画，泰勒的这幅肖像画与其他讽刺性质的漫画作品很可能都得到了他本人的默许，符合“所有宣传都是好宣传”这种公认的观念。

诚如其三卷本的自传中所言，在欧洲各地行医之后，泰勒最终成功跻身于上流社会，而苏格兰人詹姆斯·格雷厄姆也心存鸿鹄之志。此人出生于时运不济的1745年，是爱丁堡一位马鞍匠的儿子，后来，他曾在爱丁堡大学研习医学，师从门罗·普里默斯、布莱克、惠特与卡伦等人，只不过与他自己的说法相反，他并未毕业。[44]1770年，他结婚成家，定居于庞蒂弗拉克特，随后又移居到了美国。在雪莱祖父的资助下，他开始在美国行医，结识了本杰明·富兰克林，成了一位热衷于电疗法的医生。18世纪70年代末游历欧洲之后，他开始在有钱人云集的巴斯行医，并且遇到了历史学家凯瑟琳·麦考利（她后来嫁给了他的弟弟）以及德文郡公爵夫人乔治亚娜这样的优质患者。在成功的鼓励下，他前往伦敦碰运气。1780 年，他在斯特拉德河畔时尚的阿德尔斐开设了“健康圣殿”，一边教学以及利用多种媒介进行精彩的表演，一边行医，宣传刚刚流行起来的电疗法。

这座“圣殿”的房间里，到处都是电机、莱顿瓶、导电体和绝缘玻璃柱，还有一把“电椅”和各种化学仪器，以及雕塑、画作、彩色玻璃窗等种种吸引人们注意的东西。音乐轻扬，空气中弥漫着香水的味道。门厅里装饰着拐杖与规形夹，令人想起过去人们朝拜的神殿。据说，这些拐杖和规形夹都是如今已病愈、不再需要它们的患者当作还愿的祭品留下来的。格雷厄姆还在“大阿波罗公寓”讲学，兜售他的秘方，并在一些年轻性感的“健康女神”的协助下进行展示，旨在招徕顾客。

格雷厄姆成名的主要原因之一，就在于他的“成仙床”（Celestial Bed），这是一种治疗不孕不育症的器械，每晚租金为 50 英镑，可治疗阳痿与不育患者：

> 那张床长 12 英尺、宽 9 英尺，用 40 根做工精细、色彩斑斓的玻璃柱子支撑着。床上的穹顶精美绝伦，里面放着味浓、馥郁而缥缈的香料，熏香物和精华素，集滋阴壮阳之功于一体，四周萦绕着音乐，燃着提神的火光，床的一侧则盖有明亮的玻璃窗格，供人窥测。[45]

床上铺着彩色的丝绸床单，床垫里塞满了“最牢固、最有弹性的鬃毛，是用高价从英国种马的尾巴上取下来的”。曾有流言称，当时的人会聚集在“圣殿”之外，看哪些名人会前来接受这项服务——堪比如今“粉丝”们对电影明星与乐坛明星的追逐。

这项奢华浮夸的服务价格不菲，而没过多久，由于受到债权人责难，格雷厄姆便离开了阿德尔斐，搬到了蓓尔美尔街，并在那里举办了关于生育的“淫荡”讲座，旨在让自己继续受到公众关注。而最有意思的是，在更多“健康女神”的协助下，他又开始倡导泥浴，鼓吹泥浴具有无所不能的治疗功能，他像苦行僧那样，接连几日都让人把他赤身埋于泥里，同时一直都在斋戒和讲学。用于泥浴时的最佳泥土，当属“取自汉普斯特德山山巅且新鲜有冰的冷土”，他还坚称，对忙碌者而言，即使是在衬衣下绑一块草皮，也总比什么都没有强。

罗兰森曾经描绘了这样的场景：格雷厄姆监督着一位身材肥胖的主顾脱掉衣服、扔掉拐杖、摘下假发，享受别人帮他擦洗背部之后埋入一条泥沟中的乐趣。图中其他主顾都不同程度地陷入了一丝不挂和苦恼不已的境地，而一位绅士正走下轿子，步履蹒跚地迈向类似的命运。男女主顾之间，只用一条被单隔开。掉落的帘子，则暗示了帷幔是如何落下，如何让端庄与德行蒙羞的。[46]

“我曾听他讲学，内容就是一些所谓的泥浴的益处。”亨利·安吉洛看到距潘顿街不远处展示的一场“格雷厄姆式”泥浴之后，曾如此说道。

> 当时，那里有一群观众，男女都有……都是为了听他那精妙的讲座。房间中央有一堆土，土堆的中央有一个坑，里面放

> 着一条凳子。我们等了很久，都开始不耐烦了，大家高喊：“医生，医生！”几次之后，他居然只穿着里衣现了身。他先鞠了一躬，然后坐到凳子上。接着，两名带着铲子的男子开始铲土入坑。随着土逐渐堆到他的肚脐处，他脱下衬衣，此时土已经堆到了他的下巴，而这位医生全身上下也没有衣物了。接下来，他便开始讲座，详细地论述了泥浴的各种妙处，说泥浴能让人强健身体，等等，内容足以让贤淑的女士脸红。[47]

正是像安吉洛这样喜欢讲闲话的人热心联手，才造就了江湖郎中身上的神秘色彩——直到他们因为其他某种在媒体上引起轰动的现象而决定抛弃江湖郎中，才作罢。

1783 年，由于被债权人逼着变卖了资产，格雷厄姆只得像巡回演出剧团一样开始在路上宣传自己的疗法与信条，实际上，此时的他更像是一名巡回传教士。他称自己已经“脱胎换骨”，开始宣扬一种热烈却又另类的福音派基督教。随着时间的推移，他日益偏执，变成了一个名副其实的杂耍救世主（Messiah）。他后期打着基督教旗号的一些做法，比如在大街上脱得一丝不挂，将他的衣服分给穷人，让一些人直言他已疯。这个热切追求长寿，并且集医生、演员与传教士身份于一身的人晚年究竟会有什么样的光景？该问题的答案因此人于 1794 年过早去世而无从得知了。

格雷厄姆等人的职业生涯，不能用常规的医学历史分析方法进行阐述，因为他们的“事实”全都属于虚华的说辞和幻想的泡沫，是他们巧于形象塑造和夸大其词的证明。一如媒体上的其他医生，格雷厄姆在故事、漫画、讽刺作品、讥刺文章与蜚短流长形成的泡沫的鼓舞下，凭借耸人听闻之举与放肆的行为，不断地营造和再营造出一种具有欺骗性的“信不信由你”的氛围，获得了巨大的成功。骗局、丑闻和公众的错觉，就是他们获得成功的关键。

一些非正规医生，也闯进了这个以张扬的财富为标志，魅力与流言并存的领域。据称，泌尿外科医生西奥多·迈尔斯巴赫拥有的财产“可敌德意志王公”。[48] 纳撒尼尔·古德博尔德起初是一位面包师，却成功推广了一种能够令人返老还童的“植物香脂”，最终竟然用 30000 英镑买下了一幢乡间别墅。艾萨克·斯温森原本是一位呢绒商，却收购了“维尔诺氏植物糖浆”，据说这种合剂每年的销量达到了惊人的 20000 瓶（此人还声称，其中的 2/3 都是由医疗人士直接或者间接订购的），这让他的年收入达到了 5000 英镑。[49]

这些人，可以跟对应的上流社会形成密切关系。威廉·里德起初是一位裁缝（这是另一种需要注意形象的职业），后来却成了一名成功的眼科医生，不但发了财，治疗过安妮女王，还在 1705 年“因无偿为失明士兵与水兵服务”而被那位赏识他的君主封为骑士。他曾雇用葛拉布街的一位诗人创作了《眼科医生》一诗，好让他名垂千古：

> 不列颠君主的身份何其尊贵，
> 女王安妮也微笑着亲自赏以恩赐，
> 神圣的手将美丽的花冠编就，
> 封伟大的里德为她的眼科御医！

横跨这两个领域之后，他既成了文人的恩主，也成了文人嘲讽的对象。[50]

正是江湖医术的本质，才让他们遭到了此种痛斥与讥讽。[51] 但在一个以“购者自慎”为口号的自由市场中，就连正规的医生，即拉德克利夫和伍德沃德（如第五章所述），也必须求助于广告与自我推销。当然，尽管江湖郎中们口若悬河地吹嘘所谓的特效药，但也有大量的正统医生凭借专利药物与出售秘方声名鹊起，并对直接的和间接的广告宣传毫不在意。在牛痘接种先驱爱德华·詹纳提出要推销一种新的牙石催吐剂专利药时，他的导师，即伟大的约翰·亨特告诉他，可以放手去干：“我正在宣传你的牙石催吐剂，说它是牙石催吐剂之王……可以叫‘詹纳牙石催吐剂’，或者你中意的其他名字。”[52]

暗讽正规医生与经验派医生并无二致曾是许多讥刺作品背后的寓意，比如罗兰森描绘医者互殴的一幅版画就是如此（参见图版32）。[53] 画中的场景位于苏活区的弗里思街——即使那时，此地也是伦敦的娱乐之都——其中的主角则是我们刚刚提到过的艾萨克·斯温森。这位江湖郎中，正躲在其药铺外堆着的一瓶瓶“维尔诺氏植物糖浆”后面。他的对手，是一个由理发师兼外科医生与药剂师组成的邪恶同盟，他们对这位势不可当的经验派医生导致自己业务受损感到愤怒。正规医生如此与江湖郎中争斗，显然是让自己堕落到了后者的层次，这充分证明，指责他们实际上属于一丘之貉的观点是正确的。这一点，也正是荷加斯《殡葬业承办者》的主题（参见图7.5）。图中下方那些相貌威严、自视甚高的学会医生与上方几个臭名昭著的江湖郎中——就是我们刚刚提到过的约书亚·“斑点”·沃德、萨莉·玛普与约翰·“骑士”·泰勒——之间真的有区别吗？没

ET PLURIMA MORTIS IMAGO
The Company of Undertakers
Beareth Sable, an Urinal proper, between 12 Quack-Heads of the Second & 12 Cane Heads Or, Consul-tant. On a Chief Nebulæ, Ermine, One Compleat Doctor issuant, checkie sustaining in his Right Hand a Baton of the Second. On his Dexter & Sinister sides two Demi-Doctors, issuant of the second, & two Cane Heads issuant of the third; The first having One Eye conchant, to-wards the Dexter Side of the Escocheon; the Second Faced per pale proper & Gules, Guardent. —
With this Motto — Et Plurima Mortis Imago.
Price Six pence

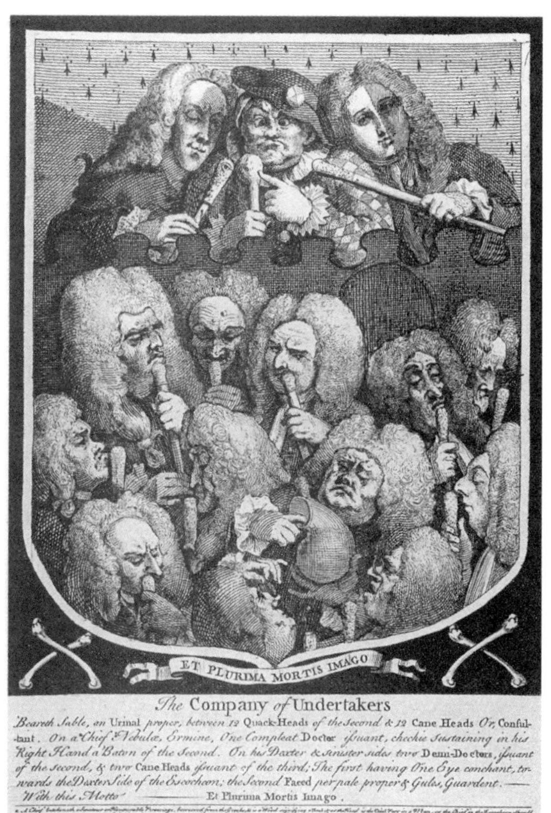

图 7.5　《殡葬业承办者》，威廉·荷加斯，1736。

荷加斯在这个虚构的纹章上，通过纹章学的种种愚蠢特点讽刺了医生与江湖郎中，以及他们的虚假学问。纹章图案上方的三个半身像，是三位臭名昭著的江湖郎中的肖像。左边是荒唐的“骑士”约翰·泰勒。他是眼科医生，或称“教皇、帝国及皇家眼医”，其手杖上标有一只眼睛，他正斜睨着接骨医生“疯狂的”萨莉·玛普夫人（她打扮得像个小丑），后者正指着她那根骨头形状的手杖。右侧则是约书亚·“斑点”·沃德大夫，之所以得此绰号，是因为他脸上有一块胎记。纹章的下半部分，则是对12位爱摆架子、狂妄自大的医生进行的人物刻画，他们大多数人都在假模假样地一边深思，一边嗅着手杖头。其中一人端着一把满满的尿壶，准备尝尝尿液的味道，而另外两位戴着眼镜的同行则凝视着尿壶。所有医生都穿着深色西服，戴着及肩假发。

有，因为荷加斯的座右铭是“*et plurima mortis imago*”，即处处皆为死亡之面孔。[54]

江湖郎中曾被人们责难为骗子，但愤世嫉俗者对所有职业都持有一种萧伯纳式（Shavian）的看法，从本·琼生、巴特勒（Butler）、盖伊、斯威夫特和蒲柏，再到亨利·菲尔丁，这是“一个江湖郎中的世界”。[55]

在一个商业资本主义获得胜利与消费主义兴起的时代里，医疗从业者的业务不断变化，而其不同分支的官方名称和既定角色也成了公众关注的对象。行医者本身可能希望突出这个行业的独特属性、符号与标志，比如内科医生的假发、外科医生的锯子、药剂师的杵臼——出于完全不同的理由，讽刺作家可能也怀有此种希望。在批评家笔下，这样的形象就成了要求行医者遵守秩序的手段。自我提升的需要提供了一种明确的认识：随着商业社会各方各面都在发生变革，他们必须要改变形象以谋求职业成功。

8 职业问题

近代初期的医学，曾经引发了人们的焦虑与不信任感。“我碰到了外科医生福布斯先生，他正准备杀掉几位病人。”威廉·霍兰德曾于1800年在日记里如此写道。然而，这位牧师自己却经常利用福布斯先生的同行专家提供的“杀人”服务。[1] 喜欢记录逸事的画家约瑟夫·法灵顿曾经转述过戈登公爵夫人一句较为礼貌但极尖刻的挖苦之语：“我们的内科医生近来身体有恙，无法外出，所以派人来了解我们的情况。我回答说，从他生病以来，我的家人身体都好得很。”[2]

当然，世人的怀疑态度与医疗行业本身一样古老。民间谚语提醒公众，死神与医生就像小偷与小偷一样亲密无间。医生们不信仰上帝，有谚语“三位医生当中，就有两位不信神”。[3] 柯勒律治曾经揣摩道：“医生是有神论者，尤其是基督徒的现象，实在是罕见。”[4] 随着这个行业迅速发展，并且似乎变得过于繁荣，批评之声四起。[5]

医疗行业在公众心目中的恶名，是行业内部的竞争激发出来的。18世纪伊始就发生过“药房之战”，[6] 后来，伦敦的外科医生与理发师分道扬镳，继而又是1774年的“华威巷之战”。正如我们在塞缪尔·福特的剧作《瘸腿魔鬼》中所见，“华威巷之战”是内科医生学会的一场内斗。[7] 甚嚣尘上的江湖医术，以及后来替代医学流派的兴起（比如顺势疗法），使得这一领域里不可能出现任何一种联合阵线（参见图 8.1）。

相互竞争的医生们似乎永远都势不两立。这种局面，还因为富有的患者都喜欢听取第二种、第三种、第四种……直到无数种意见而永远存在。1765 年患上恶性热病卧床不起之后，大卫·加里克曾称他“延请的医者不下 8 位”，接着又颇为狡黠地说：“虽然因为日久劳累而稍不如前，但我还活着，并且情绪不错。”[8] 曼德维尔笔下的人物米索美敦一边假装惊讶地转着眼珠子，一边如此感叹道：“真是奇怪啊，对于医术的基本要点，最杰出的医生之间竟然意见不一致。”[9]

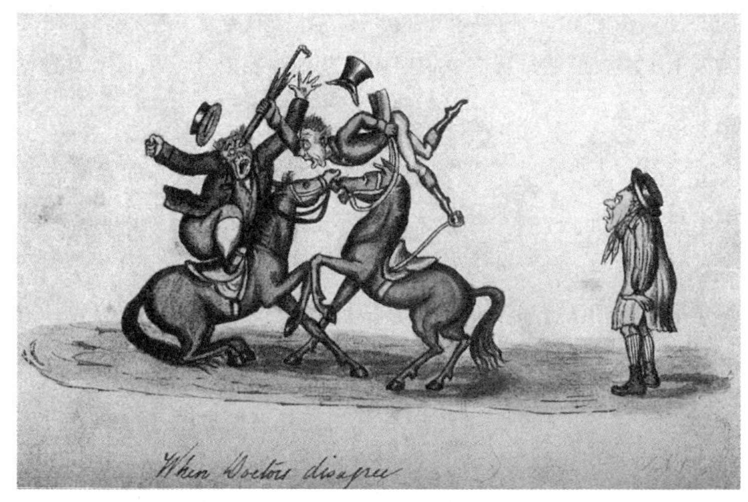

图 8.1 《医者见相异》

两位骑在马背上的医生之间的暴力对抗，揭示了医生之间出现意见分歧时的敌意。

> 医生们意见不一致，应该由谁来作决断？
> 最明智的决疑者，也像你我一样心存疑虑。[10]

蒲柏也附和过这一问题（他的答案为：死神）。

尽管口口声声说要发扬集体精神（*esprit de corps*），可医生们还是会当面争吵、背后偷偷说别人的坏话，这一点是出了名的。法灵顿记下了外科医生安东尼·卡莱尔爵士在一场晚宴上对所有医生的贬损之语：

> 他说雷诺兹是个软弱的人，所以在需要睿智和洞察力的时候，其就不是一个能够作出决断的人。他承认莱特索姆的理解力在雷诺兹之上，但说此人仍然技不如人。他说乔治·福代斯大夫因为酗酒而自杀了……至于弗朗西斯·米尔曼爵士，他虽然称赞此人通情达理，医术高超，却仍然怀疑此人是否有丰富的经验。提到阿什大夫的时候，他说此人在医疗行业里最有见识，还有记忆超群的优点。他说新近去世的弗雷泽大夫是因为饮酒过量，伤及了部分内脏，导致身体受损，不过，此人近来其实已经戒酒了。他还说沃恩大夫虽然是个举止可亲得体的人，却没有强大的意志力。[11]

他还接着唠叨道：“病人又该怎么办呢？”

这一行业的各个分支，都曾不遗余力地相互诋毁。“每一种技艺都会有对手。”乔治王朝时代初期伦敦的外科医生丹尼尔·特纳先是谦和地承认，接着又愤愤不平地证明了自己的观点，称“非常奇怪”

的是，外科手术这门技艺“让盲人复明，让聋人有了听觉，接续脱臼与断骨，让人体脆弱的结构恢复惯常的健康与活力，竟然有这样的一个（敌人）”。[12] 尽管如此捍卫自己所在行业的尊严，但对那些实际行医的人，特纳的评价却不高。公正之心令他不得不承认，“众多（伦敦）居民都受到了残害，因为有……大量无知、居心叵测”的伪外科医生。其中，街头的江湖郎中属于“人民的公敌”，接骨者是“杀人的凶徒”，理发师则是所有邪恶而可悲者当中最坏的人。他曾震惊而恐惧地揭露说：“他们的杆杖之上没有汤碗的形状、没有某种夸示他们可以实施外科医术的其他标志，这几乎是一种罕见的现象！”尽管他们如此标榜自己，可几乎所有的理发师其实都“不懂外科手术”。[13]

1788 年乔治三世发疯之后，发生了医生在公开争斗中被出卖的著名例子——或许，医生们也曾陶醉于这种公开的争斗。“医生大战和对抗的流言甚嚣尘上。”贝琪·谢里丹曾因震惊于皇家御医们毫无遮掩的争吵而如此惊叹。御医们甚至无法在乔治三世是否发疯这一点上达成一致意见，就更别提乔治三世能否康复了。受召前去为国王进行治疗的，是托利党人精神病医生弗朗西斯·威利斯神父。此人其实只是外省一家精神病院的院长，却（莫名其妙地）也是一位牧师，故受到了伦敦上流社会医生的冷落，其中就包括前文已经提及的超级老滑头理查德·沃伦。沃伦是一位辉格党人，其职业前途取决于亲辉格党且时任摄政王一职的威尔士亲王。御医们每日就那位疯王的健康状况所发出的简报，内容竟然完全不同。[14] 有时，竞争甚至会演变成一场决斗，就像米德与伍德沃德两人一样。19 世纪的苏格兰外科医生格伦维尔·夏普·帕蒂森也是出了名地喜欢动粗。[15]

这样的争斗，或许会导致人们不再无声地对医疗行业持有怀疑态度。而这种怀疑，对医疗技术的进步来说是不可或缺的。医生所说的话若是晦涩难懂，有可能会让困惑的患者毫无头绪。就像舞台演说一样，专业性的“展示性讲话”自然也会利用语言的力量来换取敬畏，然而若是付诸极端，这样做就会让人们产生疑虑，认为医者所说的不过都是骗人的行话，纯属为了让人捉摸不透。

戏剧本身就是揭露这种把戏的最佳手段，正所谓“以贼捉贼”，还有谁会比剧作家更适合于去“揭穿”医生呢？在17世纪初托马斯·米德尔顿创作的《公平争吵》里，决斗中受伤的上校俯卧在榻上。“有什么希望没有？”他那心慌意乱的妹妹问道。

> 外科医生：“希望，辣椒奇迹般地排出来了，小姐。”
>
> 妹妹：“这是什么意思？先生。”
>
> 外科医生：“我不太在意他食道上的伤口，不太在意，请相信我。不过，一旦碰到膈膜、小肠或脊髓髓质，或者高贵的排泄器官根部，我恐怕他会晕厥过去。肋腹向背部收缩，尿液带血，大便有脓，颜色刺目刺鼻。”
>
> 妹妹：“唉，这种回答决计不会让我放心。”[16]

该剧夸张地演绎出了医疗从业者态度激烈的戒备性攻击，这种态度在菲尔丁的《约瑟夫·安德鲁传》中也体现了出来。亚当斯牧师问那位给主人公进行治疗的外科医生：“他伤着哪里了？”医生却恼火地反驳道：“你对受伤了解多少呢？”然后说出了一连串的讥讽之语，羞辱了牧师一番：“出去游历过没有？或者在一家医院行过医？研习过盖伦与希波克拉底的著作没有？”牧师被这番话镇住了，便低声下气地回答说，如果医生允许其知晓“伤情”，他将不胜感激。“先生，他的伤情已经跟死人没什么两样了。”医生厉声回答道，继而开始炫耀其知识，“他头部的挫伤已经穿透了枕骨的内膜，并且已经导致一条与颅包膜相连的细小神经游离。”[17]约翰·威尔逊在谈及一位受伤的人时曾举过此例，说：“据我所知，最大的危险……就在于外科医生晦涩难懂的话语。”[18]

高深莫测的医生与目瞪口呆的听众之间的交谈，成了漫画中惯常描绘的场景。《杰克，放下*——患有酒糟鼻发热》（参见图版33）一作曾夸张地呈现了行业术语那事与愿违的效果。画中描绘了一位生病的水手与医生之间的僵局，因为双方都囿于各自的行业用语。一位身材瘦削的老派医生蹲在一门大炮旁边，看着一位醉醺醺的躺在吊床上的生病水手。两人的模样都体现出了他们从事的职业，因为各自所说的话（在外人听来）都不知所云，且都穿着怪异的服装。医生头戴三角帽，戴一顶抹了粉的假发，还戴着眼镜。他左手提着药箱，右手拿着一个标有“发汗药”字样的药瓶，他的胳膊下夹着那根大名鼎鼎的手杖，口袋里则露出一个灌肠器和一瓶“泻药”，身旁还有一套杵臼，以及两颗炮弹（俗称为“弹丸”）。“别动！我必须治疗你的酒糟鼻，杰克！”医生大声说道，

> 你必须剃掉头发，我只需要取你20盎司的血，然后你服下这剂药和整盒丸剂就可以了，我还得给你灌肠。

---

* “放下”（hove down）在航海业里指“让船向一侧倾斜”，图中生病的水手听不懂。

图中的水手身穿海员的条纹衬衫制服，系着颈巾，回答道：

> 停下我的“格罗格”号。把缆绳拴在那儿，医生，真见鬼，您的行话让我心烦！您尽管击打船体，但要是让我跟您一起抽您那甘油烟斗的话，我就惨了。*

所以，说行话的人会自食其果——而且双方都显得同样可笑。

德国旅行家冯·阿肯霍尔茨曾称，英国的医生会争先恐后地向人兜售各种各样的医疗服务，且不得不说，其中许多听起来都相当险恶：

> 一个人会告诉您，说他开的疯人院等着您去光临；第二个人则开着一家照看弱智者的寄宿所；一个性情温和的男助产士会在某些情形下给女士以最大的关照，并且承诺严守秘密；内科医生说他们能包治百病，诊疗费用却微不足道。[19]

这个市场，竞争可能异常激烈。一些精明的行医之人习得了江湖郎中的秘诀，他们成为老到的自我宣传者，并且充分利用了出现在他们面前的各种宣传机会。威廉·罗利是牛津大学的医学博士，著有许多的通俗医学作品，是一个出了名地喜欢大肆宣传自己的人。报纸上的一篇新闻报道如此开头：

---

* 医生说的是“酒糟鼻”（grog blossom），水手指的却是自己的船“格罗格号”；医生说的是“灌肠”（clyster），水手却听成了“甘油”（glyster）。

> 几天前，住在卡文迪什广场哈雷街的巨富汉基先生不幸误喝了一满杯的古拉德法铅提取液，而铅是自然界中极具破坏力的东西和确凿无疑的毒物。在这种令人惊恐的情形下，汉基先生似乎异常坚定，强自支撑着，以为自己马上就会死去。然而，由于有住在同一条街上的杰出医生罗利大夫的巧妙相助，他最终幸免于难。我们高兴地告诉大家，汉基先生现在已经完全恢复健康了。[20]

此种吹嘘之语，显然全都是罗利一手炮制出来的。

人们对医生的怨言当中，最常见的就是他们都明目张胆地唯利是图，这一点不足为奇（参见图 8.2）。“已经照福布斯先生的账单付了钱，”萨默塞特郡的牧师威廉·霍兰德曾愤愤不平地说道，“这个人想尽法子敛财，他的账单令人害怕。”[21]

伯纳德·曼德维尔本身虽为医生，却也以诗嘲讽过医者的贪婪：

> 医生对名利二字的看重，
> 超过了患者恶化的健康。[22]

同时，医生们也被描绘成了只顾赚钱的人：

> 你若是告诉医生，说你生了病，
> 医生所做的，只是开具一份账单。

马修·普赖尔如此简明扼要地概括了这一点。[23]

医生们的不菲收入，让人们既心怀嫉妒，又颇为神往：像拉德

Printed for & Sold by CARINGTON BOWLES, at No.69 in St.Pauls Church Yard, LONDON.
The RAPACIOUS QUACK.
The Rapacious Quack quite vext to find,
His Patient Poor, and so forsaken.
A thought soon sprung up in his mind,
To take away a piece of Bacon.
487

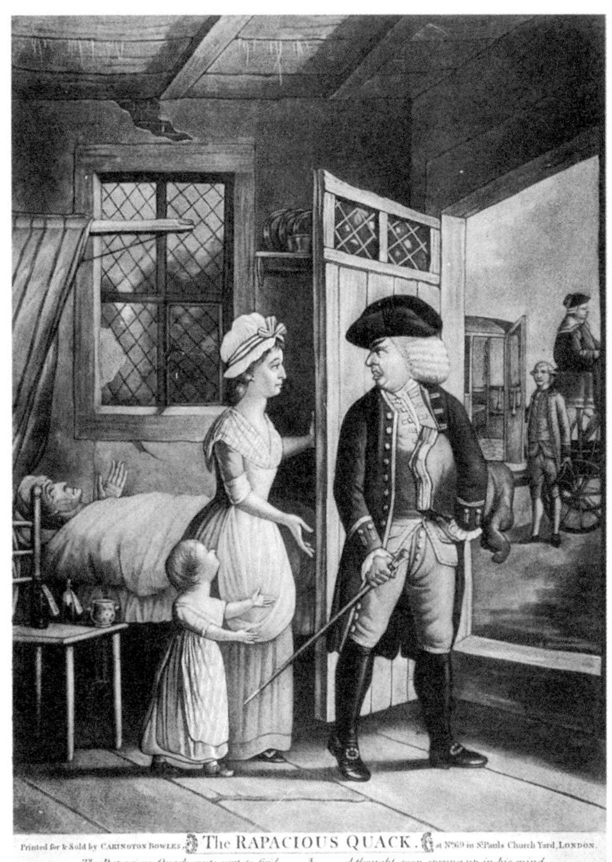

图 8.2 《贪婪的庸医》

图中贪婪的医生要求一个贫苦家庭用一条熏猪腿支付诊金。这幅画描绘了流行于18世纪晚期的一种典型的感伤场景，将穷苦的农民家庭描绘成具有朴素美德，却遭到权贵剥削的家庭。下方的诗句为：

贪婪的庸医十分恼怒，
发现病人又穷又苦。
心中便突然生出一个妙计，
拿走了一块熏肉作诊金。

克利夫、米德或者阿斯特利·库珀这种医生的财产，曾经是全城居民的谈资。可太过爱财也给某些医生带来了恶名。据传言称，宫廷医生理查德·沃伦早上对着镜子检查自己的舌头时，会不假思索地把一个基尼从一个口袋转到另一个口袋里。迦勒·帕里走在巴斯的街上时，人们只要听到钱包发出的叮当声，就能认出是他。后来，伦敦著名外科医生约翰·阿伯内西的一则逸事也流传开来了：据说有一次，患者付了半个基尼给他当诊金后，此人随即竟然跪在地板上到处找，还说他是在找“另外半个基尼”。[24]

当时与如今一样，病人都希望榻旁有一个稳妥而仁慈的医生，希望医生遵循希波克拉底誓言中的“首要之事是不可伤害”这一戒律。一旦想到医生渴望创新，或者更糟糕的是，医生还渴望进行实验，就有可能令人感到担忧——这种恐惧，会在一些虚构人物中找到化身，比如弗兰肯斯坦医生这个臭名昭著、喜欢在夜间去墓地的人物。玛丽·雪莱让其笔下的这位主人公回忆道：“我开始了解解剖学，教堂墓地对于我来说只不过是一个容器，容纳着失去了生命、已成蛆虫食物的尸体罢了。”[25]

公众都心怀担忧，怕医生会把科学进步置于人道救济之前，可这个问题被托马斯·贝多斯解决了。此人十分清楚，他把“实验主义者”颂为模范医生的做法有风险，同时由于“经验医学”（empiricism）的双关联想，他的名声还有被江湖医术玷污的风险。[26]在向老朋友伊拉斯谟斯·达尔文介绍他本人将气体作为康复剂的实验时，他曾坦承：“我一定会被某些人指责成愚蠢的研究者，而被其他人当成贪婪的经验派医生。”[27]在他看来，守旧的反对意见可以伪装成“人道主义”，“对于那些人所怀的义愤具有保护作用……已经让公众开始反对所谓的医学实验了”。[28] 这位布里斯托尔的医生付出了代价才明白，在法国大革命歇斯底里的“恐慌”气氛笼罩着整个英国的形势下，科学创新，尤其是任何带有“投机”性质的创新都会受到怀疑。他曾变成反动杂志《反雅各宾派评论》讽刺挖苦的对象：该杂志暗示说，他的气体实验是令人沉迷而不能自拔的狂欢。[29]

在《科学研究！》（参见图版 34）一作中，吉尔雷也讽刺了这些实验。画中的场景位于皇家研究所里，其中的讲台上散落着一些气泵和气动设备。化学讲师加内特医生正在詹姆斯·希皮斯利爵士身上做实验，以说明其演讲的主题，不过，后者的紧身马裤却在一次猛烈的爆炸中突然裂开了。汉弗莱·戴维站在演讲者旁边，手里拿着气囊，他的面前有一台装着一只青蛙的气泵、两个分别标着“氢”和“氧”的容器、一台风车、一个猪膀胱和一台静电机。我们在下一章里将看到，各种各样的“屁”已经变成了政治漫画中的一种惯用手段。[30]

天花接种是另一种让公众产生疑虑之情的创新，而詹纳的抗天花接种法尤其会被说成险恶之举，因为它威胁到了动物与人类之间的界限（参见图版 35）。那些刚刚接种的人，身上出现了奇形怪状的牛痘迹象，它们从不同的身体部位同时发作，很可能是在起效迅速的“开放合剂”的助力之下才会如此。一名孕妇已经开始在裙子底下生出一头小母牛——完全就是玛丽·托夫特的翻版！她的丈夫惊恐地举着双手，头上长出了犄角，显然是他戴了“绿帽子”，才导致了妻子这种可怕的分娩（以我们在第二章中讨论过的那种历史悠久的“意象派”方式）。墙上挂着一幅画，描绘了信众们在一座祭坛之前谦卑礼拜的情景。祭坛上有一头母牛，指的是《圣经》当中亚伦为以色列人造出一头“金牛犊”供他们去崇拜的故事——又是政治漫画中经常用到的一个传统主题。[31] 与常见的情况一样，这幅版画隐秘地传达出了一种反偶像崇拜、反传统观念的主旨。就算如今詹纳被世人尊为医学界了不起的英雄人物之一，他也不是向来就有此美名的。比方说，拜伦就曾认为，把詹纳与无耻之徒伊莱萨·帕金斯相提并论并无不妥：

> 他们经过的时候，有多少奇迹在诱惑着我们！
> 牛痘、牵引器、电疗轮番现身，
> 让庸俗的人久久注视，
> 膨胀的泡沫破灭——一切都归于虚空。[32]

18 世纪末还有一种研究成果，那就是电疗实验，它进一步加剧了人们的担忧，人们害怕医生会违背禁忌，自认为拥有一种只属于上帝的主宰生命的权力。尤其是在精神病病例中，当时医生们正在实验暴力性的休克疗法。贝多斯的朋友伊拉斯谟斯·达尔文曾如此描述他治疗一位病人时的方法，“根据胆汁阻塞可能是总胆管麻痹或麻木导致的假设，并且由于服下的刺激剂似乎没有效果，所以我用一个有涂层、容积约为一夸特的瓶子导入强电对病人进行电击，让电流经过肝脏 6 次。”[33] 这样的尝试，标志着他们怀有一种普罗米修斯式的新愿景，即人工手段可以让衰弱之躯恢复活力——这一点，与英国皇家慈善协会倡导的人工呼吸新理念很相似。[34]

在这一点上，伽尔瓦尼那些著名的实验尤为“刺激”。在 1792 年出版的《论肌肉运动中的电能》一作中，这位意大利科学家描述了他用铜丝将死青蛙的腿悬于铁制阳台之下的实验。青蛙的蹼掌一碰到铁制立柱，腿就会抽搐。这些耸人听闻的实验，似乎能让死者复生。与之同时代但年纪较小、时为帕维安大学教授的亚历山德罗・沃尔塔后来继续做实验，并于同一年发表了《论动物电能》一作。沃尔塔指出，肌肉可以因连续的电流刺激而持续收缩。但是，这些研究暗示出的电与生命体之间的种种联系都受到了强烈的谴责，更不用说“复活”这种含有明显的亵渎神明之意的研究了。

1803 年 1 月 17 日，他们在伦敦的人体实验取得了成果。当时，乔瓦尼・阿尔迪尼给谋杀犯托马斯・福斯特的尸体通上了电流，后者刚被处以绞刑，尸体被人从纽盖特监狱取回，迅速送到了威尔逊的解剖室里。据称，把一个由 240 块锌铜合金板组成的电堆连接到那名罪犯的嘴里和耳朵上之后，“他的下颌开始颤动，毗连的肌肉开始恐怖地扭曲，左眼竟然睁开了”。连到耳朵上与直肠里之后，电线“使得肌肉收缩的力量更强……几乎让尸体像是复活了一样”。[35] 这样的实验，助长了文学与艺术作品中的喜剧性与哥特式恐怖风格，且在《弗兰肯斯坦》一作中表现得最为骇人。

“那是一个阴雨不断、阳光少见的夏天，连绵的降雨让我们无法外出，接连数天只能留在家里。”回忆起 1816 年与情人珀西・比希・雪莱一起在日内瓦乡下度过的那几个月时，玛丽・雪莱曾如此说道。结伴同行的还有她同父异母的妹妹克莱尔・克丽芒、克莱尔的情人拜伦勋爵，以及拜伦的医生约翰・波里杜利。被倾盆大雨困在家里的这帮人，对德国的鬼故事产生了浓厚的兴趣。“这些故事激发了我们进行模仿的顽皮兴致。我与其他两位朋友一致同意，以某种超自然事件为基础，各自创作一篇小说。”拜伦轻而易举地想出了新奇故事，而当时年仅 18 岁的玛丽·雪莱却发现创作比较困难。达尔文与其他人进行的电学实验让这帮人害怕，“一个人的身体部位可以被制造、组装并被赋予生命之热。”脑海中充斥着各种混乱想法的玛丽·雪莱上床就寝，可“躺到枕头上后，我却没有入睡。我的想象力不由自主地支配和引导着我，我的脑海中接连不断地出现栩栩如生的画面，远比平时的遐想更加生动”。她躺在那里，苦思一个“能够说明我们天性中各种神秘的恐惧感，能够激发出让人心悸的恐怖……一个……令人不寒而栗、心跳加速”的故事：

> 我看到——双目虽然紧闭，但脑海中的画面却清晰无比——我看到一位脸色苍白、擅长亵渎之术的学者，跪在他拼凑起来的东西旁边。我看到一个可怕的人形伸了个懒腰，接着在某种强大器械的作用下，竟然显露出生命的迹象，开始用一种艰难而半死不活的动作扭动起来……学者可能会惊恐不已地逃离这件可憎的手工作品。任由那个东西自生自灭的话，他传输的那种微弱的生命之火会渐渐熄灭。这个东西虽然获得了这种不完美的生命力，最终还是会变成无机物而消失。他或许已经睡着了，以为墓地的寂静会湮没那具可怕尸体短暂的存在痕迹，尽管他曾经把那具尸体视为生命的摇篮。他睡着了，但他被唤醒了……看到那个可怕的东西站在他的床边，掀开了他的床幔，正用一双水汪汪的黄眼睛好奇地打量着他。[36]

于是，经由生命之火花，玛丽称为“可怕成果”的作品诞生了，那就是《弗兰肯斯坦》。自此以后，这个名字就成了医学界各种混乱现象的代名词——但令人讽刺的是，它竟然还成了女性的想象力过于丰富的又一条证据。

公众对解剖实践的忧虑之情也增加了，部分原因就在于，解剖学家与“盗墓者”之间形成了肮脏而非法的勾结关系。针对外科医生的“泰伯恩式骚乱”*频繁上演，表明普通百姓都深切而强烈地反对将已死同胞的尸体运往外科医生学会去经受解剖师的亵渎——这种极度反感的情绪，在荷加斯的《残忍的四个阶段》系列版画中的最后一幅里体现了出来（参见第二章）：医学解剖难道不是一种显而易见且得到官方许可的残酷暴行吗？[37]

上流人士的遗体不太可能遭遇此种命运——盗墓者曾对议会里的一个委员会解释说，他们从不盗掘富人的尸体，“因为他们埋得太深了”。然而，这并未让非法获取尸体和盗掘墓穴的恐怖说法消停下来。《绅士杂志》曾经如此报道：“一个人到圣乔治医院的地里去铲粪，却在粪堆里发现了一名女子和 8 名儿童的尸体，这些尸体都以一种惊人的方式遭到了切割与破坏，很可能是某位年轻的解剖学家的杰作，此人应当为他的粗心和轻率而受到严厉的惩处。”[38]

一位写信给该杂志的人曾经提出一个解决办法，称医生如果真的需要进行解剖，那么何不用内科医生与外科医生的遗体去进行解剖呢？

---

* 泰伯恩（Tyburn），伦敦的刑场。

> 既然……这些先生都认为切、砍、刮是无关紧要的事情，那么我不妨谦恭地提出一种方法，可以让他们获得充足的机会去增加解剖学知识。
>
> 第一，外科医生学会应当成为一所公共研究院或者学校，这座大都市里的所有医生都能进入。
>
> 第二，所有的内科医生、男女助产士（因为我不愿把任何一位年老的女医生排除在外）、外科医生、药剂师、江湖郎中、拔牙的人以及他们的弟子、游医、学徒与工人一旦死亡，尸体都应送到前述的学会，在那里接受解剖。

罗伯特·骚塞的《外科医生的警告》一作，曾经隐晦地对这种建议进行了评论：

> 我已解剖过各种尸骨，
> 如今终于轮到我接受解剖。
> 不过，同行们，我曾照顾过你们，
> 所以请你们也对我多加照拂……
>
> 我的学徒，此时一定前来，
> 将我的骨头逐一切开。
> 我曾洗劫死者的墓地，
> 故永远不会在自己的墓中安息。
>
> 我死之后，应葬在铅棺之中，

我的会友们，我还恳请，
恳请你们确保棺椁称重，
以免棺材商欺骗我们。[39]

盗墓非常适合成为哥特风格的作品中骇人听闻之事的主题。有一幅典型的版画，描绘了一名守夜人搅了一名盗尸者的好事，后者扔下大篮子里盗来的尸体，一旁的解剖学家威廉·亨特落荒而逃的情景（参见图 8.3）。[40] 侵犯、威胁与报复，融合进了一幅意义模棱两

THE ANATOMIST OVERTAKEN by the WATCH ... CARRYING OFF Miss W— in a HAMPER

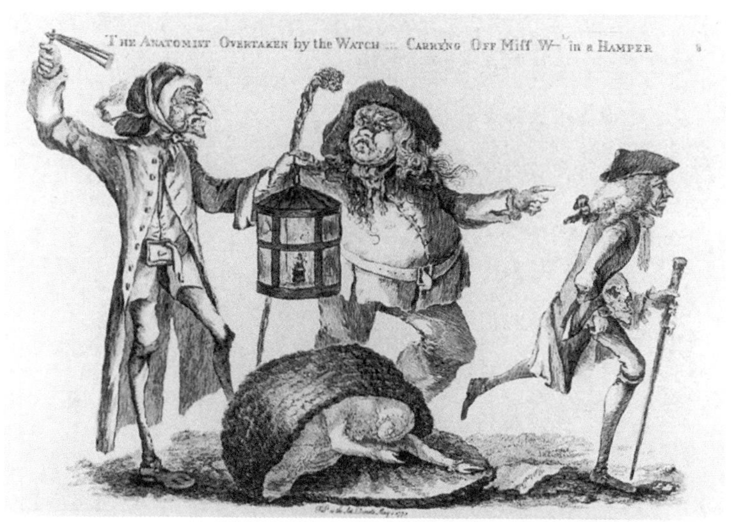

图 8.3 《解剖学家用篮子带走遗体时被守夜人撞破》，威廉·奥斯汀，1773。

一张掉落在地上的纸上写着“亨特的讲座”几个字。在18世纪的伦敦，私人解剖学校的兴起使得解剖用尸的需求大增。反过来，这一点又导致人们开始雇用掘尸人，即盗取尸体供新解剖学校所用的盗尸者。图中的守夜人提着一盏大灯笼，他一把抓住盗尸者的肩膀，并且摇响了警铃。一具裹着寿衣的女性尸体从篮子里滚了出来。盗尸者试图推卸责任，指着正在逃跑、手里拿着一个头骨的解剖学家威廉·亨特。

可的画作当中。

随着那帮“盗尸获利者”与解剖学校经营者之间不体面的密切关系变成热门新闻，“死亡与医生”这种比喻在文学作品与画作中也开始反复出现。外科医生布兰斯比·库珀曾经承认，人们可以看到掘尸者在解剖室里来来去去，“沾沾自喜地向讲师们鞠躬致意”。这些揭露出来的情况，促使托马斯·胡德创作出了《玛丽幽魂，一首悲情之歌》。由于坟墓遭到洗劫，遗体被解剖学家们分开解剖，可怜的玛丽的幽魂报梦给她的未婚夫：

我曾发誓，你会握着我的手，
可命运拒绝了我的要求；
你可到贝尔先生的诊所，
在一瓶烈酒当中找到我的手。

我不知道我的头去了何方，
但卡普医生可能知晓它的去向；
至于我的躯体，都被包裹停当，
由皮卡福德的货车运送。

公鸡打鸣，我必须离去，
我的威廉，我们必须分别了：
我死之后，都属于你，
尽管阿斯特利爵士取走了我的心脏。[41]

1832年制定的《解剖法》(*Anatomy Act*)，确实终结了“布克和海尔”*式的盗墓与谋杀行径所带来的威胁。不过，这一法案也让工薪阶层普遍认为，假如死在济贫院或慈善医院里，他们可能会更容易遭受遗体被解剖的命运。[42]

尽管长久以来，医学在公众的想象当中不可避免地与性行为紧密相连，但从复辟时期开始，医疗实践对性的含糊其辞变得格外突出。色情版画和诗歌都把“医学”当成一种双关手段，当成对性机会主义的遮掩或者委婉说法。“医学”与“淫荡”之间的相似之处，变成了淫秽作品的主要内容。比如说，约翰·埃利斯的《惊喜》一作就是如此。一名女仆正在等候前来给她实施灌肠术的药剂师，而一位仰慕者却偷偷地潜入她的房间，承担了“药剂师之责”：

> 提曼特轻步上楼（此人与女主人十分相熟），
> 发现一路前来，毫无拦阻，
> 他趁着无人知晓，迅速行动……
>
> 他看到椅子上有一台机器，
> 他是一位谦谦君子，心中不怀恶意，
> 便拿起机器，思忖它的用途，
> 决心大胆亲自承担这项任务，
> 于是照此而行，变身为医生。[43]

---

* 布克和海尔（Burke and Hare），19世纪英格兰的一对雌雄盗墓者，靠非法盗尸大发横财，后来竟以谋杀来获取尸体。据说一年内他们就杀掉了17人。

某些医学趋势则增强了人们对性风险的认知，尤其是18世纪末兴起的催眠术热潮。这种催眠术，让人们之间正常的肢体距离不复存在。批评家们对催眠的“暗示”作用日益感到愤怒，认为这种作用很容易从“碰触”沦落到“刺激”，他们对催眠术的“调情”意味感到很矛盾。在作者不明的《就动物催眠致国内内科医生的信》中，描述了作者在一位催眠师助手处接受催眠治疗的经历，那位助手是一位“天赋禀异的少女”，作者说她：

> 用一只手斜撑在我的身上，用另一只手触摸我的胸膛，并且轻柔地来回游走，丝毫没有令人不适的摩擦感。偶尔下行，沿着胸骨到剑状软骨和短肋触摸，接着不知不觉地下延到腹部，往趾骨那里去。由于我的各种感官极其灵敏，所以趾骨那因骚痒产生了一种复杂的、半疼的效果。然而，我不想打断她这种有趣的探究，所以强忍着她的挑撩性触摸。

谁又能抵挡得了这种“危机”情况下的“怜爱之情”、本能的“共鸣”、“致命的魅力”与“兴奋的谵妄”呢？[44]

所以，医生及其助手对一个人的身体构成的威胁，不仅仅是医疗暴力（如第四章中已探究过的），同时也包括了性暴力。大量的滑稽小品与短剧，都把内科医生塑造成了色情狂，把临床问诊描绘成了带有色情意味的小冲突。罗兰森作品中的医生，都是用一种完全与希波克拉底誓言背道而驰的方式，瞪着眼睛、摸来摸去地给患者灌肠。在其创作的版画《出诊》（参见图8.4）中，医生用一只手为坐在椅子上、脸色苍白的年老病人把脉，却用另一只胳膊在病人背

MEDICAL DISPATCH or
DOCTOR DOUBLEDOSE KILLING TWO BIRDS WITH ONE STONE.

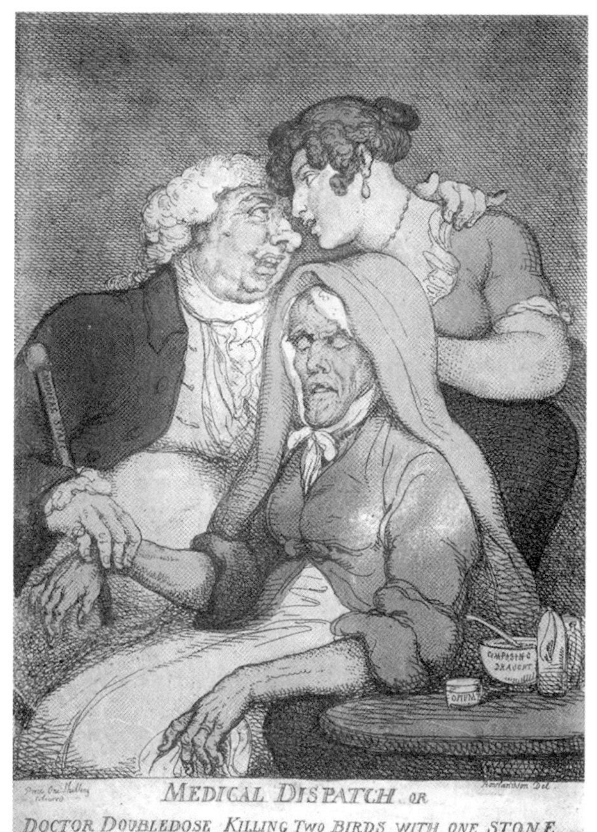

图 8.4　《出诊》，托马斯·罗兰森，1810。

后搂着那位美丽少女（她是患者的女仆，还是患者的女儿？）的脖子，还凝视着少女的眼睛，粗胖的脸上流露出了爱慕之情。准备好的鸦片与镇静剂，则更加确切地表明图中的老妪即将离世。那个身材丰腴的姑娘徘徊于狂喜与悲伤之间，为老妪的即将离世而流泪，为医者的殷勤关注而心生爱慕。性与医学就此融合于一种伪装之下，身体检查变成了通奸的一大主题，而医者的行头——手杖、灌肠剂、刺血针、注射器与灌肠管——也都带有了一丝色情意味，有时淫秽而滑稽。就像《项狄传》里的情况一样，粗俗下流的双关语开始激增——只不过，偶尔在医生凝视着注射器里的液体并将其注入病人的私密部位时，色情性是很明显的，并无任何想象空间。

葛拉布街的文人泄露出来的秘密，暴露了医生教唆不法性行为的勾当，尤其是非法堕胎与秘密生子。[45]格拉夫顿公爵夫人怀上了其情人奥索里勋爵的孩子后，曾预先偷偷地向威廉·亨特支付诊费，确保以前担任过其产科医生的亨特为她提供服务。虽说预付者没有提及自己的姓名，但亨特推断出了她的身份，他发誓严守秘密。随着产期临近，公爵夫人隐居到了萨里郡的库姆。临产之时，她便把亨特召了过去。亨特在孩子出生后不久就到了，确认母子都很健康。接下来，他的任务就是在不引起人们怀疑的情况下，把孩子带回伦敦的家中，他已经在家里安排好了一位合适的奶妈。亨特答应负责照管婴儿的健康，并确保那位奶妈定期获得报酬。这一切，都是在公爵夫人那桩轰动整个伦敦城的离婚诉讼案中，以及随后一些耸人听闻的小册子里大白于天下的。

在博林布鲁克夫人怀上托帕姆·博克莱尔（此人是以前为博林布鲁克夫人接生过的外科医生）的孩子之后，亨特也为她提供过类似的秘密服务。“所有办法都利用上了，”在博林布鲁克夫人后来的离婚案中，亨特如此说道，“以便将她分娩的事情保密。”他每次登门出诊都是在夜里，

> 而且他总是步行，就算下雨也是如此，所以他的仆人都不

知道他去了哪里。博林布鲁克夫人为了继续保守秘密，也曾告诉这位证人，说双方写信讨论她的病情时都应当使用假名，以防信件意外丢失。

在她怀孕期间，亨特曾登门诊疗过数次，后来为其接生，并且送去了药品。诚如这些离婚诉讼期间的出版物中曝光的那样，医学由此变成了一出令人兴奋的闹剧，结果表明，那些出版物的确引人入胜。[46]

在公认的医疗行业分支当中，有一个分支就是注册助产妇。她们须经主教许可，证明其品行良好才能开业。适合接生的标准是道德品行无污点和具有正统宗教思想，而不是医疗技术，因为助产妇很容易受到与人合谋私通、堕胎和杀婴的指控（参见图版 36）。[47]

在 18 世纪的上流社会，对助产妇构成挑战并取而代之的男性助产士或男性产科医生曾经诋毁传统的“稳婆”，说她们既无知又无能。助产妇们进行了反击。在《论助产术》这部抨击男性行医的作品中，伊丽莎白 · 尼赫尔认为，这门技艺是女性独具的天赋，因为有些工作天生只能由女性去从事。[48]

男助产士的出现导致了种种紧张的局面。[49] 在《教区纪事》一作中，医生出身的教区牧师兼诗人乔治 · 克雷布叙述了古老的乡村稳婆与新派的格里布医生之间的斗争，强调了女性与男性、自然与科学、乡村与城市之间的两极分化。极其恶劣的格里布大肆贬损助产妇，将助产妇与愚蠢而古老的“自然女神”（Dame Nature）联系起来：

什么是自然？就像一个采取行动，
在半睡半惧之时助力流言蜚语的人。

我不屑拿自己的名声与这样的人结盟，
技术是我的运气，勇敢是我的朋友。
不做自然的奴隶，而我最大的快乐，
就是奋力前行，无视自然去行事……[50]

于是，轮到男助产士变成人们讽刺的对象了。不仅助产妇所撰的书籍与小册子对男助产士进行了猛烈抨击，男性批评家也加入此阵列，认为男助产士比不贞之妻与好色之医好不到哪里去，特别是他们无耻地剥夺了丈夫的权利。弗兰克·尼科尔斯匿名发表的文章就描绘了一种荷加斯式的男助产士的发展情况。他抱怨说，“男助产士获准这样对待我们的妻子，所以常常以毁掉她们而告终。他们获准与我们的女性这样往来，所以很容易导致助产术变得下流起来，并由下流堕落到淫秽，再由淫秽堕落到淫荡。”[51]

据菲利普·辛克尼斯的《男性助产术之分析》称，最严重的不当之举就是用手指触碰女性的私密部位。不过诸如威廉·斯梅利这样有影响力的产科医生竟然还竭力主张，称这种做法对他们那种“卓越”的诊断与接生技术不可或缺。[52]在辛克尼斯看来，仅仅是引用这些人的话语，就足以谴责他们了。此种不雅之举，怎么能说是正当的呢？

对于斯梅利的《论助产术》一作，[53]辛克尼斯怒斥道，斯梅利是不是在暗示女性的身体结构是上天所造，完全是为了便于男性助产士的手指呢？他坚持认为，女性接生自古以来就很成功，而那些“可怜的古埃及女士完全没有想到，要过3000年才有个斯梅利大夫出生，而触摸之术也才臻于完美”。[54]接生之事，完全可以由女性来完成，所以为什么要求助于手指灵巧的男助产士呢？很显然，其中定有某种邪恶的东西。事实上，整件事情就是一种障眼之法，掩盖了这些“擅长触摸的人”与淫荡妇人的阴谋。这样做，怎么可能不激起人们的情欲？——“男助产士要是在这种情况下无动于衷，那他们就是我并不了解的人类了！”[55]

类似的观点，也出现在其他一些谴责产科医生的著作当中。《摘下面具的男助产士》一诗就讲述了一个据说是真实的案例：一名孕妇想请一位男助产士为她进行检查，

她的囊中有点羞涩，
确实如此，有点羞涩……
在第一个人那里她没有成功，
但在第二个人那里，好运降临了。[56]

她开始诱惑男助产士。他上了钩，对她说：

……我当尽力而为，
虽然说来冒昧，但你会看到，我是男子汉，
我是说，我是一个既有判断力又技术高超的男子汉，
我就凭借这种判断力和技术维持着我的声望。
不过接下来的每时每刻，你都应当遵照我的指令，
你的情况摆在这里，必须由我来进行检查。
为了表示他的确尊重她，
他便跪在她的前面，然后切实加以检查。[57]

然而，苟合之后，她却假装无辜，向男助产士要钱。被后者拒绝后，她便以强奸的罪名，将那位医生告上了法庭。

男性产科从业人员导致的混乱局面与争议，在人们将这种医生诬为“雌雄同体、不男不女的怪胎”之后达到了高潮。塞缪尔·福雷斯的《男助产士的剖析》一作，曾将这种形象用作卷首插图。福雷斯既不信任男助产士，也极不信任女人（参见图版 37）。那幅版画被垂直地分成了两半，将右侧的家庭助产妇与左侧的男助产士进行了对比。前者用手工作，握着一个流食容器或喂奶杯，与之形成鲜明对比的是，左半部分的男助产士带着各种可疑装备，一些诸如斯梅利所述的可怕器具和药物，一座架子上还有标注为“自用”的春药与催情剂，从而表现出了对男性助产士不良居心的谴责之意。[58]

福雷斯与克鲁克香克两人都曾巧妙地利用助产士的“居中”性质*，暗示男助产士是雌雄同体者，在称呼上属于矛盾体，是由一些不相容元素组成的一种不体面与不正常的混合体。简而言之，就是说男助产士是另一种怪物，只不过这一次它是由医学界的邪恶想象力孕育出来的。[59] 于是，性别上的影射与谴责就将医学变成了介乎恐惧与荒唐之间的一种可耻嘲讽，变成了新兴色情流派的一部分。[60]

本章论及的所有主题都曾引起过人们的担忧，尤其是在它们被报刊杂志和版画呈现出来或者进行炒作之后。因此，18 世纪后半叶出现了正式的医学伦理体系，其成为一种自卫性的行业回应。其中，尤以约翰·格雷戈里的《论医生的职责与资格》和托马斯·珀西瓦

---

*英语中，“助产士”一词是由前缀“mid-”（居中）与“wife”（妻子）合成的“midwife”。

尔的《医学伦理学》两部作品最为著名——说明这个行业作出了回应，建立了自身的公关形象，或者团结起来一致行动了。[61] 对公众而言，关键问题就在于医疗信誉——实际上，尤其在于医疗诚信问题。即使身为基督教伦理学家，塞缪尔·约翰逊也如此坚称：

> 我认为，向患者撒谎以免患者受到惊惧的做法并不合法。你无需承担后果，只需说真话就行了。而且，你也无法确知，如果告诉病人有危险，你的话对病人可能产生什么样的影响。没准你的话会让患者的疾病有所转折，从而可以治愈。在所有的谎言中，我最憎恶这一种，因为我相信，我本人就经常听到这样的谎话。[62]

约翰逊的严格要求，在很大程度上获得了托马斯·吉斯伯恩所著的《英国社会中上阶层义务一探》的支持。此书当中，很大一部分篇幅论述了医生的职责。然而，值得注意的是，此书竟然是一位福音派牧师所撰，而不是一位医生所著。[63] 医生们又是如何回应的呢？

曼彻斯特的内科医生托马斯·珀西瓦尔的《医学伦理学》一作对这个问题的态度则要模棱两可得多。珀西瓦尔认为，希望获得最佳疗效的医生并不一定要刚愎自用和死板坦率才能适应这个世界。医生不能说谎，但为了有益于治疗，在病情严重之时，医生也可以稍作变通，少说点真话。此人深知语言的力量及安慰效果，故而建议说，“医生不应当动辄作出悲观的预测”，而应当“给患者带来希望和安慰”，因为“给气馁的人以这种友善，也许可以……让他恢复即将逝去的生命”。至关重要的是，医生应当表现出诚实与坦率的态度，因为这种态度将激发病人的“感激、尊重与自信”。归根结底，优秀的医生仍然是那种演出最佳的节目并把自己的角色演绎得最好的人。[64]

9 医疗政治家与身体政治

前面各章探究了人们理解疾病、死亡与医生的意义时，图片以及格言和故事、戏剧与俗语所起的作用。在健康始终受到威胁、人类难以掌控命运的数个世纪中，这些知识为人们提供了生存指南。

一如疾病与行医治病，政治领域也产生过大量多义性的语言与视觉习语，且充满了矛盾与讽刺意味。特别是在笼罩于审查制度阴影之下的社会里，讨论君主与权力，尤其是对君主与权力进行批评都会涉及违法，比如打破习俗与违反法律，断言或影射那些不可明说的东西。在这种情况下，图画表达出的意思，有可能比文字允许表达的更丰富。倘若医学与政治结合起来，信息的颠覆性潜力就会增强。身体政治化与政治医学化两个方面的文字与视觉语言，就构成了本章论述的主题。

我们在第二章已经看到，通过隐喻，语言会让我们经由身体去理解世界、经由世界来理解身体变得具体而充实。在政治舞台上，人们数个世纪以来对议会议员与议会议案、派系清洗［比如“普莱德清洗”（Pride's Purge），它留下了所谓的“尾闾议会”（Rump）］的习惯性影射，尤其是对“宪法”的间接性批评，已经让我们对这些习惯用语中无所不在的政治性隐喻充耳不闻、视而不见了。[1]

利用人类的躯体来象征现状、将现状合法化或对其加以批判，一直都是人们最喜欢的一种手法。“国家（*res publica*）就像躯体（*corpus quoddam*）。”早在12世纪，索尔兹伯里的约翰就曾这样宣称，并且阐明了君主的地位：

> 在那个国家里，君主处在头部的位置……元老院占据心脏的位置，为善举恶行提供动力。眼、耳、舌的官能，都由法官和各省的省督确保行使。“官”和“兵”，则可以比作双手。君主的常备臣工，则相当于两肋……总是接触大地的双脚，就是农民。[2]

在中世纪的人对国家作出的这种解释当中，君主被政治结构术语描绘成了国家的“头领”，并得到了合法化。这是一种躯体关联，但它并非不可挑战：毕竟，对亚里士多德及其追随者而言，心脏（而非头脑）不但是所有生命过程的首要原动力，还是智慧的根基。托马斯·维卡里总结了亚里士多德的概念之后坚持认为，心脏这种器官正是“最重要的器官以及生命的起源”。将隐喻的方向调转，这位伊丽莎白一世时期的外科医生又用政治秩序阐释了生理机能：

> 他（即心脏）安然而独自处在胸膛的中央，是所有器官的君王。就像贵族或君主应当由依赖他生活的臣民来服侍一样，身体的其余器官也应当服务于心脏，因为它们都靠心脏赋予生

命，而它们也确实在多个方面为心脏提供着服务。[3]

这种心脏至上的观点，在詹姆斯一世统治时期还得到了剖析过忧郁的罗伯特·伯顿的进一步认可和发扬：

> 高等（的器官）当中，有三个首要部位，即大脑、心脏、肝脏，其余都是从属于它们并为它们服务的部位。根据各自的位置，整个身体可以根据三分法分成三个区域。首先是头部，其中既有各种生命器官，还有大脑本身，大脑经由其中的神经，给其他的器官赋予了感觉和运动，所以（像）是心脏的枢密大臣和财政大臣。[4]

不出所料，威廉·哈维重申了维卡里与伯顿两人将心脏比作君主的观点。他不仅阐明了血液循环的机理，还是一名忠心耿耿、坚定不移的保皇派。“动物的心脏，是生命的基础。”他曾在《心血运行论》一作中如此声称，此书明显是为了讨好维护君权神授制的查理一世：

> （心脏）就是身体这个微观世界里所有生长活动必须依赖的太阳，是所有力量与活力的源头。与此相似，君主是王国的基础，是王国这个微观世界里的太阳，是国家的心脏。所有的权力与仁慈，都源自君主。[5]

1688年后，在启蒙运动更具批判性与立宪精神的形势下，用如此顽固的保皇主义与专制主义措辞来解读身体的做法便不再有人支持了，可信度也丧失殆尽。[6]没过多久，亚当·斯密再次援引了躯体的比喻，可他显然并不是要将国王奉为神圣，而是为了证明他在《国富论》一作中提出的自由市场经济学，反对法国重农学派（Physiocrats）推崇的更加中央集权、国家干预经济的重商主义模式。“有些勤于思索的医生似乎已经认为，只有采取某种精确的饮食和锻炼方法，才能保持人体的健康。”这位执教于格拉斯哥大学的教授称：

> 每一种最细微的违犯之举，必然会导致与违犯程度相对应的疾病或不适。然而，经验表明，至少从表面来看，人体在各种环境之下常常都可以保持最佳的健康状态，就算在人人都认为全然不利于健康的环境下，也是如此。不过，人体本身似乎含有某种未知的保健法则，可以在许多方面预防或纠正极不正确的养生方法造成的不利影响。[7]

如果没有医生经常开出的大量刺激剂与通便剂，人体的生理机能总体上会保持自然的健康状态。斯密认为，从长远来看，市场也会进行类似的自我调节，若是任凭其自身去平衡的话，市场的运行效果能达到最佳——这种自身平衡的过程，就是“自然的疗愈能力”在经济学中的类比。斯密还兴致盎然地向其法国同行指出了医疗干预的种种愚蠢之处：

> 奎奈先生本身曾是一名内科医生，也是一位很喜欢思辨的

> 医生，他似乎持有一种关于政治实体的观念，即政治实体只有在某种确切的体制下，也就是在全然自由和全然公正的体制下才能繁荣发展起来。然而，他似乎没有考虑到，在政治实体中，人人自然而然地不断改善自身状况的努力，就是一种保健法则，可以在许多方面预防或纠正既不完善也不公平的宏观政治经济导致的不利影响。[8]

数个世纪以来，人们曾不断地利用身体来宣释政治。难怪，身体也为政治讽刺提供了一座全能型的武器库。[9]这一点，受到了艺术本身诸多传统的推动——在20世纪一头扎进抽象概念（Abstraction）之前，艺术曾本能地利用人类形体中那些能够引发强烈感情的习语[10]——这也是人们的思维习惯与所用的修辞手法导致的。[11]通过提喻*和转喻，人体很容易为国民或公民、国家以及人类本身“代言”：假如漫画家想要举例说明英、法两国之间的对抗（参见图9.1），把这种想法凝练成对比二者的体格——胖胖的“约翰牛”摆好了架势，准备攻击面黄肌瘦的“法国佬”（Frenchie）——是多么容易的一件事情啊！[12]通过更有创意的卡通地图绘制技巧，英国很容易变成一个人，王国的地图同时变成了乔治三世的一幅肖像画，几乎与整个国家合二为一（参见图9.2）。[13]

正如前文引述的巴赫金的话语，容易理解的身体可以视作政治漫画惯例中的一个“双面间谍”。它既有可能成为医疗-政治暴行的

---

* 提喻（synecdoche），一种修辞手法，一般以局部代表整体，或者以整体喻指局部。中文里与之大致对应的修辞手法是借代。

You be D—m'd
Vous etes une Bete
With Porter Roast Beef & Plumb Pudding well cram'd.
Jack English declares that Mons.r may be D—d
POLITENESS,
The Soup Meagre Frenchman such Language dont suit.
So he Grins in Indignation & calls him a Brute.

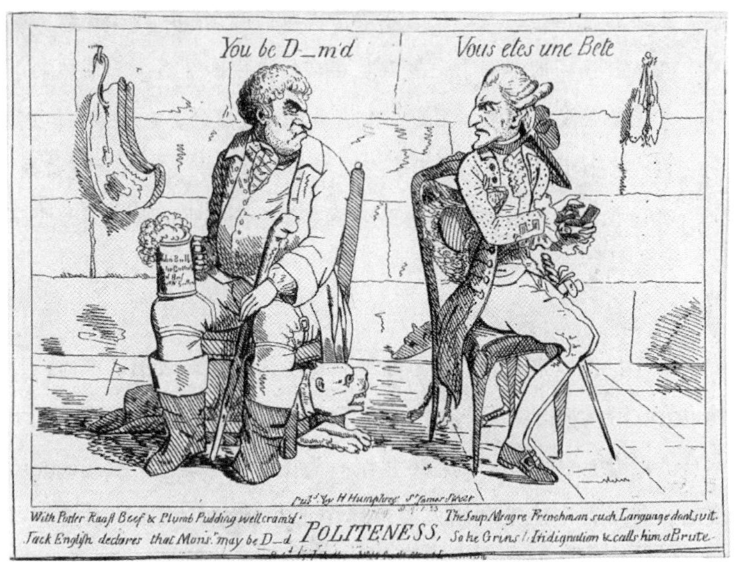

图 9.1 《彬彬有礼》，詹姆斯·吉尔雷，1779。

图中诗句为：

黑啤烤牛肉配葡萄布丁，
酒足饭饱之后，
英国人杰克称那位先生可能会死，
喝寡汤的法国人认为这话并不合适，
所以愤怒地咬着牙，称他为蛮子。

无辜靶子，反过来，它也可以作为一种发泄仇恨与蔑视的工具——因此，在怪诞版画与所有的低俗幽默中，“屁”才会具有强大的力量，也才会有其他许多像“亲我屁股”之类的比喻。[14]

政治版画中采用的艺术手法，历史几乎都非常悠久。正如第二章提及的，漫画会把人与怪物、人与野兽——甚至是人与水果放在一起，并且合二为一，就像巴黎《喧闹报》的创始人菲利庞证明国

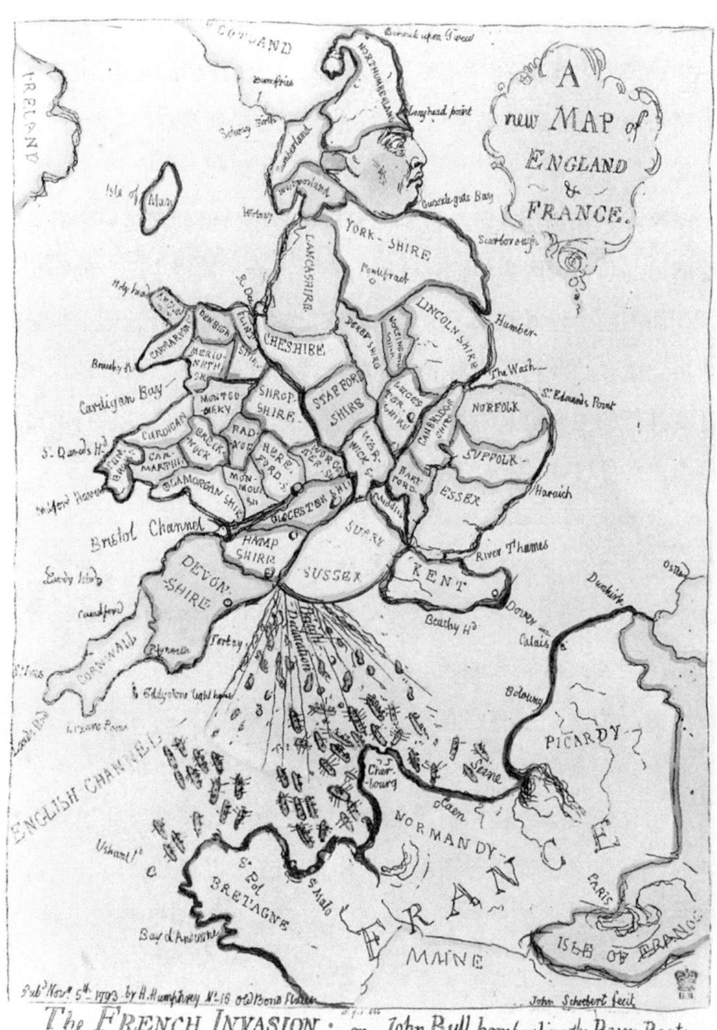

图 9.2 《英法新地图》，詹姆斯·吉尔雷。

图中文字说明为：法国人入侵，或者“约翰牛”轰炸小贩船。

王路易·菲利普沦落成了一颗鸭梨，弄得举世皆知一样*。在这样的画中，尺寸、比例的不协调，以及由此导致的权力不协调，都是漫画家及讽刺作家的乐趣之源：荷加斯曾给《格列佛游记》绘制插图，也就不足为奇了。

然而，荷加斯在政治漫画的发展过程中扮演的却是一个有点模棱两可的角色，因为他把自己视为一个描绘“道德主题”的雕版画家，而不是一位漫画家。身为一名杰出的道德评论者，他很少公开涉足党派政治或将矛头对准威斯敏斯特的政治名人，就算他这样干过，其目的主要也是解决个人恩怨，比如解决他与特立独行的激进自由主义者约翰·威尔克斯之间的宿怨。[15]

政治漫画在英国的确立，与其说功在荷加斯，还不如说应当归功于乔治·汤森德，即后来的汤森德侯爵一世。霍勒斯·沃波尔认为，乔治·汤森德是英国第一个用自由轻松的风格将肖像漫画应用到政治领域的人。托马斯·罗兰森与詹姆斯·吉尔雷从前人身上都学到了一些东西：罗兰森以热情幽默的方式评论人类的弱点；而态度激烈、最终很可能精神错乱的吉尔雷则专注于高度政治化的讽刺，将象征主义与肖像漫画结合起来，并用精心设计的气泡式文字说明与图例加以补充。吉尔雷曾是法国大革命时期与拿破仑时代的一位狂热爱国主义者，他描绘低等“无裤党”

---

* 菲利庞在其《喧闹报》上刊登了一幅讽刺漫画，因其中的石匠与国王路易非常相似而被当局问罪。受审时，菲利庞特意画了一张人脸的演化图，来证明漫画中的人不是路易·菲利普，其中最后一幅图就是鸭梨的形状。当局判其有罪，激起了民愤，从而开启了一场用鸭梨来讽刺国王的运动。尽管后来国王一度禁止人们画鸭梨，但出版界一直在反抗，甚至出现了将文字排版成鸭梨形状的现象。

与“小骨头”*——以及更多双关语——的怪诞风格极其有力。他蔑视国内的党派内斗，对“皮特党”（Pittites）和“福克斯派”（Foxites）一视同仁地大加抨击，同时创作出了一些令人震惊的愚蠢暴民形象。[16]

一种具有冲击力的漫画风格由此诞生了。尽管为了规避迫害，起初非常晦涩、神秘和抽象，但政治版画后来逐渐变得尖刻与辛辣，变成了一种以粗俗与下流为乐事的“身体语言”。比如说，漫画家们以一种令人反感的低俗风格，表达了“大屁”** 这种诽谤性与斯威夫特式的“泄气”幽默。“屁”一直广受大众喜爱，而事实也证明其适应性很强。比如说它适应了热气球时代，出现在“可充式热气球”*** 的画作上，其中的政治人物都膨胀得升上了天空。使用“大屁股”（Broad Bottom）这一绰号来作为基础广泛的政治联盟的一种标签，是很有吸引力的一种视觉双关手法，尤其是在传达这样一种观念时：那些“大屁股”政客们肯定会做的一件事情，就是骑在国家的头上排泄。[17]

在政治不断地演变成公共戏剧的时代里，[18]“屁股”一直都是强大而惊人的权力标志——要么代表着大臣们种种令人憎恶的巨大权势，要么就是民众进行放肆抗议的工具。[19]1775 年的一幅美国漫画

---

* 无裤党（Sans Culottes），指 18 世纪晚期法国的下层民众，因为当时的法国贵族多穿裙裤和套裤，而工人阶级则穿紧身或直筒长裤。也常用于指法国大革命中的雅各宾派激进分子。小骨头（Little Boney），吉尔雷画作中法国统治者拿破仑的形象，以此讽刺拿破仑身材矮小。

** 大屁（Magna Farta），对英国《大宪章》（Magna Carta）的蔑称与讽刺，据说语出克伦威尔。

*** “可充式”（inflatable）亦有“得意的，膨胀的”等义，故可用于讽刺政客。

《必要政治家的国会》，描绘了两个男人在公共厕所里小便时的情景。其中一人把国会通过的决议撕碎，另一个人则在阅读一本驳斥塞缪尔·约翰逊的《税收非暴政》的小册子。查塔姆勋爵身上涂着柏油、粘着羽毛，出现在墙上装饰性的涂鸦中。

不断加剧的反苏格兰偏见，同样在一些图画中持久存在，比如《厕所中的桑尼》之类的版画。在这幅画里，舞台上的苏格兰人桑尼把腿伸进厕所坐垫上的洞里，从而显示出他是一个极其没有教养的人。当上厕所的人不是别人而是国王时，这种低俗污秽的色彩就让幽默感变得更强了。吉尔雷的一幅版画描绘了国王夫妇正在上厕所之时，惊慌失措的首相皮特突然猛冲进来，手里拿着一份“来自瑞典的消息”，尖叫着说“又一位君主完蛋了！”的情景（参见图 9.3）。乔治三世戴着一顶酷似小丑帽的王冠，说话时带着独特的结巴风格，只能说着：“什么？枪杀？什么？什么？枪杀！枪杀！”同时不受控制地排泄，而厕所墙壁上挂着的皇家纹章中的那头狮子，则用哑语滑稽地把这一切暴露出来了。在吉尔雷笔下具有颠覆性的超现实主义滑稽场面中，厕所与王座结合起来，令我们想起了斯威夫特的一首短诗：

> 我们读读列王的事迹，就知道他们心怀恐惧，
> 虽然高坐于王位之上，也终将化为一堆粪土。[20]

还让人想到本杰明·富兰克林说过的一句格言：“哪怕是最伟大的君主登上最高贵的王座，也须坐在自己的臀部上。”[21]

TAKING PHYSICK: _ or _ The News of Shooting the King of Sweden!
What? Shot? What? what? what? Shot! shot! shot!

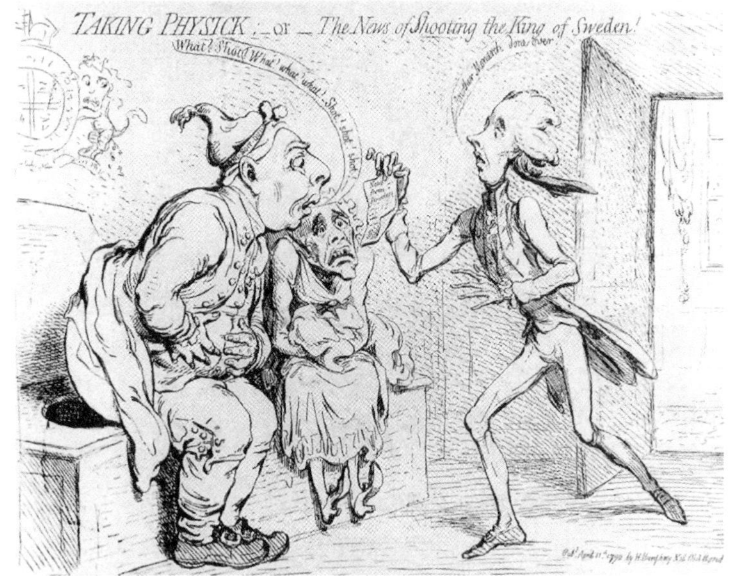

图 9.3 《服泻药：瑞典国王遭枪杀的消息！》，詹姆斯·吉尔雷，1792。

极度激动的国王与王后正在如厕，却收到了身材瘦弱的首相威廉·皮特送来的消息，后者手举“来自瑞典的消息”冲了进来，惊叫着说“又一位君主完蛋了！”国王吓坏了，抓着自己臃肿的肚子，结结巴巴地说：“什么？枪杀？什么？什么？枪杀！枪杀！”国王睡帽的带子上写着“*Honi soit qui m ...*”，这是嘉德勋章的座右铭。

简而言之，在漫画世界里，身体——经由联想，即成了国家——始终都会遭到打击和惩罚。作为国家象征的躯体受到折磨，连尸体也要受到戕害与屠戮。一幅题为《减少的殖民地》的版画，就是如此描绘了不列颠尼亚的四肢，即英国的美洲殖民地被截去的情景。

怪诞的身体通常都象征着暴民，或者象征着法国大革命中的“无裤党”。残忍的英国观众，带着幸灾乐祸的心态观赏着“恐怖时

I'm a coming! I'm a coming! I shall have you
though I'm at your heels now
I'll be at your Heads presently
A Radical Reformer, (ie) a Neck or Nothing man! Dedicated to the Heads of the Nation.

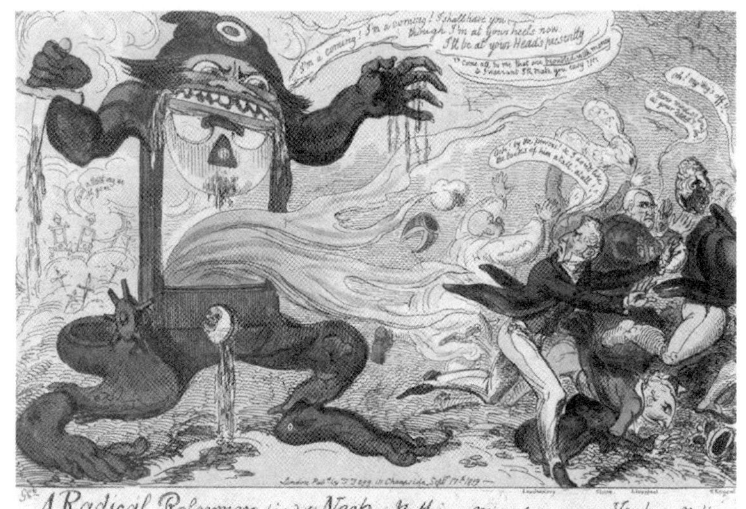

图 9.4　《激进改革者，即一个铤而走险的人！》，乔治·克鲁克香克，1819。

期”（the Terror）一幅幅令人毛骨悚然的画作，而“恐怖”的可怕道具也继续存在于反对革命者的想象之中，促使乔治·克鲁克香克创作出了《激进改革者，即一个铤而走险的人！》这幅版画（参见图 9.4）。这是一幅极其矛盾的画作，将改革描述得十分血腥，却认为流血杀戮完全合理。这幅版画中的国家领导人——摄政王，加上利物浦、卡斯尔雷与埃尔登三位勋爵——在逃离一只令人恶心的怪物时，连钱袋子都扔掉了，怪物的躯干是一座断头台，上面装有短剑，还在逃跑者身后朝他们喷着火焰。

怪物与肢解，有可能令人的脑海中浮现出一种更加可怕的梦魇，那就是解剖。公开处决是一种蓄意的侮辱，[22] 而正如我们在荷加斯所作《残忍的四个阶段》系列版画中的最后一幅里看到的那样（参见

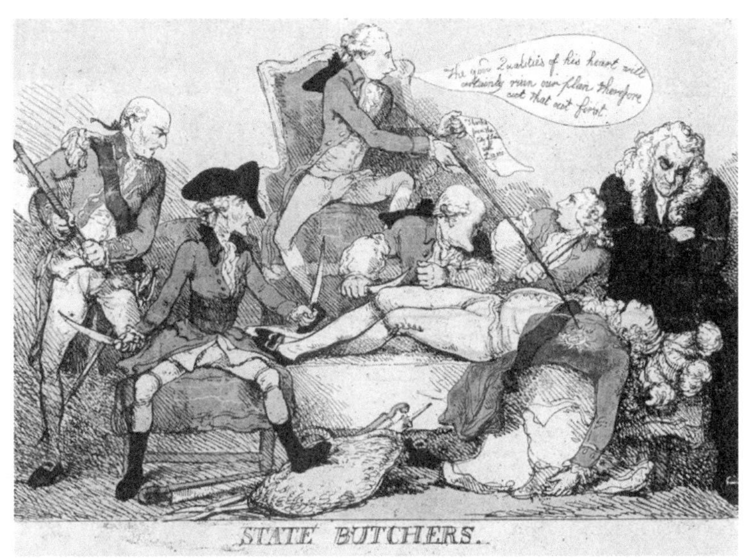

图 9.5 《国家屠夫》，托马斯·罗兰森，1789。

图中，威尔士亲王躺在手术台上，身边是威廉·皮特指挥着的一群挥舞着刀子的大臣。此画讽刺了精神错乱的乔治三世摄政引发的危机。小皮特对其支持者亨利·邓达斯说：“他心中的善良品质，会让我们的计划毁于一旦，所以切除那里是我们的第一要务。”他拿出的一张纸上写着：“伦敦城感谢的50000英镑。”

图 2.6），解剖过程中也充斥着绞刑架所呈现的种种庄严却又亵渎的内涵。罗兰森则对这些恐怖、血腥的元素作出了改变。在其创作于 1789 年“摄政危机”最严重时的《国家屠夫》一作中（参见图 9.5），冷酷无情的小皮特坐在“外科医生公司董事长”的宝座上，仿佛再现了荷加斯在其《残忍的报应》中对外科医生的设定。小皮特的权杖指向亲王的心脏，示意应当将其切除：“他心中的善良品质，会让我们的计划毁于一旦，所以切除那里是我们的第一要务。”[23] 其他大臣则早已磨刀霍霍，其中，位于亲王脚边的是格拉夫顿公爵，此人

双手拿刀，一只脚踏在外科医生的包上，包中则露出了一把锯子和一把大剪刀。[24]

“政治解剖”（Political anatomy）曾是一个长期性的热门主题。最引人注目的例子之一，就是一幅题为《两位 ×× 的行为》（*The Conduct of the two B*****rs*）的版画。它的标题自然会让人注意到其中的双关性，因为“B*****rs”既可以指“兄弟”（Brothers），也可以指“屠夫”（Butchers），或者其他词语。在那幅版画中，身为辉格党人的亨利·佩勒姆首相正在实施“解剖”手术——给不列颠尼亚开膛破肚——而他的哥哥纽卡斯尔公爵身上佩带着一条授带，表明他是“殡仪师”（这又是一个双关词，因为“殡仪师”既指政治管理者，又指葬礼承办人）。背景当中，汉诺威的白马饮用着不列颠尼亚的鲜血，而标有“直布罗陀”与“布雷顿角”字样的四肢则散落在地上——根据《亚琛和约》，英国刚刚将布雷顿角割让给了法国。这幅版画的反汉诺威主题在左侧的德国雇佣兵身上体现了出来：此人指着一尊罗马皇帝的半身像，以表明乔治二世有罪。

将政客视为手刃人民的国家屠夫这一比喻手法，在 1832 年遭到了最严酷的对待，因为那一年英国不仅出台了《大改革法案》，而且制定了《解剖法》。我们在上一章里已经指出，通过赋予外科医生解剖医院里无人认领的尸体的法律许可，《解剖法》终结了“掘尸者”的“布克和海尔”式盗墓行径。[25] 从医学上来说，这是一种进步措施，然而，它却有可能因为全权委托医疗行业去“宰割”民众而受到谴责——加以“必要的变更”之后，这种做法在漫画当中就变成了赋予政客们放任杀戮的自由。在罗伯特·西摩尔所作的一幅版画中（参见图 9.6），一个由托利党贵族组成的阴谋集团正围在一具象征着《大改

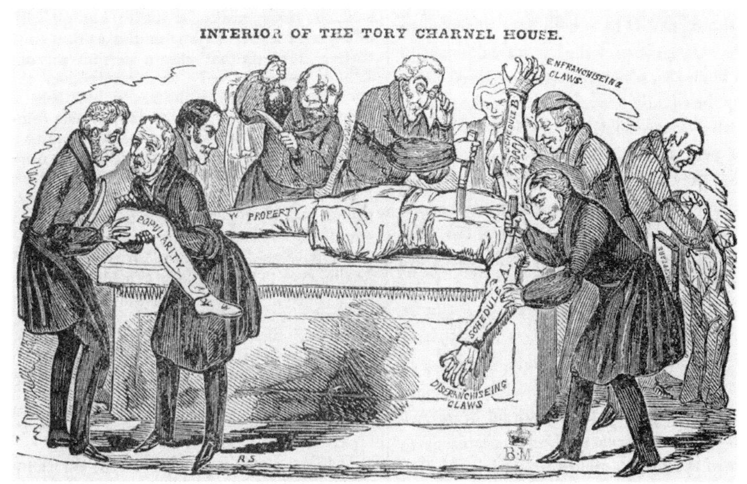

图 9.6 《托利党藏尸所的内景》，罗伯特·西摩尔，1832。

躺在停尸台上的“约翰牛”被支持和反对扩大选举权的两派所切分，而扩大选举权正是1832年《大改革法案》的标志。

革法案》的尸体旁边，对其进行肢解，就像他们正在上议院里大肆破坏。白金汉切下了尸体的左臂；沃恩克利夫割下了尸体的右臂；哈罗比勋爵砍下了尸体的左腿，拿给纽卡斯尔公爵看；坎伯兰切除了尸体的心脏；威灵顿则把手中的刀子捅进了尸体的胸膛；两位主教睁一只眼闭一只眼，埃尔登勋爵则在掏着受害者口袋里的东西。[26]

有一件事情比解剖更加亵渎神明，那就是同类相食。其中最经典的漫画作品，就是《巴黎的一顿小晚餐》。在 1792 年“九月大屠杀”* 的背景下，吉尔雷描绘了一个可怕的次等“无裤党”家庭。

* 指法国大革命期间屠杀囚犯的事件。据说短短 5 天之内，就有大约 1200 名囚犯被杀，故后来有人称之为法国大革命中的“第一次恐怖”。

画作中，食人的巴黎人正在大啖人类的重要器官，同时残忍地往被明火炙烤的婴儿身上涂油。有人猜测，这是呼应斯威夫特的《一个温和的建议》一作，暗示革命实际上正在吞噬自己缔造的产物。将革命政治活动归结为兽性与本能——吃人与被人吃、压迫与被人压迫。这幅画体现了吉尔雷的天赋，只不过保尔森认为，这也体现了吉尔雷的病态倾向。食物与粪便困扰着他那种饱受折磨的想象力，并且支配着他的艺术才能。[27]

漫画家们如此对政治进行剖析，揭露了政治是一间残酷的解剖室，身体在其中不断遭受摧残的现实。然而，还有一种更具体的特点也被表达出来了：众多的隐喻和原型，某些医学类比对政治进行的编码，表现出了人们对医生的不信任感，本书对此已详加论述。在这些比喻当中，政客变身为医者，民众则变身为饱受战争与压迫、贫穷与苛税等“疾病”所害的病人。我们看到，精神萎靡、病弱不堪的国家被那些“医生”领导人“英勇地”进行治疗，而且经常都是灾难性的治疗，他们实施外科手术和放血疗法，病人或被通便或被催吐，一旦这些手段全都无效，那么，最终出现的情况可能就是验尸了。

这一切的主要受害者，无疑就是“约翰牛”。约翰·布鲁尔解释说，

> 18 世纪的卡通与漫画作品中对平民百姓的描绘，似乎与两种强有力的形象有着不可分割的联系：一为“约翰牛”；一为“无裤党”或者雅各宾派。“约翰牛”常被描绘成一个壮实的乡下人（通常为乡巴佬），在英国政治生活的种种重负之下勇敢地

劳作着；“无裤党”则身材瘦弱、残忍凶恶，面带贪婪与愚蠢的笑容，拟人化地表现了激进平民带来的威胁，他们看上去有如恶魔，或许还显得愚蠢而可笑。[28]

不同于维多利亚时代中期傲慢、臃肿而自满的模式化形象，此前的“约翰牛”很少被英雄化或被赋予多愁善感的色彩。乔治王朝时期的“约翰牛”是一个典型的土包子，带有农民的狡黠，粗俗、愚蠢且常常醉眼蒙眬。他不断上当受骗、被人羞辱，若说他有什么优良品质，大概也只有不说话的牲畜所具有的那些品质了。因此，难怪他会经常病恹恹和痛苦不堪。尤其是，他还不得不接受国医们的照料（参见图版 38），医生们会用“火枪子弹”“威灵顿滴剂”以及“天主教丸剂”之类的稀奇古怪的灵药来为他进行治疗。[29]

税收也让人联想到医学隐喻。比如在威廉·邓特于 1793 年进行的一次解剖中（参见图 9.7），“约翰牛”的骨骼变成了一幅杂税繁多的诊断图，上面列举了首相皮特征取的各种捐税、关税与进口税，在这种背景下，病人的低声怒吼就可以理解了。在一幅夸张地模仿亨利·富塞利的《噩梦》之作中，皮特也成了罪魁祸首，国王手下的这位重臣被描绘成了梦魇的模样，正在吮吸着那位痛苦不堪的受害者身上的鲜血。

榨取一个国家的生命力时除了吸血，还有别的办法。《轧平机中的约翰尼》一作就描绘了在 1796 年战争、通货膨胀以及巨额军费补贴正掏空国库的背景下，“约翰牛”被塞进一台轧平机以榨取额外税收的情景。臃肿的“约翰牛”，被皮特与海军司库梅尔维尔子爵两人塞进标有“浪费”与“税收”字样的滚筒之间轧平了。[30]

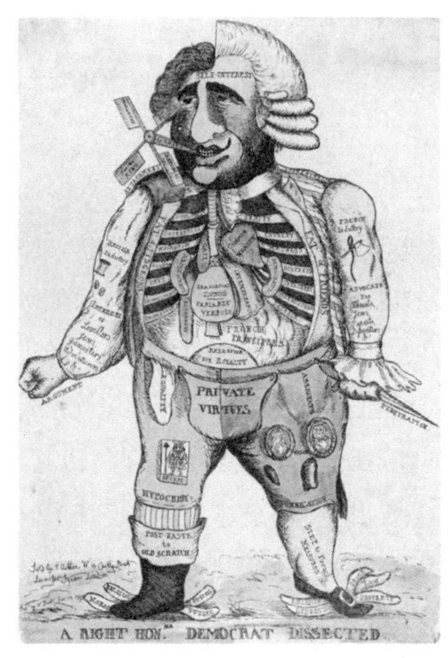

图 9.7 《正直可敬之人，民主之剖析》，威廉·邓特，1793。

此人身上的不同部位呈现了伪善与不道德的每一种形式，其中既有个人的，也有政治上的。

有一个笑话永远不会让人厌烦——因为它听起来显然确有其事——那就是“约翰牛”接受放血疗法（参见图版 39）。“桑格拉多”［字面意思就是“血大夫”（Dr Blood），此人是《吉尔·布拉斯》中行放血之术的医生］在这里喻指英国政府，此时桑格拉多挥舞着手术刀，正在给这个国家放血，也就是掏空国库。一些理论曾认为治疗性放血术很有效果，提醒世人说血液过多会导致中风与热病；一些“医生政客”显然也认为国家太过富足会不利于其健康运转。乔治·克鲁克香克创作的一幅版画，描绘了国医们正在给“约翰牛”放血的情景（参见图 9.8），其中也表达了类似主旨：画中的“约翰牛”张着嘴，身上的黄金全都流干，用于去补贴那些贪婪的盟国。“你切开了那么多的血管，”他嘟囔着说，“这样无止无休地给我放

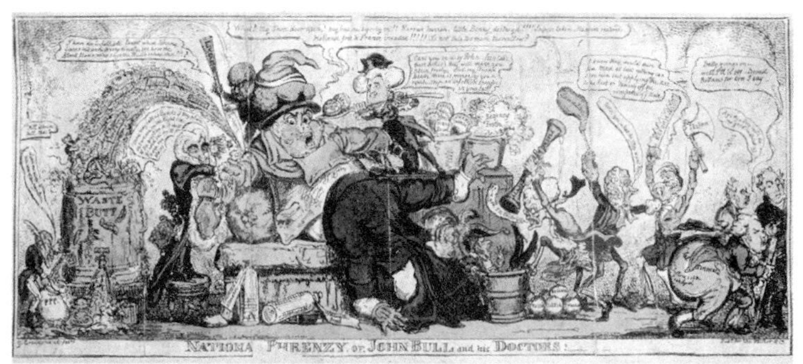

图 9.8 《国家狂躁症或“约翰牛”及其医生》，乔治·克鲁克香克，1813。

图中，财政大臣埃尔登勋爵正在给“约翰牛”把脉；首相利物浦勋爵用刺血针在“约翰牛”的胳膊上放血；随后，由养老金、补贴和其他支出组成的一股急流倾泻而下，落入一个“便桶”里。“约翰牛”的脚边有一个药瓶，上面标着“威灵顿滴剂”的字样（此时的威灵顿公爵正忙着在西班牙半岛上对抗法军）。外交大臣卡斯尔雷勋爵把标有“廉价面包”和“波拿巴彻底失败”字样的药丸塞进“约翰牛”的嘴里，让他就着“摄政泡沫”一起服下。死神化身为一个挥舞着“结盟之杵”的医生，准备把拿破仑塞进一个研钵里，欲将其捣成“卑鄙汤，一种绝对可靠的特效药”。激进慈善家弗朗西斯·伯德特手持外科医生所用的锯子与一把斧头（上面都标着“改革”二字），声称什么都救不了“约翰牛”的命，只能“大刀阔斧地斩去根源，或者锯掉国家身上的赘疣”，可他遭到了一位头戴假发的法官的反对。皮特的支持者威廉·格伦维尔的屁股上标有“肥缺”字样，他带着一根医生用的金头手杖正准备离去，并且声称这一切都“干得漂亮”。

血，恐怕我的体质受到了永久性损害。我的朋友们都说，我的身体衰弱得很快，无疑会死于一种急性消耗症。”“约翰牛”的血，属于漫画家的备用主题：在 19 世纪的头 10 年里，乔治·克鲁克香克至少描绘了 6 次““约翰牛”及其医生”的主题画作。[31]

要说“约翰牛”遭受的医疗侵犯通常都由大臣们造成，真实情况也并非向来如此。受到民众欢迎的政客们，很乐意自己被公开讽刺为擅长激进外科手术的医生。在《激进的江湖郎中给“约翰牛”

开了一剂新宪法》中，乔治·克鲁克香克把这个国家的英雄描绘成了双腿都已被砍掉的形象，其中一条木制假腿上标着“普选权”，另一条假腿上则标着“宗教自由”。贵族激进分子弗朗西斯·伯德特爵士正在为“约翰牛”实施放血术，而其支持者约翰·卡姆·霍布豪斯议员则为他呈上了一剂有助于康复的补药。“约翰牛”的枕头上写着“虚假承诺”和“改革者的意见”，扶手椅上则写着“错误的信心”几个字。“牛先生，你实在是过于养尊处优了，”激进分子解释说，“但是，等我们按照计划修改你的《宪法》之后，改革就会极其彻底了——你将不会再被困扰了！”受苦已久的“约翰牛”回答道：

> 也许如此吧，先生们，可你们已经取走了我的血管中所有诚实优良的血液；你们已经夺走我的真正支撑，并用两条差劲的假腿取而代之；你们若是背信食言，我就会在《宪法》有所改善之前死亡。

激进的外科医生们早已准备好了回答：

> 请不要在意，牛先生，如果我们认为切除你的双腿是必要之举，那么你就会发现，假腿可是很好的替代品；这种“革命大丸剂”完全没有害处，它们会恢复内脏的普遍平等，清除阻遏我们在整个体制中施行激进改革的任何障碍。[32]

桌上还有效果剧烈的政治泻药等待着——比如科贝特的“禾本科鼠药”、伍勒的“黑色滴剂”、卡特赖特的“通用润滑脂”、亨特的

“散剂”、沃特森大夫的“白色安慰剂”（沃特森是一名药剂师和煽动者，他的儿子领导过“凯托街阴谋”）。一大瓶伯德特的“合剂”由“惠特布莱德的黑啤”组成，而不远处还有两种灵药，分别是“发汗药”与“牛先生用的鸦片剂”——它们实际上都是一些致命的复方药，均以当时的激进派领袖命名。

激进分子也很容易被人们用另一种绘画手法加以描述，即把他们描绘成彻头彻尾的江湖郎中。这种笑话，永无停休地继续着。例如，在 1812 年的“天主教解放危机”这一背景下，克鲁克香克发表了《江湖郎中，或反对派的陈列柜》一作，其中的“约翰牛”是一位农民，江湖郎中则有 4 位：塞缪尔·惠特布莱德，他提出了一种“万无一失的灵药——改革”，谢里丹（为小丑形象），以及格伦维尔与格雷两位勋爵，他们准备用一条“天主教解放”的绑带蒙住“约翰牛”的嘴。惠特布莱德的口袋鼓鼓囊囊的，装满了药瓶，其中还有“惠特布莱德的黑啤”，无疑是在影射此人最初是以啤酒酿造为业。[33]

江湖郎中往往都出生于（或者假装出生于）国外——比如说，泌尿科医生都来自德国，解毒剂供应商则来自意大利。所以，非英格兰本土的政客经常被描绘成江湖郎中。这种描绘的主要受害者就是苏格兰人布特勋爵。此人曾是乔治三世年轻时的宠臣，1762 年被委任为第一财政大臣，本书第一章里已经提到，《国家庸医》便是世人对这个“江湖骗子”以及他那所谓的情妇进行的成百上千次抨击之一。其情妇就是乔治三世的母亲，即当时的皇太后，被描绘成了一个正在坠落的走钢丝者。在那幅版画的右侧，一位水手袭击了一个穿着短褶裙的苏格兰人。[34] 在另一幅画里，布特则扮演了一个售卖灵药的江湖郎中角色。他声称：

> 你们都是南方的无赖，我深知你们所患的疾病。说真的，这是我国特有的一种疾病，是你们过度食用燕麦粥导致的，但让你们深受其苦的，实际上是“黄金之痒”……我的同胞们请看，这些包里装着的就是“黄金含片”，是一种绝对可靠的药物，可以迅速缓解你们的疾病。[35]

在这幅版画中，皇太后很明智，她不再走钢丝，而是成了一个头戴威尔士帽、在窗帘（政治帷幕）后面向外窥视的形象。

1800年前后，诸神给讽刺作家们送来了一份礼物，即亨利·阿丁顿，也就是后来的西德茅斯勋爵。此人经历了一种非常古怪的职业生涯，先是短暂担任过首相一职，后来长期担任内政大臣。阿丁顿是一位经营着一座疯人院的医生之子，其顺理成章地获得了“政治医生”的绰号，曾以药剂师、医生、药商、护士和江湖郎中等形象出现在130多幅版画中。

克鲁克香克则利用了“一位顶级政治家是医生之子”这个事实的滑稽之处，[36]不遗余力地嘲讽阿丁顿：

> 我的名字叫医生，在伯克郡的群山上。
> 我的父亲曾经为病人通便——他是一位智者，
> 他始终想要的，就是增益自己的家产，
> 想把他的长子，也就是我，留在家中。
> 但我听说了政治，便渴望着，

跻身于下院之中，并且得到一席之地，
命运赐予了我父亲没有给予的东西。
大约 13 年前，或者，
在我的双手习得配制复方药剂或实施放血疗法之前，
我曾讨好皮特，我曾哀求、告密和乞怜，
由此变成了议长。只有我一个人，
可以昂首阔步，假发之下充满智慧，
可以约束不守规矩的议员，
或者要求议会保持秩序……
我的目标已经达成，现在我唯一的目的，
就是保住我的位置——并且美化我那卑微的名字！[37]

许多医疗器具都曾被用于贬损这位“政治医生”，而人们也普遍诋毁他是一个无名之辈。比如在克鲁克香克兄弟所作的《傻瓜》一作中，嘲讽阿丁顿的方式是将其描绘成一个头戴药剂师的研钵的形象，且研钵上有“‘约翰牛’所用之药”与“通告丸剂”等标签。它们影射了身为内政大臣的阿丁顿在 1819 年 7 月发布的一份臭名昭著的通告，要求各郡首席治安官采取一切必要措施来维持秩序，并让义勇骑兵队随时待命。人们后来认为，正是这一命令造成了当年 8 月的“彼得卢屠杀”事件。“政治医生”这一称呼留传了下来，出现在后来的版画当中，比如在《豪宅聚会》一作中，我们可以看到此人正在空中飞过：“‘约翰牛’实在可恶，让我可怜的大脑旋转扭曲——恐怕我药店里所有的丸剂、灌肠剂、催吐剂、饮剂——再也无法恢复正常了。”最后，在威廉·霍恩那部无情地猛烈抨击的小册子《杰克所建的政治大厦》中，乔治·克鲁克香克则让西德茅斯、卡斯尔雷和坎宁三位勋爵挤在一幅小小的木刻版画《医生》当中，并且一开始就称：

> 这就是名扬四海的医生，
>
> 也是一位不知廉耻的胡说者、偏执狂和无赖。[38]

若说阿丁顿经常被人们描绘成国家的医生或江湖郎中，注定要让接受其诊疗的患者精疲力竭、直至毁灭的话，那么，其他政客就被描绘成了接受诊疗的病人，成了威斯敏斯特的患者。其中的典型，就是查尔斯·詹姆斯·福克斯。此人让讽刺画家们的梦想成了真，因为光是他的名字，就为描绘人的面相提供了伊索寓言式的无穷可能性。[39] 位辉格党人的嗜赌、拈花惹草、酗酒，还有其他蛊惑人心的癖好，让艺术家们可以将他描绘成一个具有双重性的角色，既身份显贵又粗俗不堪，从贵族议员变成了某种放荡不羁的“迷失者”。既然成了迷失者，那么在威廉·邓特所作的另一幅版画中，我们看到福克斯那具供解剖之用的裸露遗体中充斥着所有可以想见的个人和政治弱点，就是一件合理的事情了。尤其是，他那粗野的面容和蓬乱的头发、他在政治方向上的鲁莽转变以及 1789 年后他对法国大革命的大力声援，导致漫画家们笔下的他不但是一个迷失者，还是一个丧失心智的人，完全失去了理智。有一幅雕版版画（参见图 9.9），描绘了他裹着一条毯子，被关在一个疯人院病室里的情形。[40] 画中的他头戴稻草王冠、手握稻草权杖，成了妄自尊大的受害者。“山姆，我的朋友，难道你没有看到，我已经实现了自己的所有愿望吗？”他

As I have not the least hope of his Recovery Let him be
removed amongst the Incurables
—M— o
My Lodging is on the Cold ground and very hard is my Case
But that which grieves me most is the Loosing of my Place
Dazzled with hope He could not see the Cheat
Of aiming with impatience to be great
With wild Ambition in his heart we find
Farewell content and quiet of his mind
For Glittering Clouds he left the solid Shore
And wonted happiness returns no more
Pub April 4 1784 by W Humphry No 227 Strand

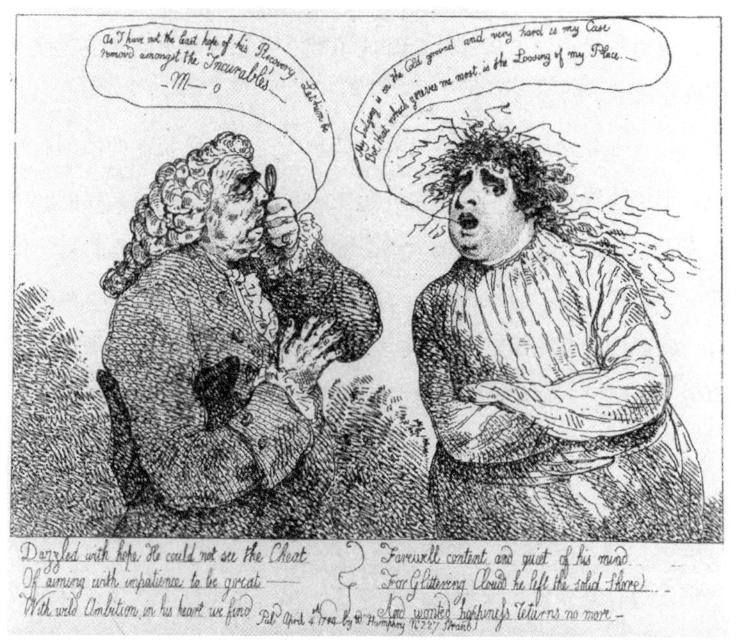

图 9.9　无标题的蚀刻版画，托马斯·罗兰森，1784。

在这幅对1784年短暂的“福克斯–诺斯联盟”进行讽刺的画作中，门罗大夫（疯人院的内科医生）正在为身穿约束衣、头发蓬乱的查尔斯·詹姆斯·福克斯进行检查。福克斯吟道：“我的住所位于寒冷的地上，我的病情非常严重，但让我最感到悲哀的，还是失去了我的地位。”门罗大夫则宣布：“因为我对此人的康复完全不抱希望，所以不妨把他转到不可治愈的人当中。”下方的文字接着说：

希望冲昏了他的头脑，让他看不到欺骗。

他急不可耐，想变成伟人。

我们看见，他的心中藏着巨大的野心，

告别心中的满足感与平静。

为了闪亮的云彩，他离开了坚实的海岸。

往日的幸福，永远不会再有。

强迫在病室门外目瞪口呆地看着他的访客听他说话。随着“福克斯－诺斯联盟”（Fox-North Coalition）彻底名誉扫地，这位辉格党人将来获得权力与成功的希望显然全都成了痴心妄想，故只能让他在疯人院里获得“一席之地”了。[41]

仅仅 5 年之后，罗兰森就在一幅题为《疯人医院》的蚀刻版画中，把皮特置于了类似环境下。画中的首相蹲在医院病室里的一个夜壶上，头戴一顶小树枝编成的皇冠，手里拿着一根玩具权杖。他的上方写着：“以为自己是下一个王位继承人，因此疯了。”画中还有一些隐含的性暗示：隔壁病室里的一位女性被其“政治瘙痒”逼得失去了理智，而且每个“受害者”都被宣告为“无可救药”了。

“疯狂”恰当地结束了这种政治疾病。毕竟，这是乔治三世陷入精神错乱、人们认为埃德蒙·柏克快要疯了的时代——吉本曾经打趣说：“（埃德蒙是）我认识的人当中最能言善辩的疯子。”卡斯尔雷勋爵、塞缪尔·罗米利与塞缪尔·惠特布莱德等人全都抹了脖子，而法国大革命和拿破仑的权术也被“诊断为”肆虐的瘟疫。诚如前文第四章提到的那样，难怪荷加斯曾将这个国家改名为“贝特莱姆”。在《浪子的进步》（1763 年版）的最后一幅版画里（参见图 9.10），荷加斯描绘了一幅看似“贝特莱姆疯人院”的内景，但通过一种微妙的签名技巧，把“贝特莱姆”几个字变成了“不列颠尼亚”。[42] 因此，政治就成了国家的疾病，政客们则成了“死亡医生”。在这个国家里，治国方略逐渐演变成了“医生们”英勇地实施、却常常具有致命性的外科手术。

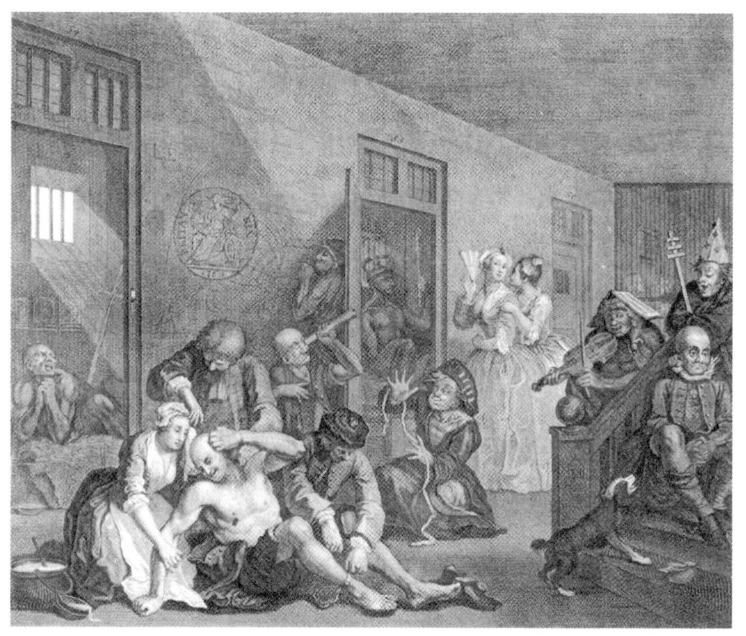

图 9.10 《浪子的进步》，威廉·荷加斯，1763。

图中后面那位疯狂的画家在后墙上绘了一个半便士的硬币，硬币当中的人就是不列颠尼亚。

10　维多利亚时期的发展

19 世纪的英国人，曾经为他们引领了一个改革时代感到自豪。1823 年，外科医生兼民主主义者托马斯 · 威克利（参见图 10.1）创办了激进杂志《柳叶刀》，就典型地反映出了这一点。此人大步前

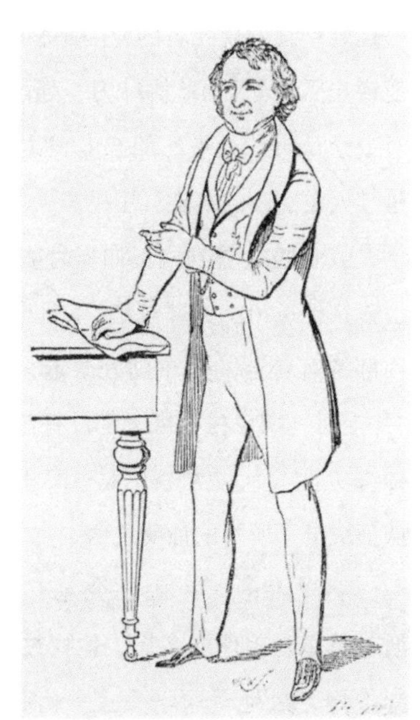

图 10.1　《国会议员托马斯·威克利先生》

这幅版画，描绘了《柳叶刀》杂志的创始人威克利的模样。

行，与其说像一把刀，不如说像一把大口径短枪，对现存的整个医疗体制进行了猛烈抨击，谴责其在滥用权力和中饱私囊的同时，疏于履行其义务。斗志昂扬的威克利指责说，医疗企业与伦敦的医院就是无能且任人唯亲的巢穴，病人在这里只能遭到忽视、虐待，接受糟糕的手术。这样看来，读者从该杂志中获得“英国的医疗已经病入膏肓”的印象，也是情有可原的。[1]

威克利的抨击目标不仅包括了正统医学，还包括了他所谓的“庸医，无论是正规庸医还是非正规庸医”。[2]在他抨击过的所有对象中，没有哪个人遭到的指责像詹姆斯·莫里森一样严厉。此人是医疗行业中最成功的一位——他的“毒药被患者大把服用”。[3]“被莫里森的丸剂所害”（参见图 10.2）是 1836 年他说的一句可怕之语，在一位验尸官发现死者的死因是服用大量莫里森独特的万能灵药之后，他说出了这句话。《柳叶刀》强烈谴责这位大庸医“残害生命”，并对公众认可此人说法的态度表达出了震惊，因为莫里森的说法不过是“人类心中的幻觉”罢了。[4]

我们将会看到，正如当时被无情痛斥的医疗大腕一样，莫里森也曾招摇过市、大肆炫耀。《柳叶刀》杂志曾指出，莫里森坐着一辆顶部饰有花冠的马车到处游走，两边跟着穿着制服的仆从。当时，“几乎每一家乡村报纸上都设有广告专栏，大肆吹嘘‘万能丸剂’的神奇功效”。而更糟糕的是，莫里森的宣传中还充斥着“医疗行业的认证成员”所写的证明之语。[5]

莫里森的医疗闹剧究竟有什么独特之处？本是商人的詹姆斯·莫里森曾体弱多病，他找过许多正规医生，可他们的疗法都不起作用，故他对医学失去了信心。这是大家都耳熟能详的故事情

MORPHIA STRYCHNINE MERCURY
AND ALL THE OTHER POISONS
WHOSE NAME IS
LEGION
ARE BROUGHT INTO
THIS HOUSE.
TO THE PUBLIC
COMPEL DOCTORS TO
IN PLAIN ENGLISH:
THE SAFETY OF

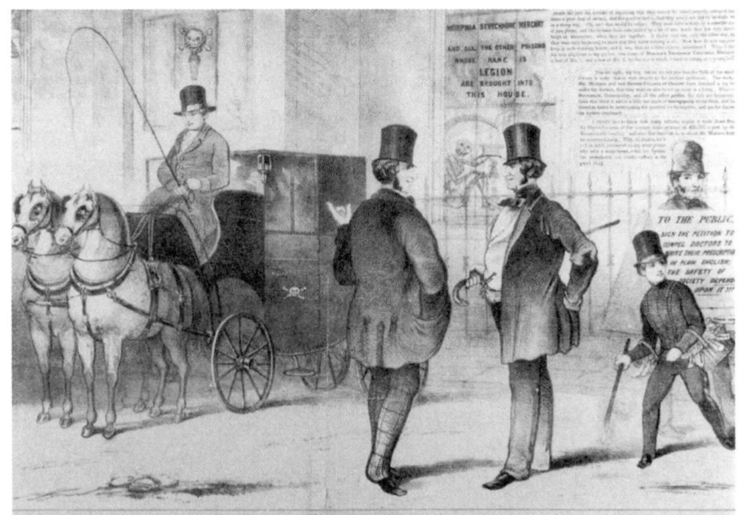

图 10.2 《健康女神图, 第五号》, 约1848。

据药贩和自诩为“健康女神”的詹姆斯·莫里森(虽然他是男子)之言, 此画象征着医疗机构的绝望状态。背景是一座药房的橱窗, 一个贴着“药典”标签的瓮旁摆着一具骨架。画中的文字说明为: 医生们若不想改弦更张, 便与那滥用手段获利的人无异。接着阐述了莫里森式医疗的主要原则。

两位绅士的对话如下。

“喂, 汤姆, 上个月我看到这医生的马车每天都停在同一人家门前。医生的口袋里装满了诊金, 那位富翁则满足于躺在床上继续生病, 没有对这位时髦医生所用的治疗模式提出质疑。现在知道了吧, 亲爱的朋友, 有钱人都陷入了一种错误, 以为如果不花上大笔钱财, 他们就不可能得到恰当的治疗, 可客观事实却是, 他们不愿用一种廉价的方式让医生把他们治好! 他们一定要找一个懂科学的人来治, 并且喜欢听一大堆好话, 连医生们聚在一起时, 他们自己都会嘲笑这些好话。就在前几天, 一位医生告诉我说, 他们刚刚开始认识到有钱人什么都不懂! 好吧, 我的口袋里可随身带着真正的医生——两盒‘莫氏植物万能药’, 一盒一号, 一盒二号, 用了之后, 我可壮实得像头年轻的公牛呢! ”

“您说得对, 伙计, 但我不妨告诉您, 富人阶层对医疗行业的信任已经严重动摇啦。莫里森先生的著作以及英国卫生学院已经卸掉了医生们的一条腿, 他们在短时间里是不可能接上了。有了催眠术、顺势疗法和其他各种疗法之后, 富人意识到了他们的虚伪, 于是就把医生抛弃啦。”

“我想知道, ‘约翰牛’每年在药品上会花几百万英镑? 有些医生通过这种赚钱的欺骗手段每年能挣两万英镑! 至于莫里森先生, 他不过是与其他任何一个售卖好东西的人一样有私心罢了, 可他的方法的确解放了我们的思想, 这才是大事! ”

广告牌上写着: 告公众知。请在请愿书上签名, 要求医生用简单的英语开处方。社会的安全, 有赖于此!

节——其他人当中，还有多少人经历过完全相同的事情呢？然而，莫里森的反应却让此人与众不同了。因为他带着一种明确而狂热的憎恨，开始鄙视这个行业，鼓吹医学应当进行一场彻底的革命——他的一份出版物的扉页上有一句独特的口号："旧医学全然不对。"医生根本就没有用处——他自己的病史就证明了这一点：医者对健康与疾病的真正原理一无所知，他们把自己的无知，隐藏在一套充斥着晦涩与新造之词、旨在让外行觉得眼花缭乱的花哨行话背后。现在，就到了彻底推翻该行业各种寄生性限制手段的时候了。医生不但无知和唯利是图，他们还很危险。他们给病人用药过多和剂量过度的习惯（毕竟，这才是他们的获利之处），尤其是他们不计后果地滥用有毒药物——比如重金属和人造化学品——的做法，简直相当于犯罪。[6]

至此，莫里森打破传统的做法当中并没有什么特别新颖的东西，实际上，听上去还与威克利对这一行业的抨击十分相似，威克利这位编辑或许还因为自己那件激进的外衣被人夺走而感到愤愤不平呢。不过，正是因为莫里森提出的具有建设性的解决办法，才让其独树一帜。根据对自身康复过程的理解，莫里森提出了一种新的"医学十戒"。这10条戒律，就说明了人们应当了解的一切：

1．生命的本原，蕴藏在血液之中。

2．血液可以生血。

3．体内的一切，都源自血液。

4．所有的体格，根本上都是相同的。

5．所有疾病都由不洁的血液所导致，即源自体内的有毒体液。

6. 让血液退化的体液来源有三：母体、传染和个人。

7. 疼痛与疾病同源，因此可以把它们视为同义术语。

8. 以素食净化身体，是根除疾病唯一有效的方法。

9. 胃、肠都不能过度净化。

10. 根据灵魂与肉体之间存在紧密联系这一点来看，一方健康必定有益于另一方的宁静。

简而言之，在莫里森这种新教徒式的医疗改革中，所有疾病均由一个病因造成，那就是血液问题（多有象征意义啊！），所有疾病均有一种治疗方法，那就是利用植物性泻药，让患者进行剧烈而频繁的通便。

根据自己的分析，莫里森发明了一种完美的通便药，那就是他的“植物万能丸剂”。这种丸剂有两种强度（分为一号与二号），其中的成分全部为天然药物：芦荟、药喇叭、药西瓜瓤、藤黄、酒石、大黄和没药。它们可以治愈所有疾病（莫里森坚称，尤其是能治愈1831年爆发的霍乱），并且极其安全，故在必要的时候可以大量服用——一天可以多达30丸。

就依靠推销高剂量的万能灵药为生这点而言，莫里森算是一个老派的江湖郎中。可他也在创造一种新的模式，在各个方面都预示了未来医学的发展。与之前的离经叛道者相比，他更加坚持不懈、始终如一、持久不断地教导公众，要他们像躲避瘟疫一样避免常规治疗，并且要将其当成一种信念。行业是自我膨胀的跳板，医疗行业则是一个剥夺健康的阴谋集团。尽管官方医学将其神秘化了，但卫生保健其实很简单，而且，他否定了正统的生理学和疾病理论，提出了一种激进的替代性理论，将“真正的健康理念与自身情况之间具有密不可分的联系”的观点灌输给了公众。以前的秘方贩子，不过是说服病人服下他们的灵丹妙药罢了，而莫里森却想要公众同时也认同他的观点。他用一种人人都能理解、简单而有吸引力的健康生活愿景，迎合了他所处的那个时代。

尤其是，莫里森还变成了一位劝服他人作出改变的医学传教士，在民粹主义鼓吹者盛行的维多利亚时代初期，他将医学场景变成了福音传道的地点。他成立了英国卫生学院，是第一个充分利用 19 世纪的改革派对设立组织和机构满怀热情的江湖郎中。他自称“卫生专家”，该称号让他在行医时不再是披着医生外衣的江湖郎中了。他进一步创新，出版了一份刊物，即《健康杂志》，还用成堆的书籍与小册子大肆向公众进行宣传。不同于乔治王朝时期的任何一位江湖郎中，莫里森试图把向公众兜售健康变成一场运动，并且获得了巨大的成功。他就是巴纳姆和贝利那个时代的一剂良药。威克利与莫里森两人都揭露了那个时代医学的虚假面孔：威克利满足于扮演一种由来已久、提倡打破旧习的角色，将柳叶刀扎进了医学；莫里森却为医学本身创造了一个新的表演场所。

威克利对医学的鞭挞明显是出于利己主义，因此不能轻信，不过，他的分析中有一点是正确的，他对医学领域内讧不断的现象进行了谴责。这个行业，永远不会获得其应有的权威——实际上，它永远不会抢占和据守可以对抗江湖医术的道德高地——而它仍然分裂成了过时且互不相容的医学、外科与药学等分支，其中每个分支都由一个永恒的阴谋集团领导着。在这个行业像议会一样被正式和彻底重组之前，病人不可能得到保护，骗子医生不可能得到压制，公众也不可能获得良好的服务。那个世纪的前几十年里，议会确实提出了无数旨在改变医学律法规范的议案，可很少能获得通过，而真正获得通过的法案当中，大多数也是那些同情医生的议员们制定的，它们都以一种伯克式（Burkean）的态度认识到，一定程度的改革对保持现状来说至关重要。

其中的典型，就是1815年的《药剂师法案》。该法案规定，药剂师的一般执业资质应当是获得药剂师协会颁发的执照，获取流程则包括当学徒、修读规定的课程、一定的医院经验和通过考试。对于普通的行医者而言，这是一种小小的胜利，因为它确立了一种明确的法律界限，将有资质的药剂师与零售药商以及其他地位低下的医药商区分开来了。然而，这一法案带来的结果并不是和谐相处，而是相互指责，医疗行业内部的分歧依然存在，医药公司则乐得像以前一样继续运作。

19世纪30年代，在议会改革之风盛行、霍乱疫情肆虐的形势下，英国医学会应运而生，这是一个由普通执业医生组成的激进群体，目标是在民主的基础上向所有成员开放医学团体组织。不过，医疗保守势力在议会里仍然以强大的影响力维持着现状。[7]

直到19世纪中叶以后，医疗行业才得以重建。1858年的《医疗法案》最终被证明是一个巧妙的折中政策，既安抚了改革派、保护了整个行业，同时确保了所有医学分支领域都不是输家。为了让皇家学会满意，英国医学中的三分制并没有被废除，而三方本身也毫发无损地留存下来了。然而，为了安抚普通执业医生，这些区分事实上已经毫无意义。后来，医学总会主持制定的注册医生名录出现了，它将“正规”医生与其竞争对手区分开，并且赋予了前者一些意义深远的特权。名录里囊括了经法律认可的所有医生，他们的名字均一视同仁地列于其上，从哈利街上穿着考究的会诊医生，到衣衫破旧、拥有执照的乡村医生，莫不如此。无疑，注册医生名录的重要意义就在于它把没有资质的行医者排除在外。如今所有级别的正规医生都被列于一处，相互紧挨着，成为“内部人士”，一起对抗所有的“局外之人”——如顺势疗法师、医用植物学家、江湖郎中、接骨师、游医，等等。于是这些“局外之人”便自动形成了一个“边缘”群体。议会实现了医生们永远不可能达成的目标，它为医生们确定了一个共同的对手，从而正式和象征性地把这个四分五裂的行业团结起来了。

事实证明，重组的作用很持久，部分原因就在于它反映了该行业正在出现的变化：新的行业群体正在形成。伦敦的精英内科医生与外科医生已经不再需要医生学会的各种特权为他们提供的“盔甲”，因为他们正逐渐建立起了自己的行业权威地位。

在哈利街上开一家诊所本来就很风光，再加上在伦敦的顶级医院做咨询工作（参见图 10.3），以及由昔日弟子转诊而来的患者，这些特点确保了医疗行业仍然保持着一定的等级制度，即使在以前的医疗企业终于被拔掉獠牙之后，也是如此。[8]

然而，对于罗瑟希德或罗瑟勒姆的普通执业医生而言，维多利亚时代中期的法律提供的行业认可可能没有什么实际价值。这种医生的前途（直到 19 世纪 70 年代，专业医学领域里仍然只有男性），几乎完全取决于供需的市场力量。在一座信奉天主教的城市里，一位资深医者若是担任当地一所慈善医院的荣誉医生，其收入和地位

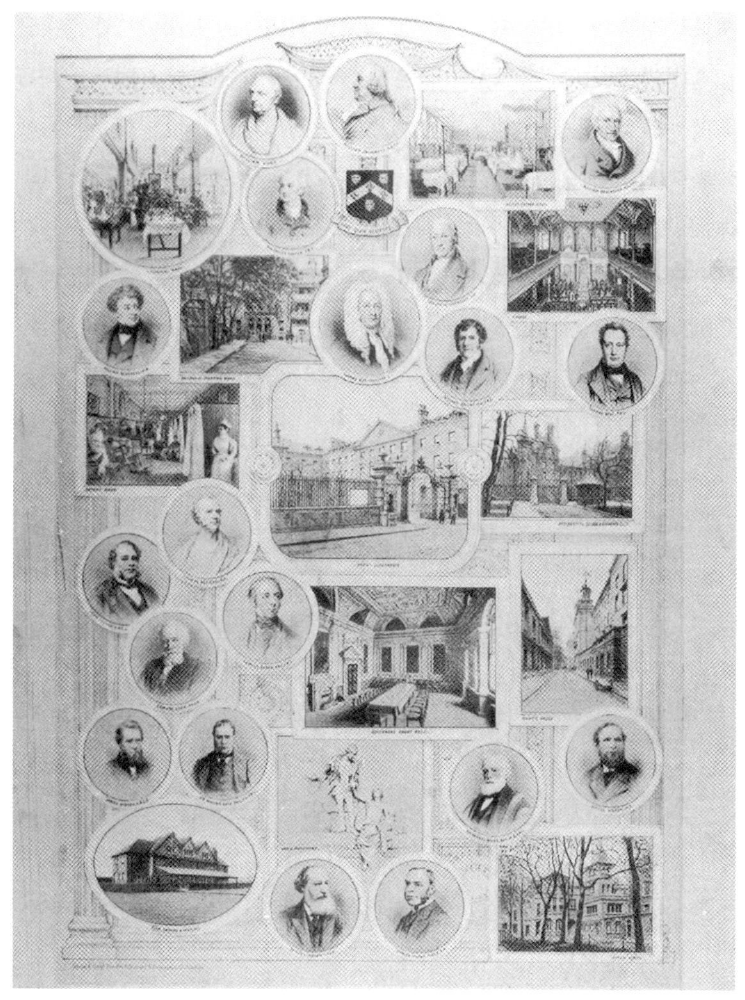

图 10.3　《贝农公司》

此图描绘了伦敦南华克盖伊医院的外科医生与内科医生，以及医院大楼的模样。图中的照片在维多利亚时代晚期很常见，它们表达出了一种传承古老机构和传统的自豪感，以及一种新的、经过了改革的职业意识。

可能都差不到哪里去。不过，这样的医生只占少数。对于许多普通执业医生来说，维多利亚时代可谓寒风凛冽，因为这一行业正在日益变得供过于求（参见图 10.4）。阿瑟·柯南·道尔年轻时曾是南海城的一位普通执业医生，他之所以开始创作侦探小说，就是因为找他看病的患者太少了。当时，没有多少医生能够在中年之前就过上体面的生活、拥有此种生活所需的一切，包括体面地结婚成家和具备养育家人的能力。大多数医生一直超负荷工作，一年 52 个星期都是随叫随到。他们必须始终彬彬有礼——或像他们经常经历的那样，须对社会地位较高的病人卑躬屈膝，必须忍受势利小人和拖欠诊金

SEPTEMBER 10, 1892.] PUNCH, OR THE LONDON CHARIVARI. 109

WHY I DON'T WRITE PLAYS.

(From the Common-place Book of a Novelist.)

BECAUSE it is so much pleasanter to read one's work than to hear it on the Stage.

Because Publishers are far more amiable to deal with than Actor-Managers.

Because "behind the scenes" is such a disappointing place—except in Novels.

Because why waste three weeks on writing a Play, when it takes only three years to compose a Novel?

Because Critics who send articles to Magazines inviting one to contribute to the Stage, have no right to dictate to us.

Because a fairly successful Novel means five hundred pounds, and a fairly successful Play yields as many thousands—why be influenced by mercenary motives?

Because all Novelists hire their pens in advance for years, and have no time left for outside labour.

And last, and (perhaps) not least, Why don't I send in a Play? Because I *have* tried to write *one*, and find I can't quite manage it!

ACCORDING to recent accounts, the attitude of the Salvation Army in Canada may be fairly described as "Revolting."

EQUIVOCAL.

Rising Young Physician (who cured so many Patients in last year's Epidemic). "NOT MUCH CHANCE OF MORE INFLUENZA IN ENGLAND *THIS* WINTER, I FANCY!"
His Wife. "LET US HOPE FOR THE BEST, DEAREST!"

A DIARY OF THE DEAD SEASON.

(Suggested by the Contents Bills.)

Monday.—First appearance of "the Epidemic." Good bold line with reference to Russia. Not of sufficient importance to head the Bill, but still distinctly taking.

Tuesday.—Quite a feature. Centre of the Bill with sub-lines of "Horrible Disclosures," and "Painful Scenes." Becoming a boom. To be further developed to-morrow.

Wednesday.—Bill all "Epidemic." Even Cricket sacrificed to make room for it. "News from Abroad." "Horrors at Hamburg." No idea it would turn out so well. A perfect treasure-trove at this quiet season of the year!

Thursday.—Nothing but "Epidemic"—"Arrival in England"—"Precautions Everywhere." Let the boom go! It feeds itself! Nearly as good as a foreign war!

Friday.—Still "the Epidemic," but requires strengthening. "Spreading in the Provinces," but still, not like it was. Falling flat.

Saturday.—A good sensational Murder! The very thing for the Contents Bills. Exit "the Epidemic," until again wanted.

图 10.4 《模棱两可》，乔治·杜·摩里埃，1892。

图中的文字说明为：崭露头角的年轻医生（在去年的疫情中治愈过大批患者）。"我想今年冬天英格兰不太可能出现更多流感了！"他的妻子说，"我们多往好处想吧，亲爱的。"

的人，并且习惯于收不回欠债。因此，19世纪便出现了一种自相矛盾的现象。就在国家终于认识到医学与公共卫生对整个民族的福祉至关重要之时，普通百姓的命运却依然岌岌可危。

维多利亚时代是一个理想主义与英雄崇拜之风盛行的时代，但它必然也是一个充斥着堕落偶像的时代。[9]“在有学问的三种行业之中，医学已经达到了至高无私的境界，”《泰晤士报》曾在1856年1月25日略带讽刺地恭维道，

> 世人都不留情面，对神职人士的贪婪议论纷纷，说某些圣职的富裕与原始教会的贫穷形成了一种古怪的对比；至于律师，就议论得更多了……不过，若说没有唯利动机的社会阶层，谁都比不上医疗与外科行业中的医生。[10]

在维多利亚时期的小说中，具有最高理想的医生取代了斯摩莱特笔下的粗野之人，只不过，医生也有其可悲的缺陷罢了。普通执业医生是1815年《药剂师法案》的产物——一个像安东尼·特罗洛普所著同名小说中的索恩医生那样的人物——却在小说和散文中被英勇地捧上了神坛。[11]

哈丽叶特·马蒂诺的《迪尔布鲁克》发表于1838年，着重刻画了爱德华·霍普这个人物。此人是一位单身医生，被当地人称为“镇上的两大亮点之一”。[12]他提供的服务受到了各个阶层的重视，上至乡绅——有意思的是，这位乡绅竟然也叫威廉·亨特爵士——下至骂街泼妇。此人总是乐观而积极，大家都很信任他，而他也从未泄露过别人的秘密。霍乱疫情暴发之后，乡绅害怕传染，把自己关

在庄园里，故除了霍普与教区牧师，就没人能为镇上提供道义上的支持了。尽管几乎无力通过医术来阻止瘟疫，这位医生却树立了一个鼓舞人心的榜样，通过清扫卫生、帮助隔离、提供健康的食物和干净的衣物等办法，积极提供力所能及的救济。

在小说的高潮部分，霍普自己也已病倒，可他还是从病榻上爬起来，上门去给玛蒂尔达诊视。玛蒂尔达是镇上的恶毒长舌妇的女儿，快要死了，而那位长舌妇一直都不遗余力地想要毁掉霍普的诊所。身为基督教慈善事业的化身——医生就是新型的牧师——霍普说他会尽己所能，去挽救玛蒂尔达的性命。尽管如此，她还是死了。可她悲痛欲绝的母亲把女儿的死看成是对她的审判，因此悔恨不已。涤荡罪孽的霍乱疫情过去之后，小镇恢复了原样并且更加团结，而这位善良的医生也比以往更受人们欢迎，重新开始了他的行医生涯。

爱德华·霍普的身上，体现出了维多利亚时期的医生主人公的个人品质。诚如我们已经看到的，以前的小说中完全没有这种医生兼英雄式的人物。他超越了自身的痛苦，通过无私的奉献弥合了自己所在社区的裂痕，在一种与世隔绝的环境里展示了道德领导力，但却遭到了卑鄙之人的抨击，在爱情方面也很不幸。

特蒂斯·利德盖特是《米德马尔契》一作中的医生主人公，这部小说创作于 19 世纪 70 年代，背景却设定在 1829 年至 1831 年霍乱暴发与进行改革的关键时期。此人认为，“医疗行业或许是世间最值得尊崇的行业，展现了知识主导与社会福祉之间最直接的紧密关系。”[13] 乔治·艾略特笔下的这位主人公是一位理想主义者，完全超然于偏见与流言之上，对自己的要求与对别人同样严格。利德盖特是一位人道主义改革者，他毫不妥协，努力独自行医，不为一个腐败的城镇及其过时的医疗制度所动。此人在爱情上同样不幸。

利德盖特致力于医学研究这一点表明，他是一个很有学术前途的人。他以新的法国科研医学风格组织病理学实验，努力要“为世界做点大事”，并且通过管理一家新建的热病医院，要“为米德马尔契做点小小的好事”。他的梦想，就是像他崇拜的英雄人物爱德华·詹纳那样，在外省行医之时做出重大的发现，以便“远离伦敦的阴谋、嫉妒与社交谄媚”。他超前于自己所处的时代，使用了听诊器（又是外国的一种创新产品），还是一名实验主义者（参见第四章与第八章的论述），对治疗霍乱持有新颖的见解。[14]不过，他的看法也具有天真、自负与过度自信的缺点。

利德盖特把自己塑造成了医学改革者、科学家与公益精神的支柱等角色，完全相信自己的洞察力。他毫不客气地嘲笑和推翻同行们的诊断，不会试图去取悦同行，他也鄙视其他医生的常规配药，更不用说瞧不上切瑟姆夫人那个圈子里的外行医学知识了（参见第六章）——从此种意义来说，他可以被视作热衷于现代医学的托马斯·贝多斯转世。“一名年轻医生，”有人对利德盖特说，“在米德马尔契行医的时候，必须取悦于病人。”可他绝对不会那样做。[15]他更喜欢期待疗法（expectant therapy）与自然的治愈之力，不喜欢传统的疗法，即那些根深蒂固的强身健体、减少医治的疗法。

然而，债务与一段痛苦的婚姻却粉碎了他的理想主义宏图。就算努力让自己远离人情世故，他也只能屈服于既得利益者的专制力量之下。他与银行家布尔斯特罗德的交往，在后者被指控为谎话精、骗子且有可能是一个杀人凶手之后，对他的职业造成了不利影响。由于他的妻子罗莎蒙德决意要做出一番成就，所以利德盖特没办法留在米德马尔契毫无畏惧地去面对那些批评他的人。尽管很希望留下来、重新树立自己的声望，他最终还是承认了这种失败："我对自己不再那么有信心……我必须像其他人那样做。"后来，他成了伦敦一位新潮的专科医生，行尸走肉一般地活着。人们说那是一种可悲的浪费，因为此人起初十分高尚，"不像其他人"。[16]结果表明，他给世界的礼物不是什么"大事"，而是一篇论述痛风这种无足轻重的贵族小病的论文，并且他"总是认为自己是个失败者，因为没有做自己曾经想做的事情"。[17]如果说乔治王朝时期一些小说（比如斯摩莱特的作品）中的医生身上都充斥着种种个人恶习，那么到了维多利亚时期的小说里，医生就更有可能被用作例子，去证明改造世界的崇高努力所面临着的各种巨大障碍。

在英雄崇拜之风盛行的100年间，医疗行业中的传记作品日益增多，形成了一种传统。这种传统开始于约翰·艾金的《英国医学传》、本杰明·哈钦森的《医学传》以及其他一些参考性著作。[18]这种对职业信誉的新的理想化追求，也在肖像画中得到了体现，并且之后又通过摄影术体现了出来。维多利亚时期的著名医生，都在当时流行的综合性摄影专辑中露过脸，比如弗赖的《国家摄影肖像集》。

当时，还有两个专门的医学系列曾声名显赫，那就是《各国著名医学家的照片及其著作的简要分析》与《各国的医疗行业，内含医生生平摄影肖像》。[19]在此类作品以及挂于伦敦各学院走廊与楼梯两旁的照片当中，医生总是被描绘成庄重可敬、身着灰色与黑色衣服（除了学术红袍）的形象（此时，他们自斯图亚特王朝时期以来第一次蓄上了威严的胡须）。[20] 与许多方面无异，此时的肖像画也在刚刚出现的批量复制技术的助力之下，回归到都铎王朝和斯图亚特王朝时期的道德美学。

然而，尽管此类版画与摄影集因让当代名人的肖像广为流传而受到了颂扬，可在为职业行为制定道德准则而掀起的暴风骤雨中，它们也很容易遭到抨击。“炫耀”可能会一如既往地受到清教徒的非难，而发表执业医生肖像的做法，也在一些地区被人们谴责为一种应受严责的虚有其表、自我宣扬和职业作践之举。

世人对于医生自抬身价的疑虑之情由来已久。早在 1838 年 3 月，《柳叶刀》杂志就推出过一辑昙花一现的“医学肖像集”，以配有石版画插图的传记文章为特色。在接下来的几年里，托马斯·约瑟夫·佩蒂格鲁推出了他的《医学肖像集：为医学发展作出贡献的最著名的内科医生、外科医生传记》，其中含有 60 部历史人物与当代人物的传记及肖像。佩蒂格鲁的这部作品大获成功后，《柳叶刀》便在 1850 年到 1851 年推出了第二个专辑。其竞争对手《医学宣传》也在 1852 年开始推出自己的专辑，采用银版摄影法。

专门为医学人士推出的第一批肖像专辑引发了争议和苛责。不出所料，威克利利用 1838 年《柳叶刀》上随附的钢笔肖像画，大力抨击了医疗机构中的腐败与无能现象，所以人们普遍认为，这些简本传记损害了医生的名誉。比如说，伦敦医院的资深外科医生威廉·布里扎德爵士就被描绘成了一种“令人难过的奇观”，因为此人以其“学究式的愁眉苦脸”与“医院式的粗鄙”而著称（参见图 10.5）。

相比威克利的严厉谴责，佩蒂格鲁在其《医学肖像集》的传记

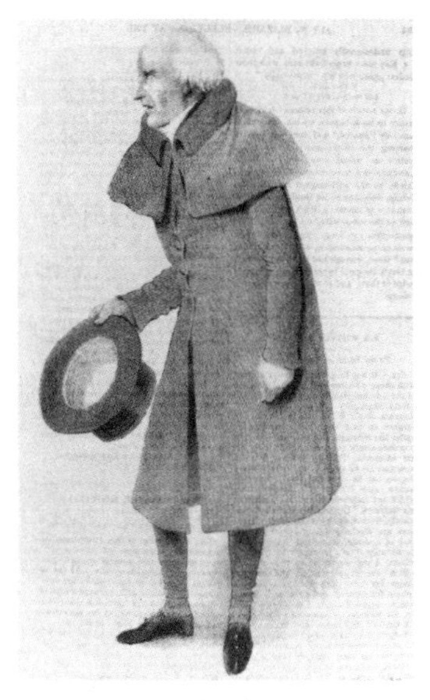

图 10.5 《威廉·布里扎德爵士肖像》，J. K. 梅多斯，1833。

布里扎德曾是伦敦医院的外科医生，他生于1743年，活到1835年才去世，是一位以衣着考究而著称的老派医生。

中却采用了一种表面不偏不倚、实则很高傲的语气，声称其目的在于撰写“行业”的传记而非“个人”的传记，以免有谄媚之嫌或者招人怨恨。

对于那些列举了一系列道德伦理问题的人来说，他们担心的是杂志编辑与出版商会从此种名人专辑中获利，更不用说这些专辑所报道的人士了。据称，他们会利用世人对医学行业领袖人物的关注来提高发行量，不管有意还是无意，传记中报道的个人也会从这种宣传中获得经济利益。对于一个受到监督的行业而言，这些都是非常重要的问题。而在 1858 年医学总会成立之后，这个行业开始对职业道德、礼仪及其自身的公开形象感到不安时，该问题就越发重要了。[21] 然而，尽管受到了批评与指责，肖像专辑依然层出不穷，而业内精英在编纂过程中密切配合，实际上就是认可了这些出版物。

总的来说，在维多利亚时期的小说和艺术作品中，医者都是富有同情心和可敬的人物形象。他们受人景仰，起码获得了社会的认可。哈利街正在变成一个能让人产生联想的名字，维多利亚时期的媒体贩子则把医疗行业捧上了天。在《名利场》和其他报刊杂志上刊登的一些医生群像漫画中，医生们都有着英俊而讨人喜欢的脸庞，而这些画作也都出自著名漫画家之手（参见图 10.6）。[22]

虽然讽刺漫画的鼎盛时期是乔治王朝时代末期，尤其是摄政时期，可当时并未出现专门刊登此类画作的正规杂志。1830 年，英吉利海峡对岸出现了查尔斯·菲利庞创办的《漫画》杂志，随后又出现了《喧闹报》日报，才促使英国开始出现这种形式的出版物。[23]

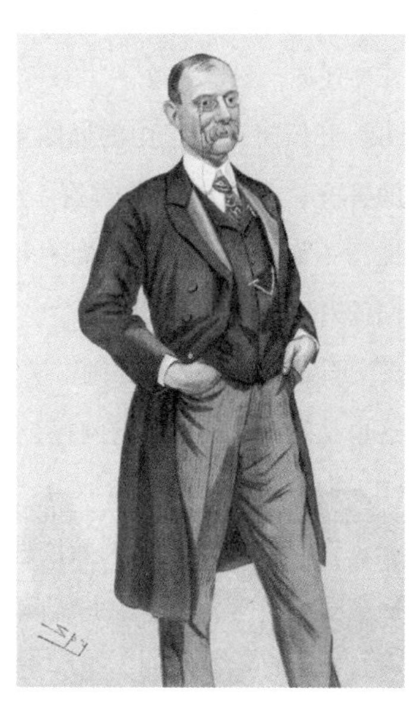

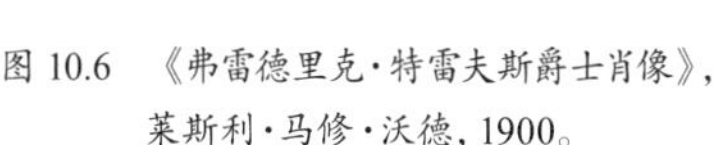

图 10.6　《弗雷德里克·特雷夫斯爵士肖像》，莱斯利·马修·沃德，1900。

特雷夫斯是维多利亚时代末期与爱德华时代最时髦的外科医生之一，集学者与名医称号于一身。众所周知，他曾在爱德华七世登基之前为其实施了阑尾切除手术，还是“象人”约瑟夫·梅里克的“保护人”。

1841 年 7 月 17 日，《笨拙》周报首次在报摊上发行。为向法国的先驱致敬，它的副标题就是《伦敦喧闹报》。[24] 这份报纸与英国以前的讽刺作品大不相同。《笨拙》周报获得成功的一个主要因素在于其创新性的版面设计。亨利·梅休早期创办的《伦敦的费加罗》以一种相当单调、千篇一律的单一字体排版，而《笨拙》周报从一开始便呈现了更丰富的多样性，几乎从头到尾都有漫画作品。[25] 正如威廉·萨克雷曾说的："过去多年的漫画作品，都不适合我们的妻女去翻阅。"随着摄政时期的粗俗下流让位于维多利亚时期理想的家庭礼仪，幽默而体面的家庭出版物获得了机会。《笨拙》周报正好填补了这一空白。不同于早期的出版物，这份周报并不下流与低俗，至少在其早期并不低俗，这满足了人们渴望一个与改革时代相称的政治批判平台的需求。[26] 中产阶级日益壮大，他们的品位、关注点和焦虑也是"笨拙先生"的品位、关注点与焦虑，这份周报给自己规定的三项任务，就是"教导""改革"与"令人愉快"。

开始时，周报中的插图主要都是小幅的黑白版画，属于文章的补充，不依赖文本的独立漫画到后来才出现。人们起初认为，插图不如印刷的文字重要——绘图者在社会上并未受到与作家相同的对待。[27]

除了这些"黑白小画"，《笨拙》周报还以"大幅版画"为特色，这也是效仿了巴黎《喧闹报》的做法，用整幅版面刊登一幅幽默画作。这种版画，起初被称为"笨拙先生的铅笔画"——"漫画"一词直到 1843 年 7 月才开始被采用——结果表明，这种定期的讽刺性简笔画极受读者欢迎。小幅版画与铅笔画讽刺的对象可谓各种各样，有政客、皇室、职业人士、街头生活和社会习俗。其中最受欢迎的主题则是家庭场景，如客厅、育婴室或家人，以及资产阶级的日常追求与爱好。第一幅具有医学－政治性质的大幅版画，发表于《笨拙》周报的创刊号上。在《动物催眠：大黄丸爵士催眠不列颠雄狮》一作中，罗伯特·皮尔的名字变成了“大黄丸”，这是人们念到他的名字时偶然发现的谐音。[28] 在这个身穿长袍的江湖郎中形象的后面，有一个标着“大电力政治电池”字样的容器，上面列有各种热点问题，比如“养老金清单”和“新税种”，它们都是“大黄丸”接替墨尔本勋爵担任首相一职之后必须解决的问题。

同样是在创刊号中，威廉·纽曼所作的《桑丘·布尔先生及其国医》却以一种极其传统的方式，将皮尔抬高到了“国医”的地位。画中的皮尔极其讲究地身着披风、头戴假发，正在阻止臃肿肥胖的“约翰牛”享用仆从呈上的食物。此画的说明文字以“唐·吉诃德的名言”为题，称“虽然身边都是美食，可医生不允许桑丘享用，仆从送上来的每一道菜肴都被医生扔掉了”。在这幅画作中，可恶的仆人则是模样邪恶的约翰·罗素勋爵。此后，近代“保守党”的这位创始人又以多种形象出现在《笨拙》周报上，时为孩童、时为护士，更不用说国医了。

尽管基本上拥护中产阶级的价值观，《笨拙》周报却没有表达过支持某一单一的医疗派系路线。它对医生和医疗问题的态度，很大程度上是由那帮才华横溢的绘图师的品味决定的。因此，我们有必要对这些人和他们的独特风格进行简要区分。

1844 年，约翰·里奇的到来标志着效力于这份杂志的艺术家们迎来了一个新的时代。他在 20 年的时间里创作的画作数量惊人，达到了近 3000 幅，其中包括约 600 幅漫画，这令所有前辈黯然失色。[29] 里奇并不喜欢创作政治漫画，故到了 19 世纪 50 年代，他便远离政治漫画，开始拥抱自己真正热爱的题材，并把它们当成《笨拙》周报的主要内容，如家庭生活与仆人、狩猎与度假。[30]1861 年 4 月的一期周报上刊登的漫画《习惯的力量》（参见图 10.7）就颇为典型地体现了他的这些爱好。这幅作品中的主角是一群青少年。我们看到，在肯辛顿花园里玩耍时，阿道弗斯、乔治和路易莎三人并不粗鲁，反而彬彬有礼地伸出了舌头，这是他们在家庭医生碰巧经过身边时的一种习惯。而图中的医生完全有可能就是里奇本人的事实给这幅画作带来一丝辛酸色彩：他曾在圣巴塞洛缪医院学医，并在那里以精湛的解剖画作品获得了一定声望。然而，由于父亲经济拮据，他

146
PUNCH, OR THE LONDON CHARIVARI.
[April 6, 1861.
FORCE OF HABIT.—(A TABLEAU FOR FAMILY PEOPLE ONLY.)
Adolphus, George, and Louisa, are Playing in Kensington Gardens—to them the Family Doctor unexpectedly. A. and G. and L. go through the expressive pantomime of Putting out their Tongues as a matter of course.

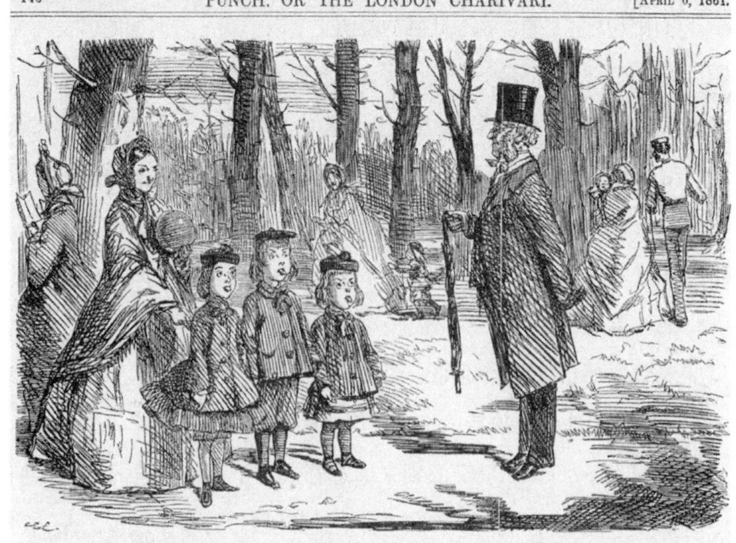

图 10.7 《习惯的力量》，据约翰·里奇的作品所制的木版画，1861。

没能完成学业。就在 21 岁生日之前不久，他放弃了学医，选择去挣钱养家，改善每况愈下的家境，并在成年之后一直供养着父亲（父亲的寿命比他更长）。[31]

1860 年 10 月，伟大的乔治·杜·摩里埃发表了他的第一幅画作。和里奇一样，此人也在年轻的时候改变了职业规划，从科学转向了绘画，并在安特卫普和巴黎两地学过艺。经人引荐给《笨拙》周报的编辑马克·莱蒙之后，他便答应为这份期刊绘制一些插图，[32]并在里奇去世之后，于 1864 年加入了该杂志的编辑队伍。

在杜·摩里埃手下，医生开始呈现出一种高雅气质，甚至接近于唯美主义者的模样（参见图 10.8）。杜·摩里埃所绘的医生比里奇笔下的医生更有教养，其卓越形象在伦敦精英阶层的会客厅中不会显得格格

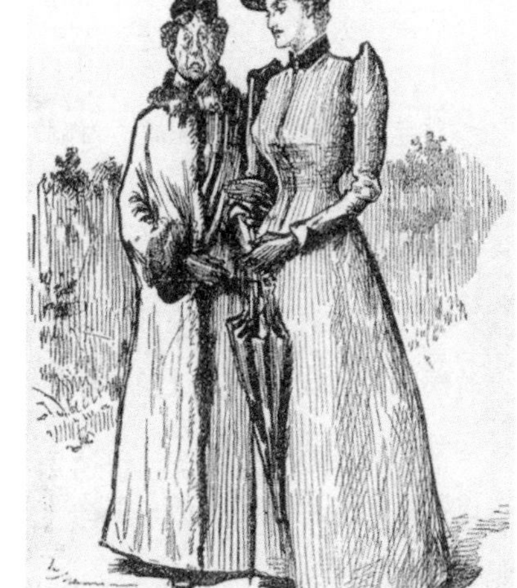

图 10.8 《外貌的重要性》，乔治·杜·摩里埃，1892。

画中的文字说明如下。“您为何不叫人把马歇尔大夫请来呢？他可是全国最聪明的医生！”“哦，亲爱的，不能！他穿得太不讲究了！”

不入——他们的外表温文尔雅，举止泰然自若，从外貌根本看不出他们并非出身于大庄园的绅士阶层。正如这种版画所描绘的，维多利亚时期刻板的医生形象，已被大卫·派珀描绘成了“秃顶，但下方还有一圈精心打理、像灌木丛一样的头发。缎面双排扣大礼服、长裤、手套、洁净的大礼帽等一应俱全，可口袋上却没有听诊器凸起的痕迹”。[33] 就算稍带嘲讽之意，杜·摩里埃的画也反映了并在很大程度上支持了维多利亚时期的医生们日益增长的各种社会抱负（或者自负）。

随着时间的推移，并且在杜·摩里埃的影响下，《笨拙》周报的嘲讽对象也从医生本身——在乔治王朝时期与摄政时期，人们嘲讽的总是医生的屁股——转到了病人的无知与愚笨上（通常都是下层社会的病人）。[34] 杜·摩里埃等人发现，普通人对医生的诊断的不理解是一个值得他们发挥机智的主题（参见图 10.9）。在一幅描绘医院场景、题为《清晰的诊断》的版画中，园丁如此说道：

> 哦，小姐，我不知道他们叫它什么。不过，诊疗过我的那位年轻医生是这样说的：“你脑子里想的东西，躺在你隔壁床上的那个人用屁股也想得出来。”

数十幅此种类型的漫画，都以高人一等的姿态描绘和嘲讽了工人阶层患者的无知，并且经常把他们描绘成愚蠢、没文化、莫名其妙的爱尔兰人或吝啬的苏格兰人（参见图 10.10）。假如伦敦人同样可以被描绘为粗俗者的话，那么，他们有时也会具有某种朴实的直觉（参见图 10.11）。

1851 年，查尔斯·基恩加入了《笨拙》周报，并且直到 19 世

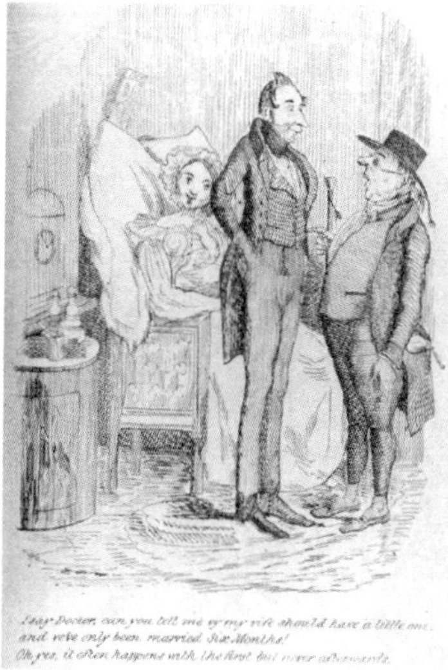

图 10.9 这幅未标注日期的版画虽然不是《笨拙》周刊上的漫画，却体现了维多利亚时期的幽默。画中的文字说明如下。“我说医生，您能否告诉我，为何我们结婚才6个月，我的妻子就会生小孩呢？”“哦，是这样的，第一次常常如此，但往后就不会了。”

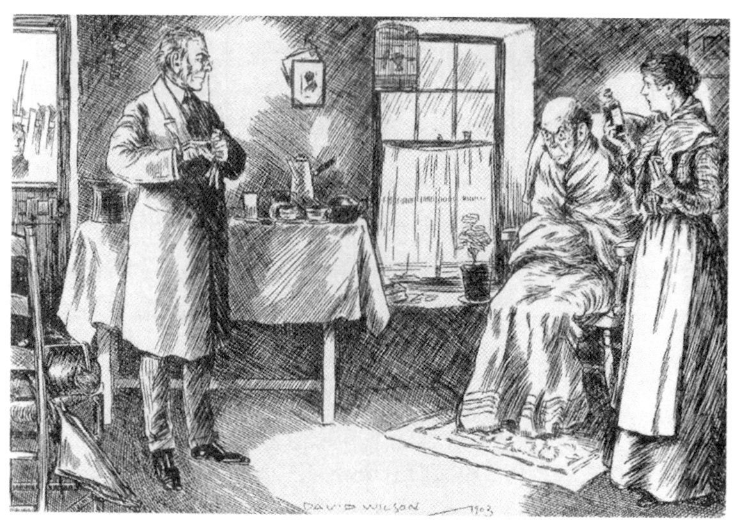

图 10.10 插画，大卫·威尔逊，1903。

画中的对话如下。“奥布莱恩夫人，我希望您的丈夫按时服药，好吗？”“当然，医生，只是我一直很不解，标签上写着‘一次一丸，一日三次’，可我实在不明白，一丸怎么可能多次服用？”

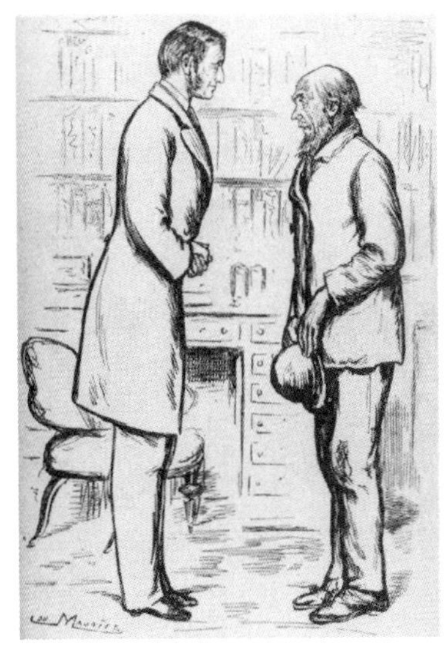

图 10.11　《诊断》，乔治·杜·摩里埃，1875。

画中的对话如下。“我可以告诉你你得的是什么病，我的好朋友！你长了痤疮！”“痤疮？哦，另一位医生也是这么告诉我的！真希望我从来没有去过那里！”

纪 80 年代还在为该杂志供稿。像里奇和杜·摩里埃一样，他曾经也以另一种职业为志向，只不过他的目标是法律。到了 16 岁时，他已经喜欢上了绘画。加入《笨拙》周报后，他于 1854 年 6 月 3 日发表了第一幅签名插画，[35] 只不过直到 1860 年，他才被“召上台面”，加入了里奇、坦尼尔（此人是《爱丽丝漫游仙境》的插画家）和萨克雷之流的人才之列。[36]

基恩对笑话的演绎极受欢迎，因为他拥有一种让幽默时刻定格下来的巧妙手法。在《不合时宜的玩笑》这幅描绘另一个经久不衰的牙医笑话的作品中，牙医说：“亲爱的先生！您不必把嘴巴张得那么开，我向您保证，从外面我也能轻松手术！”紧张不安的病人双膝紧合，两手夹在其间，眼睛里满是恐惧。牙医带着期许之意，身体前倾，头部则以一种“相信我”的神态扬起，手里握着的东西像是一把扳手而非一件牙科手术工具，迫不及待地要把手放到病人的下巴上。吓呆了的病人形象，正是《笨拙》周报里牙科小插画最常见的题材。[37]这种插图带有心理学分析，与乔治王朝时期粗俗的牙医笑话形成了鲜明的对比。

哈里·弗尼斯是“在《笨拙》的传统熏陶下长大”的，他从1880年开始受雇于这家周报。[38]还在爱尔兰上学时，他就创办和编辑了手写的《学生笨拙报》，并为其创作插图，虔诚地向原刊致敬。[39]与《笨拙》周报的其他画家相比，弗尼斯在精神上更接近于乔治王朝时期和摄政时期的前辈，他对社会所持的观点和对特定公众人物的嘲讽都相当尖刻。[40]在《杜比坦斯医生》一作中，一个模样疯狂的医生大言不惭地说：“我恐怕给他服错了药。”医生口中的“他”，是一个幽灵一般的婴儿，正在被极度的、临死前的痛苦折磨着。一个不祥的灰色影子潜伏在背景当中，脸上的神情恐惧不已。在这幅不讨人喜欢的画作中，医生的模样就像是一个疯子。弗尼斯并未受到维多利亚时期的狭隘传统束缚，他的幽默与尖酸刻薄表露得肆无忌惮，而他最好的讽刺漫画作品也被人们所痛恨。[41]

位列“一流幽默画家”[42]的菲尔·梅伊在30岁时加入了《笨拙》周报，并于1895年2月得到了一个“拿得上台面”的职位。[43]他的到来，恰好赶上新的摄影复制工艺问世——这是一个大好时机，因为梅伊是在画作中加入警句隽语的高手，若是始终依靠木版画，他那些富有创意的语句效果就会大打折扣。[44]此人的创作题材大多取自街头巷尾，有顽童、流浪者、无家可归者和卖报人。在一个典例中可以看出，梅伊笔下的医生与弗尼斯笔下精神错乱的医生形成了鲜明的对比。梅伊笔下的医生很优雅：身着高领衬衣与背心，外衣口袋里塞着手帕，显得沉着冷静、朴素低调、保守谨慎和极其可靠（参见图 10.12）。

从 1841 年到 1914 年，《笨拙》周报上的医生形象发生了巨大变化。在最初的 40 年里，周报的画家们都遵循着所谓的“学术传统”。[45] 他们的插图采用肖像画形式，大部分描绘的都是医生，外表和相貌都相当符合医疗行业希望呈现的样子，即使做派浮夸也无大碍。[46] 与此同时，《笨拙》周报还对医疗行业和医疗政治的发展展开了戏谑又保守的系统评述。例如，对职业女医生崭露头角这一现象的评述。

尽管像第七章指出的那样，女性一直从事着实际的医疗工作，

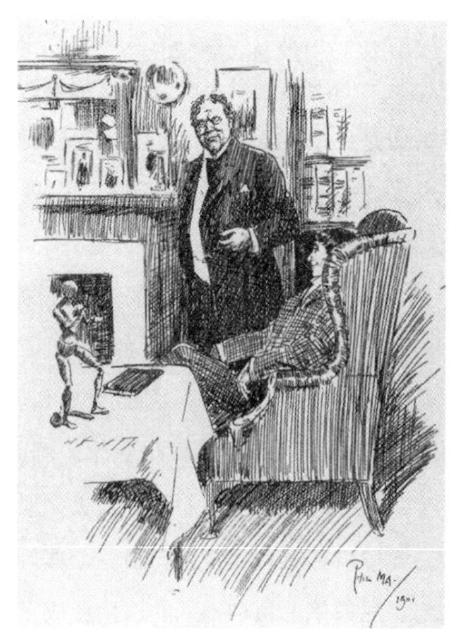

图 10.12　插画，菲尔·梅伊，1901。

舒适的扶手椅与画家所用的人体模型暗示了病人的生活方式。画中的文字说明如下。

病人：“您觉得较暖和的气候对我怎么样，大夫？”

医生：“天哪，先生，我正想要从暖和天气的手中救您一命呢！”

但在1800年，她们仍被排除在这一行业之外，尤其是因为她们被禁止上大学。保守分子警告说，年轻女性并不适合接受高等教育：由于被卵巢所支配，所以女性的位置是在家里承担妻子和母亲的职责，大脑若是过度劳累，能量就会从子宫转移出去，导致不孕不育和精神病——无论如何，医疗都不是女士适合从事的职业！

英国第一位获得医生资格的女性是伊丽莎白·加勒特，她在1865年利用各种各样的法律漏洞，获得了药剂师协会颁发的文凭，确保自己进入了注册医生名录。她孜孜不倦地努力着，要求医疗行业接纳女性。到1870年，她已经建立了一家巨大的私人诊所，在伦敦成立了圣玛丽妇女诊疗所，获得了巴黎大学的医学学位，嫁给了富豪詹姆斯-安德森。她在1874年伦敦女子医学院成立的过程中发挥了重要作用。后来她进一步利用官僚机构的疏忽，获准加入了英国医学会，直到1892年，英国医学会才正式招收女性。

这场为女性争取教育权的战争主要发生在爱丁堡大学，这主要归功于索菲亚·杰克斯-布莱克发起的运动。被伦敦大学拒绝后，索菲亚被爱丁堡大学录取，并于1869年与其他4位女生一起获准入学。不过，有人向大学评议会投诉，学校取消了她们的毕业资格，转而给她们颁发了一种纯属安慰性质的“能力证书”。学生爆发了骚乱，她们反对这一裁定的上诉先是得到了支持，接着又被撤销了。

在此期间，杰克斯-布莱克一边斗争，一边在瑞士的伯尔尼取得了医学博士学位，并且最终通过爱尔兰内科医生学会获得了行医执照。1874年，她开办了伦敦女子医学院。3年之后，该校的女性医科学生在伦敦自由医院（后来改名为皇家自由医院）获得了临床实践经验。1876 年，议会通过了一项法案，终于授权考试机构允许女性获得医生资质。然而，阻力依然很强大。伦敦的圣玛丽医院医学院在第一次世界大战的危急形势下允许女生入学，可后来再次禁止招收女生，原因竟然是该学院以其橄榄球队为荣。

《笨拙》周报为读者提供了许多以新兴的女性医生为主题的漫画（参见图 10.13）。若说那些漫画都是清一色地歧视女性或对女性行医持明显敌视态度，那就是夸大其词了。然而毫无疑问的是，就像此处所举的例子，这些漫画的主旨都是揭示性别元素进入医学领域，

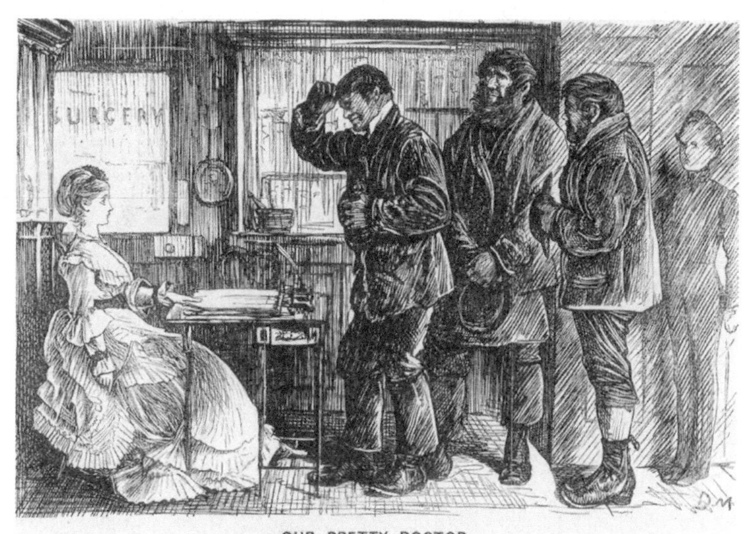

图 10.13　《漂亮医生》，乔治·杜·摩里埃，1870。

画中的对话如下。

艾拉贝拉医生："哦，亲爱的朋友们，我能为你们做些什么？"

比尔："哦，小姐，是这样的，我和我的朋友都失业了，您瞧，我们想要凭自己的力气赚点本本分分的钱，听说您是一位新兴年轻医生，或许您不会介意让我们来当护士吧！"

以及女性行医的奇怪和有趣。相比而言，南丁格尔以后的新型女护士形象却很容易被人们理想化。护士对职业男性并不构成威胁，无论那些职业男性是医生还是《笨拙》周报的普通读者。护士不再是罗兰森或者克鲁克香克描绘的那种可怕形象了（参见图 10.14）。

在那些具有献身精神的护士或普通执业医生身上，维多利亚时期的人发现或幻想出了最终能令他们感到安心的医务人员。爱开玩笑的死神，实际上已经被驱逐。

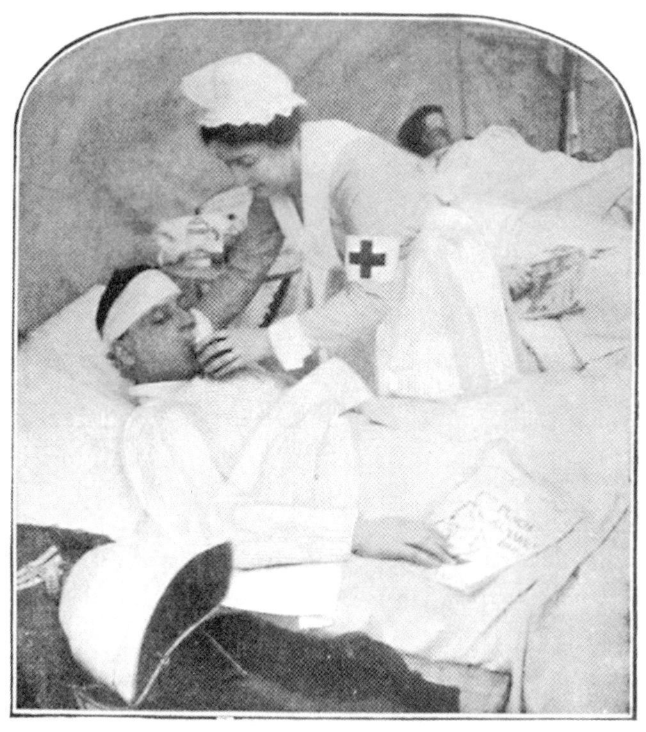

图 10.14　《在图盖拉河畔的一座野战医院里》，约1900。

后 记

本书各章从独特的角度，审视了近代英国的身体信仰与医疗实践，以及它们在各种媒体、语言和视觉材料上的公开记录。我的探讨集中于几个方面：健康与疾病，病人与医护人员的共生关系，以及医术的各种职业化身。而且，我在探讨中还涉及了健康与疾病对社会与政治更广泛的隐喻和象征意义。

近代早期的文化习俗，对于身体的行为和表现有很强的规约性，无论是美丽还是丑陋、高贵还是卑贱、神圣还是世俗、洁净还是肮脏、健康还是生病。诚如第二章和第三章所言，在面对面交流的前工业化时代，主流的宗教道德价值观认为人类在很大程度上依然是衡量万事万物的尺度，人类是由上帝创造出来的，这个上帝被世人以拟人的手法加以描绘，成为带有家长式的作风，宛如“父亲”一般的形象，而且还被赋予了作家或艺术家角色。然而，主流的宗教道德价值观也贬低过身体，使得身体的展示与呈现变成了有可能受到诋毁、蒙受耻辱与存在潜在危险的事情。

社会生活包括一系列仪式与表演，它们被世人明确而戏剧性地视为人生这出戏剧中的一个个场景，无论人生是一场悲剧还是喜剧，是一场讽刺剧还是闹剧。在这座巨大的“尘世舞台”上，在从摇篮到坟墓的一幕幕时代表演中，所有人都有各自的角色要扮演，都有各自的道具与服装。[1]

更具体地说，医学这个微观世界有如一出古装剧或者一场巡回马戏，体现在表演、修辞和仪式上。疾病必须为人所知，必须变得可闻可见。病人扮演的，就是社会学家后来所谓的“病人角色”，[2]而人们也认识到，实施医疗行为时必然会有一套得到医术认可的标准做法，就像演戏时在舞台上有一套惯例和套路一样。

然而，在一个崇尚批判理性的新教国度中，戏剧性却遭到了广泛谴责——尤其是遭到了清教徒、改良主义者或者功利主义者的指摘。他们认为戏剧是愚蠢的诡计、魔法和胡说八道，认为戏剧是对廉价俗丽之物与华而不实的表演的盲目迷恋。同样，就医疗本身而言，批评家们也喜欢揭露和揭穿医学的装腔作势，坚称医疗全然就是赘言与虚荣的托辞——若是让真相大白于天下，那么医学比彻头彻尾的江湖骗术好不了多少（甚或更糟）。医学界人士和支持医学的观察家可能会反驳，医疗效果实际建立在信心的基础之上，而这种信心又是由医生的表情、郑重的话语与手势所暗示的力量产生的。假如医疗有效，那么，其害处又在哪里呢?

医学具有戏剧性。报纸、杂志、小说、肖像、讽刺版画和其他媒介支持这种广受欢迎的戏剧表演（它是对医疗的永久性类比与比喻[3]），同时也促生出了各种各样的医疗形象，塑造、打破和重新塑造了病人与医生的身份。后复辟时代带来了爆炸式的文化生产浪潮，语言和视觉材料在公众的想象力之中创造并强化了关于病人、医护以及与医疗有关的表演的故事与形象。医生与文人之间、埃斯克勒庇俄斯与阿波罗的传人之间，其实具有很多的相似之处：讽刺作家挥舞着手术刀，

文学则鼓吹社会诊断和政治医疗。“旁观者先生”如此告诉我们，

> 创刊之初，我假装只会占星术。但有人告诉我，说我在医学上也有极深的造诣。我开始治愈所有因灵魂导致的疾病，我尽力做了一切有益的事情，并且在我自己的居所完善了许多疗法，谨慎地避免使用江湖骗子常用的方法，并在公众面前进行他们最常见的手术。[4]

这类文化博弈的大量出现、某些笑话与比喻的经久不衰（参见下

Tell the Doctor I will certainly pay for the Physic but shall return the Visits !
PAYING in KIND

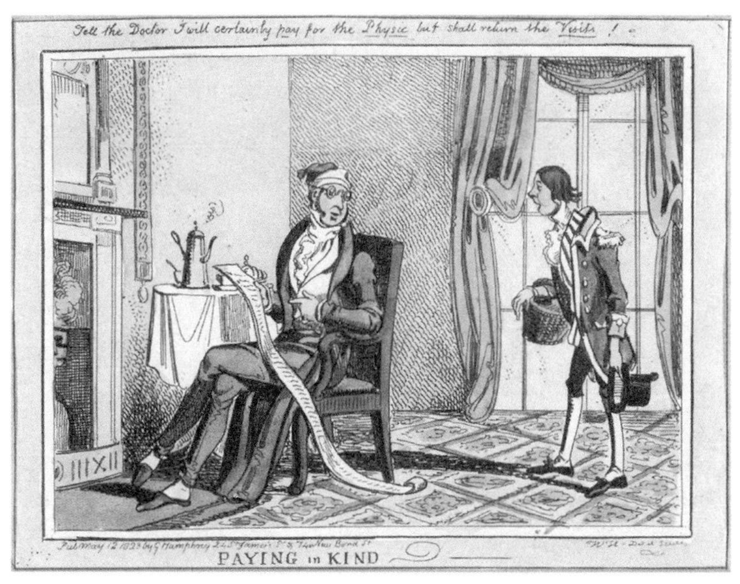

《以其人之道，还治其人之身》，威廉·奚斯，1823。

图中的文字说明如下。“告诉医生，我肯定会支付药费，但我会去回访他！”差不多一个世纪以后，同一个笑话又出现在模仿此作的漫画里，只不过其中的仆人换成了妻子。

图），都预示着健康与疾病、生与死的问题的探讨已非常尖刻。然而，对于那些通常描述痛苦可笑的病人、令人反感的医生以及令人恶心的疗法的黑色喜剧，我已经不再去揣摩其心理诉求的本质，无论其心理诉求是有意识的，还是潜意识里的。恐惧与幽默具有众多功能，并在很多方面相互交织。我认为，在面对生病与死亡导致的痛苦与危险时，老套的故事、笑话、偶像与仪式带来的老套的熟悉感本身就是一种安慰：预先提醒，也就是预先作好准备。在对本书中的视觉形象进行揣度时，我希望自己至少不仅仅是一名现代的"朱力普"或者"阿波泽姆"，没有将我的错误解读教条化或者忽视了自己眼皮子底下的东西。

最后有一点启示：近代早期强大有力的"医学戏剧"，已经逐

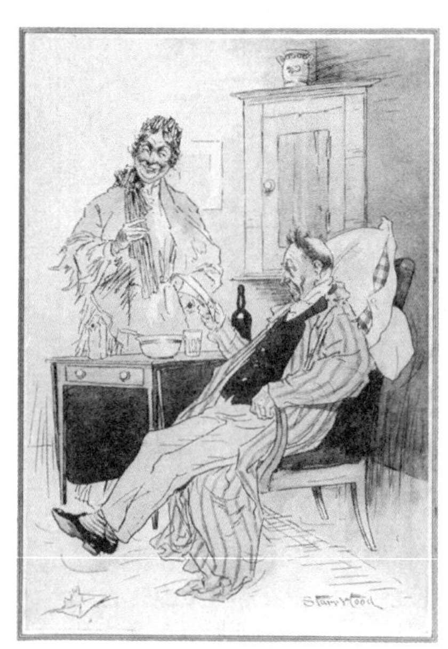

《一个愿打，一个愿挨》，斯塔尔·伍德，1911。

图中对话如下。"我不知道该怎样付这位医生的账单——药费15先令，上门竟然要两英镑！""为何不付了药费，然后上门回访他几次呢？"

渐变得无关紧要了。当然，医学在现代大众传媒中占有极其重要的地位：过去的半个世纪里，出现了《基代尔医生和十号急诊室》《医生当家》《芬利医生的病案》《急诊室》《急诊室的故事》和《杏林先锋》等作品。[5]而且，随着一连串丑闻，尤其是谋杀多人的普通执业医生哈罗德·希普曼的丑闻曝光之后，医生似乎再度开始成为一种“危险之源”。不过，接受医疗和外科手术的人体不再仅是一种用于讽刺的模板，医生也不再作为政客的替身在政治漫画中独占鳌头。高科技医学的崛起，与这一点有很大的关系——尽管“手术室”（operating theatre）这一习语还在继续沿用。这样说，并非意味着医学本身已经去仪式化和去道德化而变成了“科学”，而仅仅是说在现代医学当中，已经没有患者身体受到折磨、医生口咬手术刀的场景了，而这种场景，却构成了本书的核心主题。

致谢

在过去的几个月里，承蒙珍妮特·布朗、克里斯·劳伦斯、菲奥娜·麦克唐纳、克莱尔·斯帕克、克里斯汀·史蒂文森、简·沃尔什和安德鲁·威尔赏眼，对本书初稿进行了通读。这些朋友与同事给予了许多富有洞察力的评论并提出了坦率的批评意见，我对他们深表感激。安德里亚·迈耶–卢多维西利用维尔康姆图书馆图像学馆藏的绝妙资源，在图片研究方面为我提供了宝贵的帮助；米歇尔·斯托克斯则极其慷慨地付出了数个月的时间，在本书诸多方面的研究中对我进行了协助，特别是第十章，其中大部分内容都是建立在其研究成果的基础之上。

多年以来，我也从别人身上学到了许多知识。很久以前，他们就以开拓性的学术研究，解决了我此时才迟迟加以探究的若干问题。其中，尤以约翰·布鲁尔、桑德尔·吉尔曼、柳德米拉·乔丹诺娃、罗纳德·保尔森、乔治·卢索、芭芭拉·斯塔福德和彼得·瓦格纳为甚。

本书的大部分研究工作，都是我在维尔康姆医学历史研究所度过的那段幸福时光里完成的。令人遗憾的是，该研究所去年解散了。我要衷心感谢研究所里的全部工作人员，他们给予了我巨大的支持。

其中，特别要感谢我的两位秘书：弗丽达·豪瑟和丽贝卡·贝克尔。还有助理研究员卡洛琳·奥弗里和莎伦·梅辛杰尔，最后则是简·亨德森。席拉·劳勒则孜孜不倦、始终如一，为我打印出了似乎无止无休的一版又一版初稿。还要感谢杰德·劳勒，他帮了我这个电脑盲的大忙。还要感谢海伦·坎普这位优秀的文案编辑，以及简·亨德森。

参考文献

前言

1 Barbara Maria Stafford, *Body Criticism. Imaging the Unseen in Enlightenment Art and Medicine* (Cambridge, MA, 1991), p. 2.

2 A point made in Leonard Shlain's polemical *The Alphabet versus the Goddess. Male Words and Female Images* (London, 1999).

3 One complication, not further addressed, is that alongside the widespread suspicion of *images has gone a suspicion of words* too, when perceived to be rhetorical, mere verbiage. Just as words are 'better' than images, so 'reality' is better than 'verbality': see Peter Dear, '*Totius in Verba*: Rhetoric and Authority in the Early Royal Society', *Isis*, LXXVI (1985), pp. 145–61.

4 The best general discussion, though focused on the upper end of the market, is Timothy Clayton, *The English Print, 1688–1802* (New Haven and London, 1997). For portraits, see David Piper, *The English Face*, ed. Malcolm Rogers (London,1992); Marcia Pointon, *Hanging the Head: Portraiture and Social Formation in Eighteenth-Century England* (New Haven, 1993).

5 There are scores of early Dutch conversation pieces around such themes as the medical consultation or the examination of a young woman for love-sickness; there is no equivalent English tradition: Laurinda S. Dixon, *Perilous Chastity: Women and Illness in Pre-Enlightenment Art and Medicine* (Ithaca, 1995).

6 The interplay of image and text is brought out especially by Ronald Paulson, *Book and Painting: Shakespeare, Milton and the Bible: Literary Texts and the Emergence of English Painting* (Knoxville, 1982); and by Robert Patten, ed., *George Cruikshank: A Revaluation* (Princeton, 1992), pp. 38f.

7 Quotation is of course ubiquitous within culture. A different sort of example is Tobias Smollett's novel *The Life and Adventures of Sir Launcelot Greaves* (1760-2), the story of two lovers incarcerated in a madhouse to prevent their marriage. The novel contains many pages plagiarised from Dr William Battie's *Treatise on Madness* (1758), but Smollett concealed his source.

8 Though for such a possibility see Peter Burke, *Eyewitnessing* (London, 2001).

9 The obsolete assumption that Georgian prints are snapshots of reality is discussed in Roy Porter, 'Capital Art: Hogarth's London', in F. Ogée, ed., *The Dumb Show. Image and Society in the Works of William Hogarth* (Oxford, Studies on Voltaire and the Eighteenth Century, 1997), pp. 47–64; for warnings against accepting medical photographs at face value, see Daniel M. Fox and Christopher Lawrence, *Photographing Medicine: Images and Power in Britain and America Since 1840* (Westport and London, 1988).

10 Roy Porter and Dorothy Porter, *In Sickness and in Health: The British Experience 1650–1850* (London, 1988); Dorothy Porter and Roy Porter, *Patient's Progress: Doctors and Doctoring in Eighteenth-Century England* (Cambridge, 1989); Roy Porter, *Health for Sale: Quackery in England 1650–1850* (Manchester, 1989); *idem*, *Mind Forg'd Manacles: Madness and Psychiatry in England from Restoration to Regency* (London, 1987). One might add *idem*, *Doctor of Society: Thomas Beddoes and the Sick Trade in Late Enlightenment England* (London, 1991), which looks at that medical world through the eyes of a radical physician.

11 Roy Porter, *Quacks: Fakers and Charlatans in English Medicine* (Stroud, 2000).

1 尘世舞台

1 The most rewarding discussion for me has been Peter Wagner, *Reading Iconotexts: From Swift to the French Revolution* (London, 1995).

2 For whom see Chap. 7.

3 Francis Doherty, *A Study in Eighteenth-Century Advertising Methods: The Anodyne Necklace* (Lewiston, 1992); Fiona Haslam, *From Hogarth to Rowlandson. Medicine in Art in Eighteenth-Century Britain* (Liverpool, 1996), p. 73.

4 C. J. S. Thompson, *The Quacks of Old London* (London, 1928), p. 312. Rock also figures on an advertising billboard in Hogarth's *Morning* from *The Four Times of the Day.*

5 The contents are very fully discussed in Haslam, *From Hogarth to Rowlandson*, pp. 106 f. Our knowledge of Misaubin has been greatly enlarged by Barry Hoffbrand, 'John Misaubin MD and Licentiate of the College of Physicians: Hogarth's "Quack"', *Journal of the Royal Society of Medicine* (forthcoming).

6 Harold Avery, 'Misaubin and Veron, Butts of the Caricaturists', *International Congress of the History of Medicine* (*21 Siena, 1968*) (Rome, 1970) vol. 2, pp. 1018–22; Jean Savare, 'Le docteur Misaubin, de Watteau, ou un charlatan français à Londres au XVIIIe siècle', *Revue d'histoire de la pharmacie* (Paris), XVIII (1967), pp. 597–607; Haslam, *From Hogarth to Rowlandson*, pp. 94f. Fielding satirized Misaubin in his play *The Mock Doctor*, first performed in 1732, which he also dedicated to him.

7 For the argument that the very notion of the artist's 'message' is misguided, see Peter Wagner, 'How to (Mis)read Hogarth; Or, Ekphrasis Galore', *1650–1850: Aesthetics, and Inquiries into the Early Modern Era*, II (1996), pp. 203–40.

8 See Roy Porter, ed., *The Popularization of Medicine, 1650–1850* (London, 1992), *passim.*

9 See Roy Porter, ' "Expressing Yourself Ill": The Language of Sickness in Georgian

England', in P. Burke and R. Porter, eds, *Language, Self and Society: The Social History of Language* (Cambridge, 1991), pp. 276–99; *idem*, 'Reading: A Health Warning', in Robin Myers and Michael Harris , eds, *Medicine, Mortality and the Booktrade* (Winchester, 1998), pp. 131–52. Perhaps the harridan is handing out 'domestic medicine'.

10 Samuel Foote, *The Dramatic Works* (London, 1797), vol. II. The play was first published in 1778.

11 L. G. Stevenson, 'The Siege of Warwick Lane, Together with a Brief History of the Society of Collegiate Physicians 1767–98', *Journal of the History of Medicine*, VII (1952), pp. 105–21; Sir George Clark, *A History of the Royal College of Physicians of London*, 3 vols (Oxford, 1964–72), ii, pp. 562–3.

12 Samuel Foote, *The Devil upon Two Sticks*, in *The Dramatic Works* (London, 1797), vol. II, pp. 324–6, act ii.

13 There certainly was an earlier (1762), but different, offering entitled *The State Quack*, one of scores of attacks on the Scottish Prime Minister, Lord Bute, and on his supposed mistress, George III's mother, the Princess Dowager, portrayed as a falling rope-walker. Bute figured as a mountebank performing in *The Senate, a Farce*.

14 Gillray's *Britannia Between Death and the Doctors* is also reproduced in W. H. Helfand, 'Medicine and Pharmacy in British Political Prints – the Example of Lord Sidmouth', *Medical History*, XXIX (1985), pp. 375–85. See Chap. 9.

15 Helfand, 'Medicine and Pharmacy in British Political Prints' pp. 375–85; Mortimer Frank, 'Caricature in Medicine', *Bulletin of the Society of Medical History of Chicago*, I (1911–16), pp. 46–57. For Addington see Chap. 9.

16 See Chap. 9.

17 L. Clarkson, *Death, Disease and Famine in Pre-Industrial* England (Dublin, 1975); E. A. Wrigley and R. S. Schofield, *The Population History of England 1541–1871: A Reconstruction* (London, 1981); L. Stevenson, '"New Diseases" in

the Seventeenth Century', *Bulletin of the History of Medicine*, XXXIX (1965), pp. 1–21.

18 Anne Hardy, *The Epidemic Streets: Infectious Disease and the Rise of Preventive Medicine, 1856–1900* (Oxford and New York, 1993); Anthony S. Wohl, *Endangered Lives: Public Health in Victorian Britain* (Cambridge, MA, 1983); Roy Porter and G. S. Rousseau, *Gout: The Patrician Malady* (New Haven and London, 1998).

19 F. B. Smith, *The Retreat of Tuberculosis 1850–1950* (London and New York, 1988).

20 Michael MacDonald and Terrence R. Murphy, *Sleepless Souls: Suicide in Early Modern England* (Oxford, 1990).

21 D. Little and G. Kahrl, eds, *The Letters of David Garrick*, 3 vols (London, 1963), II, p. 557; Laurence Sterne, *The Life and Opinions of Tristram Shandy*, ed. Graham Petrie (Harmondsworth, 1967), p. 461.

22 Andrew Wear, *Knowledge and Practice in English Medicine 1550–1680* (Cambridge, 2000); Keith Thomas, *Religion and the Decline of Magic. Studies in Popular Beliefs in Sixteenth- and Seventeenth-Century England* (London, 1971).

23 Charles Webster, ed., *Health, Medicine and Mortality in the Sixteenth Century* (Cambridge, 1979); Margaret Pelling, 'Medical Practice in Early Modern England: Trade or Profession?', in W. Prest, ed., *The Professions in Early Modern England* (London, 1987), pp. 90–128.

24 Far the best explication of this view is to be found in Natsu Hattori, 'Performing Cures: Practice and Interplay in Theatre and Medicine of the English Renaissance', DPhil thesis, University of Oxford, 1995.

25 J.-C. Agnew, *Worlds Apart: The Market and the Theater in Anglo-American Thought, 1550–1750* (Cambridge, 1986); Peter Borsay, 'All the Town's a Stage', in P. Clark, ed., *The Transformation of English Provincial Towns, (1660–1800)* (London, 1985), pp. 228–58; R. Sennett, *The Fall of Public Man* (1976) (London,

1986); D. Barnett, *The Art of Gesture: The Practice and Principles of 18th Century Acting* (Heidelberg, 1987); Peter Burke, *The Historical Anthropology of Early Modern Italy: Essays on Perception and Communication* (Cambridge, 1987); Roy C. Strong, *Splendour at Court: Renaissance Spectacle and Illusion* (London, 1973); M. Byrd, *London Transformed: Images of the City in the Eighteenth Century* (New Haven and London, 1978), p. 63: 'The theater appears prominently – one would say takes a prominent role – in almost every account of eighteenth-century London.' For the need for 'performative' readings, see Fay Bound, 'Emotion in Early Modern England 1660–1760: Performativity and Practice at the Church Courts of York', DPhil thesis, University of York, 2000.

26 Thomas Hobbes, *Leviathan: or, the Matter, Forme and Power of a Commonwealth Ecclesiasticall and Civil*, ed. C. B. Macpherson (Harmondsworth, 1968), p. 6; see discussion in Edward Hundert, 'Performing the Passions in Commercial Society: Bernard Mandeville and the Theatricality of Eighteenth-Century Thought', in Kevin Sharpe and Steven N. Zwicker, eds, *Refiguring Revolutions* (Berkeley, 1998), pp. 142–72.

27 J. Addison and R. Steele, *The Spectator*, ed. Donald Bond, 5 vols (Oxford, 1965), II, p. 352, Saturday IO November 1711; Ronald Paulson, *The Beautiful, Novel, andStrange. Aesthetics and Heterodoxy* (Baltimore and London, 1996), pp. 55f., for Addison's image of the stage of life and the persona of being a spectator.

28 Quoted from the 'Autobiographical Notes' in Derek Jarrett, *The Ingenious Hogarth* (London, 1976), pp. 106–7.

29 E. P. Thompson, *The Making of the English Working Class* (London, 1991); *idem*, *Customs in Common* (London, 1991); *idem*, 'Patrician Society, Plebeian Culture', *Journal of Social History*, VII (1973–4), pp. 382–405; Tim Harris, *London Crowds in the Reign of Charles II: Propaganda and Politics from the Restoration until the Exclusion Crisis* (Cambridge, 1990); John Brewer, *The Common People and*

Politics, 1750–1790 (Cambridge, 1986).

30 I. Veith, *Hysteria: The History of a Disease* (Chicago and London, 1965), p. 151. Galen's apothegm: 'he cures most in whom most are confident' was often quoted: David Harley, 'Rhetoric and the Social Construction of Sickness and Healing', *Social History of Medicine*, XII (1999), pp. 407–36.

31 John Haygarth, *Of the Imagination as a Cause and as a Cure of Disorders of the Body* (Bath, 1800).

32 Hattori, 'Performing Cures', p. 1.

33 An interesting case is Alexander Lesassier, an Edinburgh-trained doctor who recorded (and presumably lived) his life in large measure through the clichés of the sentimental novel, and in part put down his own autobiography in such a novel, the unpublished 'Edward Neville, or the Memoirs of an Orphan': see Lisa Rosner, *The Most Beautiful Man in Existence: The Scandalous Life of Alexander Lesassier* (Philadelphia, 1999).

34 These verses are attributed to David Garrick: see G. S. Rousseau, ed., *Letters and Papers of Sir John Hill* (New York, 1982).

35 Strong, *Splendour at Court.*

36 This viewpoint is stressed in Roger King, 'Curing Toothache on the Stage?: The Importance of Reading Pictures in Context', *History of Science*, XXXIII (1995), pp. 396–416; see also Colin Jones, 'The Great Chain of Buying: Medical Advertisements, the Bourgeois Public Sphere, and the Origins of the French Revolution', *American Historical Review*, CI (1996), pp. 13–40.

37 For the idea of 'pharmakon', both remedy and poison, see Jacques Derrida, *Of Grammatology* (Baltimore, 1974). In satirical prints, the (quack) doctor was often juxtaposed against the (quack) preacher, for instance the Methodist.

38 Sander L. Gilman, *Health and Illness: Images of Difference* (London, 1995); see also Irving Goffman, *Stigma: Notes on the Management of Spoiled Identity*

(Harmondsworth, 1968); M. M. Bakhtin, *Rabelais and his World*, trans. H. Iswolsky (Cambridge, MA, 1968).

39 M. Bloch, *The Royal Touch: Sacred Monarchy and Scrofula in England and France* (London, 1973).

40 James Raven, Naomi Tadmore and Helen Small, eds, *The Practice and Representation of Reading in Britain 1500–1900* (Cambridge, 1996), pp. 4f.; John Feather, 'The Power of Print: Word and Image in Eighteenth-Century England', in Jeremy Black, ed., *Culture and Society in Britain 1660–1800* (Manchester, 1997), pp. 51–68.

41 Porter, ed., *The Popularization of Medicine.*

42 Samuel Johnson, 'Preface' to the *Gentleman's Magazine*, 1740, quoted in Geoffrey Alan Cranfield, *The Development of the Provincial Newspaper 1700–1760* (Oxford, 1962), p. 93.

43 C. de Saussure, *A Foreign View of England in 1725–29* (London, 1995), p. 102.

44 Fielding H. Garrison, 'Medicine in *The Tatler*, *Spectator* and *Guardian*', *Bulletin of the History of Medicine*, II (1934), pp. 477–503; Roy Porter, 'Laymen, Doctors and Medical Knowledge in the Eighteenth Century: The Evidence of the *Gentleman's Magazine*', in Roy Porter, ed., *Patients and Practitioners: Lay Perceptions of Medicine in Pre-Industrial Society* (Cambridge, 1958), pp. 283–314; *idem*, *Enlightenment: Britain and the Creation of the Modern World* (Harmondsworth, 2000), chap. IV.

45 Ann L. Reitz, 'Sawbones to Savior to Cynic: The Doctor's Relation to Society in English Fiction of the Eighteenth, Nineteenth, and Twentieth Centuries', PhD thesis, University of Cincinnati, 1985; Hattori, 'Performing Cures'.

46 Dror Wahrman, 'National Society, Communal Culture: An Argument about the Recent Historiography of Eighteenth Century Britain', *Social History*, XVII (1992), pp. 43–72; Richard D. Altick, *The English Common Reader* (Columbus, 1957).

47 See Ian Watt, *The Rise of the Novel: Studies in Defoe, Richardson and Fielding* (London, 1957); John J. Richetti, *Popular Fiction before Richardson: Narrative Patterns, 1700–1789* (Oxford, 1969; repr. 1992); Michael McKeon, *The Origins of the English Novel, 1600–1740* (Baltimore, 1987); R. F. Brissenden, *Virtue in Distress: Studies in the Novel of Sentiment from Richardson to Sade* (London, 1974). On self-identification, see Alan Richardson, *Literature, Education, and Romanticism: Reading as Social Practice, 1780–1832* (Cambridge, 1994).

48 To borrow the term used in other contexts by Thomas Laqueur: 'Bodies, Details, and Humanitarian Narrative', in Lynn Hunt, ed., *The New Cultural History* (Berkeley, 1989), pp. 176–204.

49 See Janet Todd, *Sensibility: An Introduction* (London, 1986), p. 90.

50 Thomas Beddoes, *Hygëia: or Essays Moral and Medical, on the Causes Affecting the Personal State of our Middling and Affluent Classes*, 3 vols (Bristol, 1802), vol. I, essay III, p. 77.

51 Beddoes, *Hygëia*, I, III, p. 78. On masturbation see J. Stengers and A. Van Neck, *Histoire d'une grande peur: Le masturbation* (Brussels, 1984).

52 Timothy Clayton, *The English Print, 1688–1802* (New Haven and London, 1997).

53 The word comes from the Italian *caricare*, meaning to overload: R. Ashbee, *Caricature* (London, 1928); Frank, 'Caricature in Medicine', pp. 46–57; E. H. Gombrich and E. Kris, *Caricature* (London, 1928); Edward Lucie-Smith, *The Art of Caricature* (London, 1981).

54 Clayton, *The English Print*, p. 232.

55 Kate Arnold-Forster and Nigel Tallis, comps, *The Bruising Apothecary: Images of Pharmacy and Medicine in Caricature* (London, 1989), pp. 4–6; John Geipel, *The Cartoon. A Short History of Graphic Comedy and Satire* (London, 1972); Bevis Hillier, *Cartoons and Caricatures* (London, 1970).

56 Mary Douglas, 'The Construction of the Physician: A Cultural Approach to Medical

Fashions', in Susan Budd and Ursula Sharma, eds, *The Healing Bond. The Patient-Practitioner Relationship and Therapeutic Responsibility* (London and New York, 1994), pp. 23–41, p. 25.

57 Roy Porter, *Mind Forg'd Manacles: Madness and Psychiatry in England from Restoration to Regency* (London, 1987; paperback edition, Harmondsworth, 1990).

58 Desmond King-Hele, ed., *The Letters of Erasmus Darwin* (Cambridge, 1981), p. 104. Elsewhere Darwin wrote of the 'infernal Divinities, who visit mankind with diseases': p. 84.

59 Norbert Elias, *The Civilizing Process*, vol. I, *The History of Manners* (New York, 1978); vol. 2, *Power and Civility* (New York, 1982); vol. 3, *The Court Society* (New York, 1983).

60 See T. G. H. Drake, 'The Medical Caricatures of Thomas Rowlandson', *Bulletin of the History of Medicine*, XII (1942), pp. 323–35; William C. Butterfield, 'The Medical Caricatures of Thomas Rowlandson', *Journal of the American Medical Association*, CCXXIV (1973), pp. 113–7; Ronald Paulson, 'Thomas Rowlandson: His Medical Satire', *Hospital Update* (Oct. 1974), pp. 619–28. More generally on medical cartoons see Jean Avalon, 'Malades, médecins et charlatans dans la caricature anglaise au temps d'Hogarth et de Rowlandson', *Aesculape*, XL (1957), pp. 2–62; W.-H. Hein, *Die Pharmazie in der Karikatur* (Frankfurt-am-Main, 1964); E. Holländer, *Die Karikatur und Satire in der Medizin* (Stuttgart, 1921); W. H. Helfand, *Drugs and Pharmacy in Prints* (Madison, WI, 1921); *idem*, 'Medicine and Pharmacy in French Political Prints', *Pharmacy in History*, XVII (1975), pp. 119–31.

61 See for instance Wagner, *Reading Iconotexts.* Wagner takes issue with the more 'intentionalist' readings offered by Paulson: Wagner, 'How to (Mis)read Hogarth', pp. 203–40.

62 Ronald Paulson, *Representations of Revolution 1789–1820* (New Haven, 1983),

the most powerful analysis of the techniques of the comic, the grotesque and the satirical.

63 Mark S. R. Jenner, 'Body, Image, Text in Early Modern Europe', *Social History of Medicine*, XII (1999), pp. 143–54; Roy Porter, 'History of the Body', in Peter Burke, ed., *New Perspectives on Historical Writing* (Cambridge, 1991), pp. 206–32. A fresh article, 'History of the Body Reconsidered', appears in the second edition (Cambridge, 2001), pp. 233–60. Pioneering was Bryan S. Turner, *The Body and Society: Explorations in Social Theory* (Oxford, 1984). See also his 'Recent Develop- ments in the Theory of the Body', in Mike Featherstone, Mike Hepworth and Bryan S. Turner, eds, *The Body. Social Process and Cultural Theory* (London, 1991), pp. 1–35; and 'The Body in Western Society: Social Theory and its Perspectives', in Sarah Coakley, ed., *Religion and the Body* (Cambridge, 1997), pp. 15–41.

64 A turn brilliantly explored in P. Stallybrass and A. White, *The Politics and Poetics of Transgression* (Ithaca, 1986).

65 E. J. Climenson, ed., *Elizabeth Montagu, the Queen of the Blue Stockings: Her Correspondence from 1720–1766*, 2 vols (London, 1906), 1, 36.

66 N. D. Jewson, 'Medical Knowledge and the Patronage System in Eighteenth Century England', *Sociology,* VIII (1974), pp. 369–85.

67 Donald G. MacRae, 'The Body and Social Metaphor', in J. Benthall and T. Polhemus, eds, *The Body as a Medium of Expression: An Anthology* (New York, 1975), pp. 59–73.

68 Daniel M. Fox and Christopher Lawrence, *Photographing Medicine: Images and Power in Britain and American Since 1840* (Westport and London, 1988).

2 丑陋怪诞的身体

1 Laurence Sterne, *The Life and Opinions of Tristram Shandy*, ed. Graham Petrie

(Harmondsworth, 1967), vol. VII, p. 472.

2 George Lakoff and Mark Johnson, *Metaphors We Live By* (Chicago, 1980). For introductions to body history see Michel Feher, *Fragments for a History of the Human Body*, 3 vols (New York, 1989); David Hillman and Carla Mazzio, eds, *The Body in Parts: Discourses and Anatomies in Early Modern Europe* (London, 1997); Bryan S. Turner, *The Body and Society: Explorations in Social Theory* (Oxford, 1984); Deborah Lupton, *Medicine as Culture: Illness, Disease and the Body in Western Societies* (London, 1994).

3 J. B. Bamborough, *The Little World of Man* (London, 1952); Leonard Barkan, *Nature's Work of Art: The Human Body as Image of the World* (New Haven, 1975); Michel Foucault, *The Order of Things: An Archaeology of the Human Sciences* (London, 1970).

4 For shame, see Gail Kern Paster, *The Body Embarrassed: Drama and the Disciplines of Shame in Early Modern England* (Ithaca, 1993).

5 Edward Gibbon, *Memoirs of My Life*, ed. G. A. Bonnard (London, 1966), p. 29.

6 Mary Midgley, 'The Soul's Successors: Philosophy and the "Body"', in Sarah Coakley, ed., *Religion and the Body* (Cambridge, 1997), pp. 53–68.

7 Coakley, ed., *Religion and the Body*; Andrew Louth, 'The Body in Western Catholic Christianity', in Coakley, ed., *Religion and the Body*, pp. 111–30; Piero Camporesi, *The Incorruptible Flesh: Bodily Mutation and Mortification in Religion and Folklore* (Cambridge, 1988); *idem*, *The Fear of Hell: Images of Damnation and Salvation in Early Modern Europe*, trans. Lucinda Byatt (Cambridge, 1991); *idem*, *The Anatomy of the Senses: Natural Symbols in Medieval and Early Modern Italy*, trans. Allan Cameron (Cambridge, 1994); Frank Bottomley, *Attitudes to the Body in Western Christendom* (London, 1979); Peter Brown, *The Body and Society: Men, Women and Sexual Renunciation in Early Christianity* (New York, 1988).

8 Morris Berman, *Coming to our Senses. Body and Spirit in the Hidden History of the*

West (New York, 1990).

9 Carol Houlihan Flynn, *The Body in Swift and Defoe* (Cambridge, 1990), pp. 21–2.

10 Philip Stubbes, *Anatomie of Abuses* (London, 1585), ff. 99–99v. Good Puritan as he was, Stubbes disapproved all show and theatricality: Jean-Christophe Agnew, *Worlds Apart: The Market and the Theater in Anglo-American Thought, 1550–1750* (Cambridge, 1986), p. 127.

11 John Donne, *Devotions upon Emergent Occasions*, ed. Anthony Raspa (Montreal, 1975), p. 7, discussed in Jonathan Sawday, *The Body Emblazoned: Dissection and the Human Body in Renaissance Culture* (London, 1995), p. 33; Francis Barker, *The Tremulous Private Body* (London, 1984).

12 Donne, *Devotions upon Emergent Occasions*, p. 52; John Carey, *John Donne: Life Mind and Art* (London, 1981); David Tripp, 'The Image of the Body in the Formative Phases of the Protestant Reformation', in Coakley, ed., *Religion and the Body*, pp. 131–52.

13 From *An Anatomie of the World* (London, 1611): Donne's line is contextualized in V. I. Harris, *All Coherence Gone* (London, 1966).

14 Sterne, *Tristram Shandy*, pp. 184f.

15 William Shakespeare, 'The Passionate Pilgrim', VIII, in Stanley Wells and Gary Taylor, eds, *The Complete Oxford Shakespeare* (Oxford, 1987), i, 46.

16 Quoted in O. L. Dick, ed., *Aubrey's Brief Lives* (Harmondsworth. 1972), p. IO.

17 Hamlet contemplated 'how a king may go a progress through the guts of a beggar': William Shakespeare, *Hamlet*, Act 4 Scene 3.

18 W. Brockbank and F. Kenworthy, eds, *The Diary of Richard Kay (1716–51) of Baldingstone, near Bury* (Manchester, 1968), p. 20.

19 Sander L. Gilman, *Sexuality: An Illustrated History* (New York, 1989); Margaret Jane Healy, 'Fictions of Disease: Representations of Bodily Disorder in Early Modern Writings', PhD thesis, University College London, 1995.

20 E. S. De Beer, ed., *The Diary of John Evelyn*, 6 vols (Oxford, 1955), 9 August 1682. See Barbara Maria Stafford, *Body Criticism. Imaging the Unseen in Enlightenment Art and Medicine* (Massachusetts, 1991), p. 341.

21 Sterne, *Tristram Shandy*, p. 557.

22 M. M. Bakhtin, *Rabelais and his World*, trans. H. Iswolsky (Cambridge, MA, 1968); for explication see P. Stallybrass and A. White, *The Politics and Poetics of Transgression* (Ithaca, 1986). The cultural anthropology of bodies high and low is also explored in Mary Douglas, *Natural Symbols: Explorations in Cosmology* (Harmondsworth, 1973).

23 Bryan S. Turner, 'The Body in Western Society: Social Theory and its Perspectives', in Coakley, ed., *Religion and the Body*, pp. 15–41. Turner notes that 'medicine is one of the technologies for controlling this dangerous body'.

24 Irving Goffman, *Stigma: Notes on the Management of Spoiled Identity* (Harmondsworth, 1970), p. 9.

25 Martin Bernal, *Black Athena: The Afroasiatic Roots of Classical Civilization*, vol. 1, *The Fabrication of Ancient Greece, 1785–1985* (London, 1987); vol. II, *Greece: Aryan or Mediterranean? The Archaeological and Documentary Evidence* (London, 1991); Sander Gilman, *On Blackness without Blacks: Essays on the Image of the Black in Germany* (Boston, MA, 1982).

26 See for instance James Sharpe, *Instruments of Darkness. Witchcraft in England 1550–1750* (London, 1996); Keith Thomas, *Religion and the Decline of Magic: Studies in Popular Beliefs in Sixteenth and Seventeenth-Century England* (London, 1971).

27 Jane Kromm, 'Studies in the Iconography of Madness, 1600–1900', PhD thesis, Emory University, 1984; *idem*, 'The Feminization of Madness in Visual Representation', *Feminist Studies*, XX (1994), pp. 507–35; Sander L. Gilman: *Seeing the Insane: A Cultural History of Madness and Art in the Western World*

(New York, 1982); John M. MacGregor, *The Discovery of the Art of the Insane* (Princeton, 1989).

28 David Piper, 'Take the Face of a Physician', in Gordon Wolstenholme, ed., *Portraits: The Royal College of Physicians of London, Catalogue II* (Amsterdam, 1977), 25–49, p. 25.

29 Natsu Hattori, 'Performing Cures: Practice and Interplay in Theatre and Medicine of the English Renaissance', DPhil thesis, University of Oxford, 1995, p. 137.

30 E. L. Griggs, ed., *Collected Letters of Samuel Taylor Coleridge*, 6 vols (Oxford, 1956–68), I, pp. 154, 256.

31 Claude Rawson, *Satire and Sentiment 1660–1830* (Cambridge, 1994).

32 Ronald Paulson, *Representations of Revolution 1789–1820* (New Haven, 1983).

33 For Swift, see Flynn, *The Body in Swift and Defoe*; for Hogarth and literature, see Ronald Paulson, *Popular and Polite Art in the Age of Hogarth and Fielding* (Notre Dame and London, 1979); Peter Wagner, *Reading Iconotexts: From Swift to the French Revolution* (London, 1995).

34 Ronald Paulson, 'Putting out the Fire in her Imperial Majesty's Apartment: Opposition Politics, Anticlericalism and Aesthetics', *ELH*, LXIII (1996), pp. 79–107; David Nokes, *Jonathan Swift: A Hypocrite Reversed: A Critical Biography* (Oxford, 1985), p. III; Joseph McMinn, *Jonathan's Travels: Swift and Ireland* (Belfast, 1994).

35 Jonathan Swift, *Gulliver's Travels* (1726) (London, 1954), pp. 284–5. Capable on Lilliput of taking up twenty or thirty smaller fowl at the end of his knife, Gulliver teases his captors with his voracious ways, pretending on one occasion, penknife in hand, a readiness to eat the more impudent members of the rabble alive. In turn, Gulliver on Brobdingnag barely escapes being eaten alive by a large infant pacified only by 'the last Remedy', a 'monstrous Breast'.

36 'A Beautiful Young Nymph Going to Bed – Written for the Honour of the Fair Sex':

Jonathan Swift, *The Complete Poems*, ed. Pat Rogers (London, 1983), pp. 434–55; Stallybrass and White, *The Politics and Poetics of Transgression*, p. 9. For venereal symptoms, see Linda E. Merians, ed., *The Secret Malady. Venereal Disease in Eighteenth-Century Britain and France* (Lexington, 1996).

37 J. A. Sharpe, *Crime and the Law in English Satirical Prints 1600–1832* (Cambridge, 1986); Lionello Puppi, *Torment in Art. Pain, Violence and Martyrdom* (New York, 1991); Richard J. Evans, *Rituals of Retribution. Capital Punishment in Germany, 1600–1987* (Harmondsworth, 1997); Pieter Spierenburg, *The Spectacle of Suffering: Executions and the Evolution of Repression: From a Preindustrial Metropolis to the European Experience* (Cambridge, 1984).

38 E. P. Thompson, *Customs in Common* (London, 1991).

39 M. Foucault, *Discipline and Punish: The Birth of the Prison* (Harmondsworth, 1979); M. Ignatieff, *A Just Measure of Pain: The Penitentiary in the Industrial Revolution, 1750–1850* (London, 1978).

40 Andrea Carlino, *Books of the Body: Anatomical Ritual and Renaissance Learning*, trans. John Tedeschi and Anne C. Tedeschi (Chicago, 2000); Jan C. C. Rupp, 'Matters of Life and Death: The Social and Cultural Conditions of the Rise of Anatomical Theatres, With Special Reference to Seventeenth Century Holland', *History of Science*, XXVIII (1990), pp. 263–87.

41 Hattori, 'Performing Cures', p. 45; Jonathan Sawday, *The Body Emblazoned: Dissection and the Human Body in Renaissance Culture* (London, 1995); Ruth Richardson, *Death, Dissection and the Destitute: A Political History of the Human Corpse* (London, 1987).

42 Fiona Haslam, *From Hogarth to Rowlandson. Medicine in Art in Eighteenth-Century Britain* (Liverpool, 1996), p. 263; Martin Kemp and Marina Wallace, *Spectacular Bodies: The Art and Science of the Human Body. From Leonardo to Now* (Berkeley and Los Angeles, 2000).

43 See the discussion in Ludmilla Jordanova, *Nature Displayed. Gender, Science and Medicine 1760–1820* (London and New York, 1999), p. 185; and Chap. 7.

44 John Bulwer, *Anthropometamorphosis: Man Transform'd: or the Artificial Changeling Historically presented, In the mad and cruel Gallantry, foolish Bravery, ridiculous Beauty, filthy Finenesse, and loathsome Loveliness of most Nations, fashioning and altering their Bodies from the mould intended by Nature; with Figures of those Transfigurations. To which artificial and affected Deformations are added, all the Native and Nationall Monstrosities that have appeared to disfigure the Humane Fabrick. With a Vindication of the Regular Beauty and Honesty of Nature. And an Appendix of the Pedigree of the English Gallant* (London, 1653), pp. 18–19; H. J. Norman, 'John Bulwer and his Anthropometamorphosis', in E. Ashworth Underwood, ed., *Science Medicine and History. Essays on the Evolution of Scientific Thought and Medical Practice Written in Honour of Charles Singer*, 2 vols (Oxford, 1953), II, pp. 80–99; see also Dudley Wilson, *Signs and Portents. Monstrous Births from the Middle Ages to the Enlightenment* (London and New York, 1993), p. 123.

45 Bulwer, *Anthropometamorphosis*, p. 20.

46 Londa Schiebinger, 'The Anatomy of Difference: Race and Sex in 18th-Century Science', *Eighteenth-Century Studies*, XXIII (1990), pp. 387–405.

47 Dennis Todd, *Imagining Monsters: Miscreations of the Self in Eighteenth-Century England* (Chicago and London, 1995), pp. 47f.; Laurent Joubert, *Popular Errors*, trans. and ed. Gregory David de Rocher (Tuscaloosa and London, 1989); Wilson, *Signs and Portents*.

48 For a challenging interpretation of Hogarth on Toft, see Paulson, 'Putting out the Fire in her Imperial Majesty's Apartment'. For freaks, see De Beer. ed., *The Diary of John Evelyn*, pp. 197–98; K. Park and L. J. Daston, 'Unnatural Conceptions: The Study of Monsters', *Past and Present*, XCII (1981), pp. 20–54; Richard D.

Altick, *The Shows of London: A Panoramic History of Exhibitions, 1600–1862* (Cambridge, MA, 1978); L. Fiedler, *Freaks* (Harmondsworth, 1978).

49 Haslam, *From Hogarth to Rowlandson*, pp. 29f. Note that Mary Toft made a repeat appearance in Hogarth's *A Medley: Credulity, Superstition and Fanaticism.*

50 Aileen Douglas, *Uneasy Sensations. Smollett and the Body* (Chicago and London, 1995), pp. 16–17; G. S. Rousseau, *Enlightenment Borders. Pre- and Post-Modern Discourses, Medical, Scientific* (Manchester and New York, 1991), pp. 182–3; Todd, *Imagining Monsters*, pp. 47f. The Toft scandal opened once again the whole question of the respective roles of the male and female in generation.

51 *Philosophical Transactions*, no. 286 (July–August 1703), vol. 23, p. 1418; Simon Schaffer, 'Natural Philosophy and Public Spectacle in the Eighteenth Century', *History of Science*, XXI (1983), pp. 1–43.

52 Roy Porter, 'John Hunter: A Showman in Society', *The Transactions of the Hunterian Society* (1993–4), pp. 19–24.

53 Porter, 'John Hunter: A Showman in Society'.

54 Gaby Wood, *The Smallest of all Persons Mentioned in the Records of Littleness* (London, 1998).

55 Andrew Marvell, 'A Dialogue Between the Soul and Body', in Elizabeth Story Donne, ed., *Andrew Marvell, the Complete Poems* (Harmondsworth, 1972), p. 103, lines 1–4; 19–20; Sawday, *The Body Emblazoned*, p. 21; Rosalie Osmond, *Mutual Accusation: Seventeenth-Century Body and Soul Dialogues in Their Literary and Theological Context* (Toronto, 1990).

56 Marvell, 'A Dialogue Between the Soul and Body', in Donne, ed., *Andrew Marvell, the Complete Poems,* p. 104, lines 31–6; 41–2.

57 *Ibid*, p. 104, lines 11–14; 19–20.

58 Robert A. Erickson, *Mother Midnight: Birth, Sex, and Fate in Eighteenth-Century Fiction (Defoe, Richardson, and Sterne)* (New York, 1986), p. 202; L. Landa, 'The

Shandean Homunculus: the Background of Sterne's "Little Gentleman"', in C. Camden, ed., *Restoration and Eighteenth-Century Literature: Essays in Honour of Alan Dugald McKillop* (Chicago, 1963), pp. 49–68; Roy Porter, '"The Whole Secret of Health": Mind, Body and Medicine in *Tristram Shandy*', in John Christie and Sally Shuttleworth, eds, *Nature Transfigured* (Manchester, 1989), pp. 61–84; *idem*, 'Against the Spleen', in Valerie Grosvenor Myer, ed., *Laurence Sterne: Riddles and Mysteries* (London and New York, 1984), pp. 84–99.

59 Myer,'Tristram and the Animal Spirits', in Myer, ed., *Laurence Sterne*, pp. 99–112.

60 Aileen Douglas, *Uneasy Sensations. Smollett and the Body* (Chicago, 1995).

61 And additionally 'the Infirmities of others I have treated': see George Cheyne, *The English Malady* (1733) ed. Roy Porter (London, 1990); *idem*, *An Essay on Health and Long Life*, 8th edn (London, 1734 [1724]), p. xvi.

62 Cheyne, *The English Malady*, pp. xvi–xvii.

63 Anita Guerrini, *Obesity and Depression in the Enlightenment: The Life and Times of George Cheyne* (Norman, OK, 2000), p. 135.

64 Cheyne, *The English Malady*, p. 361.

65 Guerrini, *Obesity and Depression in the Enlightenment*, p. 136.

66 Cheyne, *The English Malady*, p. 361.

67 *The Letters of Doctor George Cheyne to Samuel Richardson (1733–1743)*, ed. andintro. Charles F. Mullett (Missouri, 1943), p. 81.

68 Jonathan Swift, *A Tale of a Tub. Written for the Universal Improvement of Mankind... To Which is added, An Account of a Battel between the Ancient and Modern Books in St. James' Library (A Discourse Concerning the Mechanical Operation of the Spirit. In a Letter to a Friend)* (1704) ed. K. Williams (London, 1975), p.176.

67 Simon Schaffer, 'Regeneration: The Body of Natural Philosophers in Restoration England', in Christopher Lawrence and Steven Shapin, eds, *Science Incarnate* –

Historical Embodiments of Natural Knowledge (Chicago and London, 1998), pp. 83–120.

70 G. Becker, *The Mad Genius Controversy* (London and Beverly Hills, 1978). See the discussion of Thomas Carlyle in Chap. 6.

71 P. Linebaugh, 'The Tyburn Riot Against the Surgeons', in E. P. Thompson *et al.*, eds, *Albion's Fatal Tree* (1975) (Harmondsworth, 1977), pp. 65–118.

72 Piero Camporesi, *The Incorruptible Flesh: Bodily Mutation and Mortification in Religion and Folklore* (Cambridge, 1988); Bynum, *Fragmentation and Redemption.*

73 Mark S. R. Jenner, 'Early Modern English Conceptions of "Cleanliness" and "Dirt" as Reflected in the Environmental Regulation of London, c.1530–c.1700', DPhil thesis, Oxford University, 1991.

74 Peter Burke, *Popular Culture in Early Modern Europe* (London, 1978).

75 Bakhtin, *Rabelais and his World;* Veronica Kelly and Dorothea E. von Mücke, eds, *Body & Text in the Eighteenth Century* (Stanford, 1994), p. 6.

76 A. W. Exell, *Joanna Southcott at Blockley and the Rock Cottage Relics* (Shipston-on-Stour, 1977); James K. Hopkins, *A Woman to Deliver Her People: Joanna Southcott and English Millenarianism in an Era of Revolution* (Austin, 1982); Tim Marshall, *Murdering to Dissect: Grave-Robbing, Frankenstein and the Anatomy Literature* (Manchester, 1995), p. 191.

3 肉体之健与美

1 J. D. Bernal, *The World, the Flesh, and the Devil* (London, 1929), 45. Bernal is being playfully earnest.

2 F. E. Hutchinson, ed., *The Works of George Herbert* (Oxford, 1941), 'The Temple', p. 91.

3 A. Marwick, *Beauty in History: Society, Politics and Personal Appearance c.1500 to the Present* (London, 1988).

4 Kenneth Clark, *The Nude: A Study of Ideal Art* (Harmondsworth, 1970); Lucy Gent and Nigel Llewellyn, eds, *Renaissance Bodies: The Human Figure in English Culture c. 1540–1660* (London, 1990); K. B. Roberts and J. D. W. Tomlinson, *The Fabric of the Body* (Oxford, 1992); G. Scott, *The Architecture of Humanism* (London, 1929).

5 Christine Stevenson, *Medicine and Magnificence: British Hospital and Asylum Architecture 1660–1815* (New Haven and London, 1970); Paul Fussell, *The Rhetorical World of Augustan Humanism. Ethics and Imagery from Swift to Burke* (Oxford, 1967); Richard Sennett, *Flesh and Stone: The Body and the City in Western Civilisation* (London, 1929).

6 John Barrell, *The Political Theory of Painting from Reynolds to Hazlitt: The Body of the Public* (New Haven, 1986).

7 For this distinction between the naked and the nude, see Clark, *The Nude*.

8 A. Darlington, 'The Teaching of Anatomical Instruction at the Royal Academy of Arts and the Cultural Consequences of Art-Anatomy Practices, circa 1768–1782', PhD thesis, University of London, 1991; Fiona Haslam, *From Hogarth to Rowlandson. Medicine in Art in Eighteenth-Century Britain* (Liverpool, 1996), p. 278; Deanna Petherbridge, ed., *The Quick and the Dead: Artists and Anatomy* (London, 1997).

9 Geo. Baglivi, *Practice of Physick* (London, 1704), p. 35.

10 Quoted in Jonathan Sawday, *The Body Emblazoned: Dissection and the Human Body in Renaissance Culture* (London, 1995), p. 28. For the science and hermeneutics of particular organs see David Hillman and Carla Mazzio, eds, *The Body in Parts: Fantasies of Corporeality in Early Modern Europe* (New York and London, 1997). 'Renes' is roughly the kidneys.

11 Robert Boyle, *The Usefulness of Experimental Natural Philosophy*, in *The Works of Robert Boyle*, eds, Michael Hunter and Edward B. Davis, 14 vols (London, 1999),

vol. III, p. 266, essay 5.

12 Richard Blackmore, *The Creation: A Philosophical Poem, in Seven Books* (London, 1712), book VI; see Harry M. Solomon, *Sir Richard Blackmore* (Boston, 1980), pp. 128f.

13 Mary Cowling, *The Artist as Anthropologist. The Representation of Type and Character in Victorian Art* (Cambridge, 1989).

14 M. M. Bakhtin, *Rabelais and his World*, trans. H. Iswolsky (Cambridge, MA, 1968); Sawday, *The Body Emblazoned*, pp. 19f.; P. Stallybrass and A. White, *The Politics and Poetics of Transgression* (Ithaca, 1986).

15 Martin Porter, 'English "Treatises on Physiognomy" c. 1500–c. 1780', DPhil thesis, University of Oxford, 1997; Roy Porter, 'Making Faces: Physiognomy and Fashion in Eighteenth-Century England', *Etudes Anglaises*, XXXVIII (Oct–Dec. 1985), pp. 385–96; Graeme Tytler, *Physiognomy in the European Novel: Faces and Fortunes* (Princeton, 1982); Cowling, *The Artist as Anthropologist.*

16 C. C. Hankin, ed., *Life of Mary Anne Schimmelpenninck*, 2 vols (London, 1858), II, p. 127.

17 This is the finding of Roderick Floud, Kenneth Wachter and Annabel Gregory, *Height, Health and History: Nutritional Status in the United Kingdom, 1750–1980* (Cambridge, 1990).

18 Quoted in Jan Bremmer and Herman Roodenburg, eds, *A Cultural History of Gesture: From Antiquity to the Present Day* (Cambridge, 1991), p. 2.

19 For the dance, see Lucia Dacome, 'Policing Bodies and Balancing Minds: Self and Representation in Eighteenth-Century Britain', PhD thesis, University of Cambridge, 2000, chap. 2. The disappearance of the disciplined body has been dubbed 'genteel Cartesianism': Simon Schaffer, 'Regeneration: The Body of Natural Philosophers in Restoration England', in Christopher Lawrence and Steven Shapin, eds, *Science Incarnate – Historical Embodiments of Natural Knowledge*

(Chicago and London, 1998), pp. 83–120. Similar dilemmas attended the pursuit of cleanliness: Georges Vigarello, *Le Propre et le Sale: L'Hygiène du Corps Depuis le Moyen Age* (Paris, 1985; English trans., *Concepts of Cleanliness: Changing Attitudes in France since the Middle Ages*, Cambridge, 1988); Virginia S. Smith, 'Cleanliness: The Development of an Idea and Practice in Britain 1770–1850', PhD thesis, University of London, 1985.

20 C. F. Barrett, ed., *The Diary and Letters of Madame d'Arblay, Author of 'Evelina', 'Cecilia', etc. 1778–1840*, 7 vols (London, 1842–6), II, p. 407.

21 *Ibid.*, ii, p. 407.

22 Anne Hollander, *Seeing Through Clothes* (New York, 1980); Alison Lurie, *The Language of Clothes* (New York, 1981); Ellen Moers, *The Dandy: Brummel to Beerbohm* (London and New York, 1960).

23 *Professional Anecdotes, or ANA of Medical Literature*, 3 vols (London, 1825), p. 182. Her body ended up in the College of Surgeons, where it was destroyed by a German bomb in 1941.

24 E. J. Climenson, ed., *Elizabeth Montagu, the Queen of the Blue Stockings: Her Correspondence from 1720–1766*, 2 vols (London, 1996), II, p. 204; J. A. Home, ed., *Letters and Journals of Lady Mary Coke*, 4 vols (Bath, 1970), III, pp. 385.

25 Ruth Richardson and Brian Hurwitz, 'Jeremy Bentham's Self Image: An Exemplary Bequest for Dissection', *British Medical Journal*, CCVC (1987), pp. 195–8.

26 Simon Schaffer, 'States of Mind: Enlightenment and Natural Philosophy', in G. S. Rousseau, ed., *The Languages of Psyche: Mind and Body in Enlightenment Thought* (Berkeley, Los Angeles and Oxford, 1990), pp. 233–90. Bentham's auto- icon sits in state in University College, London. There were few public statues in London at that time.

27 Thomas W. Laqueur, *Making Sex. Gender and the Body from Aristotle to Freud* (Cambridge, MA, 1990); Londa Schiebinger, *The Mind Has No Sex? Women in the*

Origins of Modern Science (Cambridge, MA, 1989).

28 Erickson, 'William Harvey's *De motu cordis* and "The Republick of Literature"', in Roberts and Porter, eds, *Literature and Medicine During the Eighteenth Century*, pp. 58–83; Helkiah Crooke, *Microcosmographia, A Description of the Body of Man, Collected and Translated out of all the Best Authors of Antiquity* (London, 1614), pp. 274–6; Schiebinger, *The Mind Has No Sex?*, p. 184.

29 James Thomson, 'Autumn', in *The Seasons* (London, 1744), pp. 157–8, lines 610–16. For the domestic woman constructed 'in and by print', see Kathryn Shevelow, *Women and Print Culture: The Construction of Femininity in the Early Periodical* (London, 1989), p. 5.

30 Londa Schiebinger, *Nature's Body: Gender in the Making of Modern Science* (Boston, MA, 1993); Hollander, *Seeing Through Clothes.*

31 The fullest discussion is Roy Porter and Lesley Hall, *The Facts of Life: The History of Sexuality and Knowledge from the Seventeenth Century* (New Haven, 1994).

32 Desmond King-Hele, *Doctor of Revolution: The Life and Genius of Erasmus Darwin* (London, 1977), p. 240.

33 James Graham, *Lecture on the Generation of the Human Species* (London, 1780), p. 28.

34 *Ibid.*, p. 3.

35 Arthur Marwick, *Beauty in History. Society, Politics and Personal Appearance c. 1500 to the Present* (London, 1988), p. 187.

36 For background see W. F. Bynum, 'Treating the Wages of Sin: Venereal Disease and Specialism in Eighteenth-Century Britain', in W. F. Bynum and R. Porter, eds, *Medical Fringe and Medical Orthodoxy, 1750–1850* (London, 1987); F. Gunn, *The Artificial Face* (Newton Abbot, 1973); Vigarello, *Le Propre et le Sale: L'Hygiène du Corps Depuis le Moyen Age*; M. Pelling, 'Appearance and Reality: Barber-Surgeons, the Body and Disease', in A. L. Beier and R. Finlay, eds, *London 1500–1700: The Making of the Metropolis* (New York, 1986), pp. 82–112.

37 Leo Kanner, *Folklore of Teeth* (New York, 1928); Roger King, 'Curing Toothache on the Stage?: The Importance of Reading Pictures in Context', *History of Science*, XXXIII (1995), pp. 396–416.

38 British Library 551 a. 171; see discussion in Roy Porter, *Quacks: Fakers and Charlatans in English Medicine* (Stroud, 2000).

39 British Library C112 f. 61.

40 British Library 551 a. 230; 551 a. 148.

41 Porter, *Quacks: Fakers and Charlatans*; British Library 551 a. 96; M. Pelling, 'Appearance and Reality'.

42 Marwick, *Beauty in History*, p. 82.

43 A letter of 1773 to Count Bentinck, printed in J. C. Beaglehole, ed., *The Endeavour Journal of Joseph Banks*, II vols (Sydney, 1962), I, p. 275.

44 See discussion in Marwick, *Beauty in History*.

45 A letter of 1773 to Count Bentinck, printed in Beaglehole, ed., *The Endeavour Journal of Joseph Banks*, II, p. 330.

46 Peter Burke, *The Fabrication of Louis XIV* (New Haven, 1992); Norbert Elias, *The Civilizing Process*, vol. 1, *The History of Manners* (New York, 1978); vol. 2, *Power and Civility* (New York, 1982); vol. 3, *The Court Society* (New York, 1983); Hollander, *Seeing Through Clothes*.

47 H. J. Norman, 'John Bulwer and his Anthropometamorphosis', in E. Ashworth Underwood, ed., *Science, Medicine and History. Essays on the Evolution of Scientific Thought and Medical Practice*, 2 vols (Oxford, 1953), II, pp. 80–99.

48 Bernard Mandeville, *The Fable of the Bees*, ed. P. Harth (Harmondsworth, 1970), p. 151.

49 Philip Carter, *Men and the Emergence of Polite Society, Britain 1660–1800* (Harlow, 2000), chap. iv, pp. 124f.

50 Robert Gittings, ed., *Letters of John Keats* (Oxford, 1970) p. 3, discussed in Roy

Porter, 'The Patient's View: Doing Medical History from Below', *Theory and Society*, XIV (1985), pp. 175–98, 192. Keats's sentiment is of course a parody of Falstaff in *Henry IV Part I*, Act 2 Scene 4.

51 R. W. Chapman, ed., *The Letters of Samuel Johnson*, 3 vols (Oxford, 1952), ii, p. 507 (letter 806).

52 M. P. Tilley, ed., *Dictionary of Proverbs in England* (Ann Arbor, 1950), p. 299. See also 'Health is better than wealth'; more hardbitten is 'health without money is half an ague.' For Walter Shandy, see Roy Porter, 'Against the Spleen', in Valerie Grosvenor Myer, ed., *Laurence Sterne: Riddles and Mysteries* (London and New York, 1984), pp. 84–99, p. 86.

53 T. Trotter, *A View of the Nervous Temperament* (London, 1807), pp. xvi, xvii; see also 'Introduction' by Roy Porter to *Thomas Trotter, An Essay on Drunkenness* (London, 1988).

54 Thomas Beddoes, *Hygëia: or Essays Moral and Medical, on the Causes Affecting the Personal State of our Middling and Affluent Classes*, 3 vols (Bristol, 1802), vol. 1, essay III, p. 84.

55 Dryden, from 'To my honour'd Kinsman, John Driden of Chesterton' (1700) inJohn Sargeaunt, ed., *The Poems of John Dryden* (London, 1959), p. 173, lines 88–93.

56 *Ibid.*, lines 73–4.

57 William Cadogan, *A Dissertation on the Gout* (London, 1771), p. 18.

58 Edwin W. Marrs, ed., *Letters of Charles and Mary Anne Lamb*, 3 vols (Ithaca, 1975–8), II, p. 155; J. Drummond and A. Wilbraham, *The Englishman's Food: A History of Five Centuries of English Diet* (1936) (London, 1957); D. J. Oddy, *The Making of the Modern British Diet* (London, 1976).

59 G. Miller, *Letters of Edward Jenner* (Baltimore, 1983), p. 5.

60 Michael Duffy, *The Englishman and the Foreigner* (Cambridge, 1986). Not until the Regency dandies did bucks aspire to be trim and slim, dieting like Byron on dry

biscuits and soda water: L. A. Marchand, ed., *Byron's Letters and Journals*, 12 vols (London, 1973–82).

61 Hankin, ed., *Life of Mary Anne Schimmelpenninck*, 1, p. 241.

62 Hillel Schwartz, *Never Satisfied: A Cultural History of Diets, Fantasies and Fat* (New York and London, 1986).

63 Gerald J. Gruman, *A History of Ideas about the Prolongation of Life: The Evolution of Prolongevity Hypotheses to 1800* (Transactions of the American Philosophical Society n.s. 56, pt 9, Philadelphia, 1966); Marie Mulvey Roberts, '"A Physic Against Death": Eternal Life and the Enlightenment – Gender and Gerontology', in Roberts and Porter, eds, *Literature and Medicine During the Eighteenth Century*, pp. 151–67. On weightwatching, see Lucia Dacome, 'Policing Bodies and Balancing Minds: Self and Representation in Eighteenth-Century Britain', PhD thesis, University of Cambridge, 2000.

64 J. Addison and R. Steele, *The Spectator*, ed. Donald Bond, 5 vols (Oxford, 1965), vol. II, no. 195, pp. 263–7, 13 October 1711; Flynn, *The Body in Swift and Defoe*, pp. 50, 47.

65 Her letter concluded with a health PS: 'Dont forget your bathing': Lord Herbert, ed., *Pembroke Papers (1790–1794): Letters and Diaries of Henry, Tenth Earl of Pembroke and His Circle* (London, 1950), II, p. 84; George Cheyne, *An Essay on Health and Long Life* (1724) (8th edn, London, 1734), p. 2; Anita Guerrini, *Obesity and Depression in the Enlightenment: The Life and Times of George Cheyne* (Norman, OK, 2000), pp. 124–5; Carol Houlihan Flynn, 'Running out of Matter: The Body Exercised in Eighteenth Century Fiction', in G. S. Rousseau, ed., *The Language of Psyche: Mind and Body in the Enlightenment* (Los Angeles, 1990), pp. 147–85.

66 George Cheyne, *The English Malady*, (1733) ed. Roy Porter (London, 1990).

67 Cheyne, *An Essay on Health and Long Life*.

68 James L. Axtell, *The Educational Writings of John Locke: A Critical Edition with Introduction and Notes* (Cambridge, 1968), p. 61.

69 Axtell, *The Educational Writings of John Locke*, p. 134.

70 *Ibid.*, p. 140.

71 Desmond King-Hele, ed., *The Letters of Erasmus Darwin* (Cambridge, 1981), p. 3.

72 Thomas Beddoes, *Essay on the Causes, Early Signs, and Prevention of Pulmonary Consumption for the Use of Parents and Preceptors* (Bristol, 1799), p. 114. For the wider sensibilities of 'anorexia', see Schwartz, *Never Satisfied*; J. J. Brumberg, *Fasting Girls: The Emergence of Anorexia Nervosa as a Modern Disease* (Cambridge, MA, 1988); R. M. Bell, *Holy Anorexia* (Chicago, 1985).

73 David Vaisey, ed., *The Diary of Thomas Turner of East Hoathley* (Oxford, 1984), p. 26.

74 William Godwin, *Enquiry Concerning Political Justice*, (1793) ed. Isaac Kramnick (Harmondsworth, 1985), p. 777.

75 Godwin, *Enquiry Concerning Political Justice*, p. 776.

76 *Ibid.*, p. 730.

77 *Ibid.*, p. 722.

78 For similar dilemmas at the close of the twentieth century see Dorothy Porter, 'The Healthy Body', in Roger Cooter and John Pickstone, eds, *Medicine in the Twentieth Century* (Abingdon, 2000), pp. 201–16.

4 想象疾病

1 For what follows see N. D. Jewson, 'The Disappearance of the Sick Man from Medical Cosmology, 1770–1870', *Sociology*, X (1976), pp. 225–44; Mary E. Fissell, 'The Disappearance of the Patient's Narrative and the Invention of Hospital Medicine', in Roger French and Andrew Wear, eds, *British Medicine in an Age of Reform* (London and New York, 1992), pp. 92–109; Roy Porter, 'The Rise of

Physical Examination', in W. F. Bynum and Roy Porter, eds, *Medicine and the Five Senses* (Cambridge, 1992), pp. 179–97; Stanley Joel Reiser, *Medicine and the Reign of Technology* (1978) (Cambridge, 1981).

2 H. Brody, *Stories of Sickness* (New Haven, 1987).

3 Bynum and Porter, eds, *Medicine and the Five Senses*, pp. 179–97. It is indicative ofthe relative importance of the patient's account and the physical examination in traditional medicine that diagnosis was frequently undertaken by letter.

4 Jewson, 'The Disappearance of the Sick Man from Medical Cosmology', pp. 225–44; C. Lawrence, 'Incommunicable Knowledge: Science, Technology and the Clinical Art in Britain, 1850–1914', *Journal of Contemporary History*, XX (1985), pp. 503–20.

5 Michaela Reid, *Ask Sir James* (London, 1987), p. 201.

6 Bettyann Holtzmann Kevles, *Naked to the Bone. Medical Imaging in the Twentieth Century* (New Brunswick, NJ, 1996); Barbara Maria Stafford, *Body Criticism: Imagining the Unseen in Enlightenment Art and Medicine* (Cambridge, MA, 1991).

7 Irving Goffman, *Stigma: Notes on the Management of Spoiled Identity* (Harmondsworth, 1968); *idem*, *The Presentation of Self in Everyday Life* (Harmondsworth, 1969).

8 Sander L. Gilman, Helen King, Roy Porter, G. S. Rousseau and Elaine Showalter, *Hysteria Beyond Freud* (Berkeley, 1993).

9 Fiona Haslam, *From Hogarth to Rowlandson. Medicine in Art in Eighteenth-Century Britain* (Liverpool, 1996), pp. 132. Hogarth undertook the task himself gratis. He also contributed a *Good Samaritan*.

10 A point particularly well made in Christine Stevenson, *Medicine and Magnificence: British Hospital and Asylum Architecture 1660–1815* (New Haven and London, 2000).

11 Miles Ogborn, *Spaces of Modernity: London's Geographies, 1680–1815* (New

York, 1998).

12 Richard D. Altick, *The Shows of London: A Panoramic History of Exhibitions, 1600–1862* (Cambridge, MA, 1978).

13 Jonathan Andrews, Asa Briggs, Roy Porter, Penny Tucker and Keir Waddington, *The History of Bethlem* (London, 1997), p. 183.

14 Andrews *et al.*, *The History of Bethlem.*

15 Though see Chap. 2.

16 [Anon.], 'Ingenuity of the Gout Stools', *The Times*, 14 July 1962; J. C. Dagnall, 'A Gout Stool', *British Journal of Chiropody*, XXXVI (1971), p. 76. For the quotation, see A. Buzaglo, *A Treatise on the Gout* (London, 1778), p. 4; Roy Porter and G. S. Rousseau, *Gout: The Patrician Malady* (New Haven and London, 1998).

17 For syphilis, see Margaret Jane Healy, 'Fictions of Disease: Representations of Bodily Disorder in Early Modern Writings', PhD thesis, University College London, 1995; Sander Gilman, *Sexuality: An Illustrated History* (New York, 1989).

18 Leon Guilhamet, 'Pox and Malice. Some Representations of Venereal Disease in Restoration and Eighteenth-Century Satire', in Linda E. Merians, ed., *The Secret Malady. Venereal Disease in Eighteenth-Century Britain and France* (Lexington, 1996), pp. 196–212; Gilman, *Sexuality: An Illustrated History.*

19 Merians, ed., *The Secret Malady*, p. 2.

20 Samuel Garth, *The Dispensary* (London, 1699), canto II, pp. 83–84; canto III, pp. 82–3.

21 W. Thompson, *Sickness. A Poem* (London, 1745–6), book 1, lines 4–5; pp. 362–5.

22 Erasmus Darwin, *The Temple of Nature; Or, The Origin of Society: A Poem with Philosophical Notes* (London, 1803), pp. 10–11.

23 Susan Sontag, *Illness as Metaphor* (New York, 1978).

24 'An Exact List of Maladies Suffered by the Townsfolk of Chelmsford!', *Chelmsford Chronicle*, January 1765.

25 Wolfgang Born, 'The Nature and History of Medical Caricature', *Ciba Symposia*, VI (1944–5), pp. 1910–24, p. 1920.

26 The print is reproduced in Juanita Burnby, *Caricatures and Comments* (Staines, 1989), p. 16.

27 James Spottiswoode Taylor, *Montaigne in Medicine: Being the Essayist's Comments on Contemporary Physic and Physicians; His Thoughts on Many Material Matters Relating to Life and Death; An Account of His Bodily Ailments and Peculiarities and of His Travels in Search of Health* (London, 1922), p. 109.

28 B. Fitzgerald, ed., *Correspondence of Emily, Duchess of Leinster*, I vols (Dublin, 1949–57) I, p. 492.

29 John Wiltshire, *Samuel Johnson in the Medical World. The Doctor and the Patient* (Cambridge, 1991), p. 66. Such bleeding does indeed ease breathing and induce sleep.

30 B. Aldington, *The Strange Life of Charles Waterton 1782–1865* (London, 1948). By way of parallel, William Cowper recounted, with some self-satisfaction, how he succeeded in yanking out an aching tooth over the dinner table, without so much as interrupting the meal: J. King and C. A. Ryskamp, eds, *The Letters and Prose Writings of William Cowper*, 4 vols (Oxford, 1979–84), III, p. 73.

31 A. Fremantle, ed., *The Wynne Diaries*, 3 vols (London, 1935–40), I, p. 143.

32 L. A. Marchand, ed., *Byron's Letters and Journals*, 12 vols (London, 1973–82), XI, p. 161.

33 Jonathan Swift, *Gulliver's Travels* (1726) (London, 1954), pp. 270–71; Carol Houlihan Flynn, *The Body in Swift and Defoe* (Cambridge, 1990); S. La Casce, 'Swift on Medical Extremism', *Journal of the History of Ideas*, XXXI (1970), pp. 599–606.

34 Haslam, *From Hogarth to Rowlandson*, p. 191.

35 Richard Hunter and Ida Macalpine, *Three Hundred Years of Psychiatry: 1535–1860*

(London, 1963), p. 328.

36 Joseph Mason Cox, *Practical Observations on Insanity: In Which Some Suggestions Are Offered Towards an Improved Mode of Treating Diseases of the Mind ... to Which are Subjoined, Remarks on Medical Jurisprudence as Connected with Diseased Intellect*, 2nd edn (London, 1806), pp. 137.; Roy Porter, 'Shaping Psychiatric Knowledge: The Role of the Asylum', in Roy Porter, ed., *Medicine in the Enlightenment* (Amsterdam, 1995), pp. 256–73.

37 Cox, *Practical Observations on Insanity*, p. 47. There is a long theoretical tradition of the advocacy of such therapeutic spectacle, including such renaissance figures as Du Laurens and Burton; what is interesting about Cox is that he states that he actually put them into effect.

38 *Ibid.*, p. 55.

39 *Ibid.*, p. 66.

40 *Ibid.*, p. 47.

41 *Ibid.*, p. 48.

42 *Ibid.*, p. 87.

43 *Ibid.*, p. 88.

44 H. B. Anderson, 'Robert Burns, His Medical Friends, Attendants, and Biographer', *Annals of Medical History*, x (1928), pp. 48–58, p. 55.

45 C. C. Hankin, ed., *Life of Mary Anne Schimmelpenninck*, 2 vols (London, 1858), I, pp. 6–7.

46 J. C. Jeaffreson, *A Book About Doctors* (London, n.d.), p. 201.

47 Roger King, 'Curing Toothache on the Stage?: The Importance of Reading Pictures in Context', *History of Science*, XXXIII (1995), pp. 396–416; Colin Jones, 'Pulling Teeth in Eighteenth Century Paris', *Past and Present*, CLXVI (2000), pp. 99–145; Curt Proskauer, 'The Dentist in Caricature', *Ciba Symposia*, VI (1944), pp. 1933–48; T. G. H. Drake, 'English Caricatures of Medical Interest', *Ciba Symposia*,

VI (1944–5), pp. 1925–32, 1947–8.

48 See Proskauer, 'The Dentist in Caricature', pp. 1933–47.

49 Laurence Sterne, *The Life and Opinions of Tristram Shandy*, ed. Graham Petrie (Harmondsworth, 1967), p. 459.

50 Roy Porter, 'Laymen, Doctors and Medical Knowledge in the Eighteenth Century: The Evidence of the *Gentleman's Magazine*', in Roy Porter, ed., *Patients and Practitioners: Lay Perceptions of Medicine in Pre-Industrial Society* (Cambridge, 1985), pp. 283–314; Ralph A. Houlbrooke, *Death, Religion and the Family in England, 1480–1750* (Oxford, 1998).

51 'When I think of dying, it is always without pain or fear': D. King-Hele, *The Letters of Erasmus Darwin* (Cambridge, 1981), p. 279: letter 95E, to Richard Lovell Edgeworth, 15 March 1795; Philippe Ariès, *Western Attitudes Towards Death: From the Middle Ages to the Present* (Baltimore, 1974); *idem*, *The Hour of Our Death*, trans. H. Weaver (London, 1981); *idem*, *Images of Man and Death*, trans. Janet Lloyd (Cambridge, 1985); Nigel Llewellyn, *The Art of Death: Visual Culture in the English Death Ritual c.1500–c.1800* (London, 1991).

52 Robert Coope, comp., *The Quiet Art. ADoctor's Anthology* (Edinburgh, 1952), p. 176.

53 R. R. Wark, *Rowlandson's Drawings for the English Dance of Death* (San Marino, CA, 1966), pp. 3–27; Aldred Scott Warthin, 'The Physician of the Dance of Death', *Annals of Medical History*, ns III (1930), pp. 351–71, 453–69, 697–710; ns III (1931), pp. 75–109, 134–65. The prints, with accompanying verse by William Combe, were issued monthly, from April 1814 until March 1816.

54 T. G. H. Drake, 'The Medical Caricatures of Thomas Rowlandson', *Bulletin of the History of Medicine*, XII (1942), pp. 323–35, p. 330.

55 Haslam, *From Hogarth to Rowlandson*, p. 292.

5 医者的原型

1 G. Lloyd, ed., *Hippocratic Writings* (Harmondsworth, 1987), p. 67; Robert Baker, 'The History of Medical Ethics', in W. F. Bynum and Roy Porter, eds, *Companion Encyclopedia of the History of Medicine* (London, 1993), pp. 848–83.

2 Andrew Wear, *Knowledge and Practice in English Medicine 1550–1680* (Cambridge, 2000); *idem*, 'Epistemology and Learned Medicine in Early Modern England', in Don Bates, ed., *Knowledge and the Scholarly Medical Traditions* (Cambridge, 1995), pp. 151–74; *idem*, 'Medical Ethics in Early Modern England', in Andrew Wear, Johanna Geyer-Kordesch and Roger French, eds, *Doctors and Ethics: The Earlier Setting of Professional Ethics* (Amsterdam, 1993), pp. 98–130; Margaret Pelling, 'Medical Practice in Early Modern England: Trade or Profession?', in W. Prest, ed., *The Professions in Early Modern England* (London, 1987), pp. 90–128; Harold J. Cook, 'Good Advice and Little Medicine: The Professional Authority of Early Modern English Physicians', *Journal of British Studies*, XXXIII (1994), pp. 1–31.

3 John Securis, *A Detection and Querimonie of the Daily Enormities and Abuses Committed in Physick* (London, 1566), AIII–AIIIV, quoted in Natsu Hattori, 'Performing Cures: Practice and Interplay in Theatre and Medicine in the English Renaissance', DPhil thesis, University of Oxford, 1995, p. 40.

4 Christopher Lawrence, 'Medical Minds, Surgical Bodies: Corporeality and the Doctors', in Christopher Lawrence and Steven Shapin, eds, *Science Incarnate–Historical Embodiments of Natural Knowledge* (Chicago and London, 1998), pp. 156–201, p. 156; for representations of learnedness, see Ludmilla Jordanova, *Defining Features: Scientific and Medical Portraits 1660–2000* (London, 2000).

5 Ben Jonson, *Volpone*, ed. R. Parker (Manchester, 1983), Act 2, Scene 2, p. 152; Roy Porter, *Health for Sale: Quackery in England 1650–1850* (Manchester, 1989), p. 2.

6 In 1518 the King granted a Charter to the body that became the Royal College of

Physicians in 1551. An Act of 1540 empowered the Company to ensure the purity of drugs sold by apothecaries.

7 Herbert Silvette, *The Doctor on Stage. Medicine and Medical Men in Seventeenth Century England*, ed. F. Butler (Knoxville, 1967); Hattori, 'Performing Cures'; Wolfgang Born, 'The Nature and History of Medical Caricature', *Ciba Symposia*, VI (1944–5), pp. 1910–24, for the background of medical satire. The comic type of the doctor found a place of refuge on the stage of the *commedia dell'arte* in Italy. The popular improvised comedy with its spirited stock characters flourished in the seventeenth and the early eighteenth centuries. See M. A. Katritzky, 'Was *Commedia dell'arte* Performed by Mountebanks?: *Album amicorum* Illustrations and Thomas Platter's Descriptions of 1598', *Theatre Research International*, XXIII (1998), pp. 104–25.

8 Graham Everitt, *Doctors and Doctors: Some Curious Chapters in Medical History and Quackery* (London, 1888), pp. 24f. The physician as pedant had long featured in the *Commedia dell'Arte*, offering models for Molière's prating physicians and the asinine doctors in the picaresque novels of Gil Blas and Tobias Smollett (himself a practitioner), where they are duped by their wives and valets while pretending to omniscience. Richard Wilson's *The Cheats* (1662) features a 'physician' who adopts all the cozening devices of empirics, while John Lacy's *The Dumb Lady* (1662) exemplifies the idea that anyone, by wearing the right garb and uttering the right words, might pass as a learned physician: Hattori, 'Performing Cures', p. 174.

9 See Marcia Pointon, *Hanging the Head: Portraiture and Social Formation in Eighteenth-Century England* (New Haven, 1993); Kathleen Adler and Marcia Pointon, eds, *The Body Imaged: The Human Form and Visual Culture Since the Renaissance* (Cambridge, 1993); Renate Burgess, *Portraits of Doctors and Scientists in the Wellcome Institute for the History of Medicine* (London, 1973).

10 David Harley, 'The Good Physician and the Godly Doctor: The Exemplary Life

of John Tylston of Chester (1663–99)', *The Seventeenth Century*, LX (1994), pp. 93–117; David Piper, 'Take the Face of a Physician', in Gordon Wolstenholme, ed., *Portraits: The Royal College of Physicians of London, Catalogue II* (Amsterdam, 1977), pp. 25–49.

11 Piper, 'Take the Face of a Physician', pp. 25–49, p. 28; Christopher Lawrence, 'Medical Minds, Surgical Bodies', pp. 156–201, p. 161.

12 C. R. Hone, *The Life of Dr. John Radcliffe 1652–1714: Benefactor of the University of Oxford* (London, 1950), p. 51.

13 R. Cook, *Sir Samuel Garth* (Boston, 1980), p. 42; Christopher Booth, 'Sir Samuel Garth FRS: The Dispensary Poet', *Notes and Records of the Royal Society of London*, XL (1985–86), pp. 125–45. Messenger Monsey imagined a sickbed scene:

Seven wise physicians lately met,
To save a wretched sinner;
Come, Tom, said Jack, pray let's be quick,
Or I shall lose my dinner.
Some roared for rhubarb, jalap some,
And some cried out for Dover;
Let's give him something, each man said –
Why e'en let's give him – over.

J. C. Jeaffreson, *A Book About Doctors* (London, n.d.), p. 199. 'Dover' was Dr Dover's Powders, a nostrum designed to purge: K. Dewhurst, *The Quicksilver Doctor. The Life and Times of Thomas Dover* (Bristol, 1957), p. 141.

14 Quoted in Anita Guerrini, *Obesity and Depression in the Enlightenment: The Life and Times of George Cheyne* (Norman, OK, 2000), p. 56. According to Guerrini, this work is by John Woodward.

15 Hone, *Life of Dr. John Radcliffe*, p. 58; William Macmichael, *The Gold-Headed Cane*, ed. with Explanatory and Illustrative Notes and an Essay on William

Macmichael, MD, His Life, His Works, and his Editors by Herbert Spencer Robinson (New York, 1932), p. 151.

16 Jeaffreson, *A Book About Doctors*, p. 16.

17 J. Levine, *Dr Woodward's Shield* (Berkeley, 1977), chap. 1, *passim*.

18 John Gay, *Three Hours After Marriage* (London, 1717); see Calhoun Winton, *John Gay and the London Theatre* (Lexington, 1993); David Nokes, *John Gay. A Profession of Friendship* (Oxford, 1995). Woodward was not the first actual doctor to figure on stage: the Tudor Dr Caius appears in Shakespeare's *The Merry Wives of Windsor*: Hattori, 'Performing Cures', p. 141.

19 Anita Guerrini, '"A Club of Little Villains": Rhetoric, Professional Identity and Medical Pamphlet Wars', in Marie Mulvey Roberts and Roy Porter, eds, *Literature and Medicine During the Eighteenth Century* (London, 1995), pp. 226–44.

20 Roy Porter, 'William Hunter: A Surgeon and a Gentleman', in W. F. Bynum and Roy Porter, eds, *William Hunter and the Eighteenth Century Medical World* (Cambridge, 1985), pp. 7–34, p. 26.

21 Levine, *Dr Woodward's Shield*, p. 16. For later medical duellists see F. L. M. Pattison, *Granville Sharpe Pattison: Anatomist and Antagonist* (Edinburgh, 1987).

22 The apothecaries maintained that the 1542 Act, 'The Quack's Charter', entitled them to give advice to patients as long as they charged only for the drugs they dispensed.

23 Diagnosis by horoscope, part of traditional medicine, was discredited by the late seventeenth century.

24 Samuel Garth, *The Dispensary* (London, 1699), canto III, p. 31.

25 *Ibid.*, canto V, p. 54.

26 *Ibid.*, canto VI, p. 81.

27 *Ibid.*, canto I, p. 10.

28 *Ibid.*, canto VI, p. 75.

29 R. Cook, *Sir Samuel Garth* (Boston, 1980), p. 77.

30 J. Addison and R. Steele, *The Spectator*, ed. Donald Bond, 5 vols (Oxford, 1965), no. 21, 24 March 1711, vol. i, p. 90.

31 Garth, *The Dispensary*, canto iv, p. 42.

32 Cook, *Sir Samuel Garth*, p. 78.

33 *Ibid.*, p. 16; Harry M. Solomon, *Sir Richard Blackmore* (Boston, 1980).

34 Roy Porter, 'John Woodward: A Droll Sort of Philosopher', *Geological Magazine*, CXVI (1979), pp. 395–417; David Nokes, *John Gay. A Profession of Friendship* (Oxford, 1995), p. 245.

35 *Professional Anecdotes, or ANA of Medical Literature*, 3 vols (London, 1825), I, p. 245. William Stukeley noted Mead's 'decrepit amours', and the Reverend Edmund Pyle simultaneously accused and exculpated him by remarking that the President of the Royal Society, Martin Folkes, was the 'most foolishly and beastly vicious in the wenching way of any body I every heard of, – a good deal beyond Dr Mead': Roy Porter, 'A Touch of Danger: The Man-Midwife as Sexual Predator', in G. S. Rousseau and R. Porter, eds, *Sexual Underworlds of the Enlightenment* (Manchester, 1988), pp. 206–32, p. 210.

36 Laurence Sterne, *The Life and Opinions of Tristram Shandy*, ed. Graham Petrie (Harmondsworth, 1967), p. 43.

37 Hone, *Life of Dr. John Radcliffe*, p. 57.

38 *Professional Anecdotes, or ANA of Medical Literature*, I, p. 299.

39 For the alleged irreligion of doctors, see Philip K. Wilson, *Surgery, Skin and Syphilis: Daniel Turner's London (1667–1741)* (Amsterdam and Atlanta, GA, 1999), p. 100. A 1707issue of *The Weekly Comedy* claimed that 'Physicians... are generally accounted atheists'. That term was loosely bandied about, however, as a term of abuse.

40 Harold Cook, *The Decline of the Old Medical Regime in Stuart London* (Ithaca, 1986).

41 The apothecaries gained the legal right to act as advisers, in addition to dispensing, following the Rose Case verdict in 1703: Harold J. Cook, 'The Rose Case Reconsidered: Physicians, Apothecaries and the Law in Augustan England', *Journal of the History of Medicine*, XLV (1990), pp. 527–55.

42 Roy Porter, 'William Hunter: A Surgeon and a Gentleman', pp. 7–34; N. D. Jewson, 'Medical Knowledge and the Patronage System in Eighteenth Century England', *Sociology*, VIII (1974), pp. 369–85.

43 For professional optimism, see Penelope Corfield, *Power and the Professions in Britain 1700–1850* (London, 1982); G. Holmes, *Augustan England: Professions, State and Society, 1680–1730* (London, 1982). For secularization, see Roy Porter, *Enlightenment: Britain and the Creation of the Modern World* (Harmondsworth, 2000), chap. IX.

44 See for instance the career of Sir John Colbatch: Harold J. Cook, 'Sir John Colbatch and Augustan Medicine: Experimentalism, Character and Entrepreneurialism', *Annals of Science*, XLVII (1990), pp. 475–505. Colbatch wasa regular but he marketed nostrums and sold himself energetically.

45 Ann L. Reitz, 'Sawbones to Savior to Cynic: The Doctor's Relation to Society in English Fiction of the Eighteenth, Nineteenth, and Twentieth Centuries', PhD thesis, University of Cincinnati, 1985, p. 53; see also Leo Braudy, *The Frenzy of Renown* (Oxford, 1987).

46 Eric S. Rump, ed., *The Comediesof William Congreve* (Harmondsworth, 1985), p. 333.

47 Peter Stallybrass and Allon White, *The Politics and Poetics of Transgression* (Ithaca, 1986), pp. 100.; Warren Chernaik, *Sexual Freedom in Restoration Literature* (Cambridge, 1995).

48 R. Campbell, *The London Tradesman: Being a Compendious View of All the Trades, Professions, Arts, Both Liberal and Mechanic, now Practised in the Cities of London and Westminster* (London, 1747), p. 41; Phillis Cunnington and Catherine

Lucas, *Occupational Costume in England* (London, 1967); James Laver, *A Concise History of Costume* (London, 1969). The 'mercenary colleges' the author would have had in mind were St Andrews and Aberdeen.

49 Lawrence, 'Medical Minds, Surgical Bodies', pp. 156–201, p. 170. On wigs, see David Piper, *The English Face* (London, 1992), p. 102.

50 Lawrence, 'Medical Minds, Surgical Bodies', pp. 156–201, p. 170.

51 Porter, 'William Hunter: A Surgeon and a Gentleman', pp. 7–34, p. 29.

52 Reitz, 'Sawbones to Savior to Cynic', p. 246; for a visual comparison see Peter Wagner, 'The Satire on Doctors in Hogarth's Graphic Works', in Roberts and Porter, eds, *Literature and Medicine During the Eighteenth Century*, pp. 200–25.

53 Reitz, 'Sawbones to Savior to Cynic', p. 259.

54 *Ibid.*, p. 260.

55 The 'famous empyrick' was Joshua Ward: *ibid.,* p. 260.

56 Dorothy Porter and Roy Porter, *Patient's Progress: Doctors and Doctoring in Eighteenth-Century England* (Cambridge, 1989), p. 119.

57 Porter and Porter, *Patient's Progress*, p. 125.

58 Addison and Steele, *The Spectator*, ed. Bond, no. 21 (24 March 1711), p. 90.

59 K. Garlick and A. Macintyre, eds, *The Diary of Joseph Farington*, 16 vols (New Haven, 1978–9), II, p. 477.

60 F. Bamford, ed., *Dear Miss Heber* (London, 1936), p. 168.

61 'Dress', according to Lord Chesterfield, was 'a very foolish thing': 'and yet it is a very foolish thing for a man not to be well dressed, according to his rank and way of life'. A letter to his son, 19 November 1745: Lord Chesterfield, *Letters to His Son*, 2 vols (London, 1774), letter LXXIV, vol. i, p. 183; Quentin Bell, *On Human Finery* (London, 1992), p. 18.

62 Lawrence, 'Medical Minds, Surgical Bodies', pp. 156–201; *idem*, 'Democratic, Divine and Heroic: The History and Historiography of Surgery', in Christopher

Lawrence, ed., *Medical Theory, Surgical Practice: Studies in the History of Surgery* (London, 1992), pp. 1–47.

63 Roy Porter, 'The Rise of Physical Examination', in W. F. Bynum and Roy Porter, eds, *Medicine and the Five Senses* (Cambridge, 1992), pp. 179–97.

64 Rob Iliffe, 'Isaac Newton: Lucatello Professor of Mathematics', in C. Lawrence and S. Shapin, eds, *Science Incarnate – Historical Embodiments of Natural Knowledge* (Chicago and London, 1998), pp. 121–55; Steven Shapin, 'The Philosopher and the Chicken: On the Dietetics of Disembodied Knowledge', in Lawrence and Shapin, eds, *Science Incarnate*, pp. 21–50.

65 Campbell, *The London Tradesman*, p. 42; Lawrence, 'Medical Minds, Surgical Bodies', in Lawrence and Shapin, eds, *Science Incarnate*, pp. 156–201, p. 169.

66 T. J. Pettigrew, *Memoirs of the Life and Writings of the Late John Coakley Lettsom*, 3 vols (London, 1817), 1, p. 21.

67 *Ibid.*, II, p. 53.

68 William Cole, quoted in Ernest Heberden, *William Heberden: Physician of the Age of Reason* (London, 1989), p. 61.

69 John Wiltshire, *Samuel Johnson in the Medical World. The Doctor and the Patient* (Cambridge, 1991), p. 92; Heberden, *William Heberden.*

70 Steven Shapin, ' "The Mind Is Its Own Place": Science and Solitude in Seventeenth-Century England', *Science in Context*, IV (1991), pp. 191–218; Harold J. Cook, 'The New Philosophy and Medicine in Seventeenth-Century England', in David C. Lindberg and Robert S. Westman, eds, *Reappraisals of the Scientific Revolution* (Cambridge, 1990), pp. 397–436. The Renaissance scholar was meant to assume a melancholy disposition, because that was a sign of both asceticism and genius. In his *Anatomy of Melancholy*, Burton devoted a section to this phenomenon and entitled it 'Love of Learning, or overmuch Study. With a Digression of the Misery of Schollers, and why the Muses are Melancholy': study made a man melancholy.

71 Dress and demeanour were regarded as of great importance. Adam Smith wrote of the young nobleman that 'His air, his manner, his deportment, all mark that elegant and graceful sense of his own superiority which those who are born to inferior stations can hardly ever arrive at.' Quoted in Jan Bremmer and Herman Roodenburg, eds, *A Cultural History of Gesture: From Antiquity to the Present Day* (Cambridge, 1991), p. 7; see also Penelope Byrde, *The Male Image: Men's Fashion in Britain 1300–1970* (London, 1979).

72 See Porter, 'William Hunter: A Surgeon and a Gentleman', pp. 7–34.

73 Richard H. Mead, *In the Sunshine of Life: a Biography of Dr. Richard Mead 1673–1754* (Philadelphia, 1974); A. Zuckerman, 'Dr Richard Mead (1673–1754): a Biographical Study', PhD thesis, University of Illinois, 1965; Ludmilla Jordanova, *Defining Features*, p. 27; Macmichael, *The Gold-Headed Cane*, p. 148. Mead had a library of over 10,000 volumes. Having established a lucrative practice in London, he indulged his enthusiasm for classical learning by gradually amassing an impressive collection of books, manuscripts, statuary, coins, gems and drawings. At his Great Ormond Street house, he held regular levées at which persons with suitable introductions were welcomed and shown round the exhibits. For images of gentility, see Anna Bryson, 'The Rhetoric of Status; Gesture, Demeanour and the Image of the Gentleman in Sixteenth- and Seventeenth-Century England', in Lucy Gent and Nigel Llewellyn, eds, *Renaissance Bodies: The Human Figure in English Culture c. 1540–1660* (London, 1990), pp. 136–53; Fenella Childs, 'Prescriptions for Manners in Eighteenth Century Courtesy Literature', DPhil thesis, University of Oxford, 1984.

74 C. H. Brock, 'The Happiness of Riches', in Bynum and Porter, eds, *William Hunter*, pp. 35–56.

75 Pettigrew, *Memoirs of the Life and Writings of the Late John Coakley Lettsom*, I, p. 1118; Roy Porter, 'John Coakley Lettsom and "The Highest and Most Divine

Profession, that can Engage Human Intellect"', *Transactions of the Medical Society of London* (1996), pp. 22–34.

76 Anthony Ashley Cooper, 3rd Earl of Shaftesbury, *Characteristicks of Men, Manners, Opinions, Times*, 2 vols, ed. Philip Ayres (Oxford, 1999), 'Miscellany', III. chap. I; 'Tis the persecuting Spirit has rais'd the *bantering* one': 'Sensus Communis', section 4, vol. I, p. 43.

77 Anthony, 3rd Earl of Shaftesbury, 'Miscellany', III, in *Characteristicks of Men, Manners, Opinions, Times*, II, chap. I, p. 206. L. E. Klein, *Shaftesbury and the Culture of Politeness: Moral Discourse and Cultural Politics in Early Eighteenth-Century England* (Cambridge, 1994), p. 34.

78 Addison and Steele, *The Spectator*, I, no. IO, p. 54.

79 'Of Essay Writing', in *David Hume, Selected Essays*, ed. and intro. Stephen Copley and Andrew Edgar (Oxford, 1993), p. 2.

80 Macmichael, *The Gold-Headed Cane*, p. 107.

81 Levine, *Dr Woodward's Shield*, p. 10.

82 Macmichael, *The Gold-Headed Cane*, p. 24; Levine, *Dr Woodward's Shield*, p. 10; Hone, *Life of Dr. John Radcliffe.*

83 George Cheyne, *The English Malady*, (1733) ed. Roy Porter (London, 1990), p. 326; Bernard Mandeville, *The Fable of the Bees*, ed. P. Harth (Harmondsworth, 1970), p. 35.

84 Cheyne, *The English Malady*, p. 326; Guerrini, *Obesity and Depression*, pp. 5, 59.

85 Maureen McNeil, *Under the Banner of Science: Erasmus Darwin and His Age* (Manchester, 1987). Mandeville said that the way to get on as a young doctor was to shine as a man of letters: 'shew your self a Scholar, write a Poem, either a good one, or a long one; Compose a *Latin* Oration, or do but Translate something out of that Language with your Name on it. If you can do none of all these, Marry into a good Family': quoted in Guerrini, *Obesity and Depression*, p. 56. Doctors

hobnobbed with men of letters: Dr John Arbuthnot was part of the Scriblerus Circle. Pope wrote:

I'll do what Mead and Cheselden advise

To keep these limbs, and to preserve these eyes.

Pope's couplet is discussed in G. S. Rousseau and Marjorie Hope Nicolson, *This Long Disease My Life: Alexander Pope and the Sciences* (Princeton, 1968), p. 9.

86 Porter, *Enlightenment: Britain and the Creation of the Modern World*, chs IV and VII.

87 R. Hingston Fox, *Dr John Fothergill and His Friends: Chapters in Eighteenth Century Life* (London, 1919), p. 32.

88 Macmichael, *The Gold-Headed Cane*, p. 107.

89 K. Coburn, ed., *The Letters of Sara Hutchinson from 1800–1835* (London, 1954), p. 272.

90 Macmichael, *The Gold-Headed Cane*; Fiona Haslam, *From Hogarth to Rowlandson. Medicine in Art in Eighteenth-Century Britain* (Liverpool, 1996), p. 20.

91 Thomas Gisborne, *An Enquiry into the Duties of Men in the Higher and Middle Classes of Society in Great Britain, Resulting from their Respective Stations, Professions and Employments*, 2 vols (London, 1794), II, p. 132.

6 患者的形象

1 Tobias Smollett, *The Expedition of Humphry Clinker* (1771) ed. A. Ross (Harmondsworth, 1967), Matthew Bramble to Doctor Lewis, p. 187.

2 The corollary of this is that, in those times, lower-class patients got only restricted access, if any, to superior physicians. See N. D. Jewson, 'Medical Knowledge and the Patronage System in Eighteenth Century England', *Sociology*, VIII (1974), pp. 369–85; *idem*, 'The Disappearance of the Sick Man from Medical Cosmology, 1770–1870', *Sociology*, x (1976), pp. 225–44; Mary E. Fissell, 'The Disappearance

of the Patient's Narrative and the Invention of Hospital Medicine', in Roger French and Andrew Wear, eds, *British Medicine in an Age of Reform* (London and New York, 1992), pp. 92–109; Roy Porter, 'The Patient's View: Doing Medical History from Below', *Theory and Society*, XIV (1985), pp. 175–98.

3 Samuel Taylor Coleridge, *Table Talk*, in *The Collected Works of Samuel Taylor Coleridge* (London, 1990), vol. XIV, ed. Carl Woodring, p. 106.

4 Thomas Beddoes, *A Letter to the Right Honourable Sir Joseph Banks... on the Causes and Removal of the Prevailing Discontents, Imperfections, and Abuses, in Medicine* (London, 1808), p. 115.

5 See G. Thomas Couser, *Recovering Bodies. Illness, Disability, and Life Writing* (Wisconsin, 1997); Dorothy Porter and Roy Porter, *Patient's Progress: Doctors and Doctoring in Eighteenth-Century England* (Cambridge, 1989); Roy Porter and Dorothy Porter, *In Sickness and in Health: The British Experience 1650-1850* (London, 1988); Lucinda McCray Beier, *Sufferers and Healers: The Experience of Illness in Seventeenth-Century England* (London, 1987); Joan Lane, '"The Doctor Scolds Me": The Diaries and Correspondence of Patients in Eighteenth Century England', in Roy Porter, ed., *Patients and Practitioners: Lay Perceptions of Medicine in Pre-Industrial Society* (Cambridge, 1985), pp. 204–48.

6 H. W. Robinson and W. Adams, eds, *The Diary of Robert Hooke (1672–1680)* (London, 1935), pp. 17–18.

7 R. Latham and W. Matthews, eds, *The Diary of Samuel Pepys*, 11 vols (London, 1970–83), vol. iv, p. 39, 9 February 1663; Beier, *Sufferers and Healers*.

8 Mary E. Fissell, 'Readers, Texts and Contexts: Vernacular Medical Works in Early Modern England', in Roy Porter, ed., *The Popularization of Medicine* (London and New York, 1992), pp. 72–96; C. J. Lawrence, 'William Buchan: Medicine Laid Open', *Medical History*, XIX (1975), pp. 20–35.

9 B. Haley, *The Healthy Body and Victorian Culture* (Cambridge, MA, 1978).

10 John Brewer and Roy Porter, eds, *Consumption and the World of Goods in the 17th and 18th Centuries* (London and New York, 1993); Roy Porter, 'The Patient in England, c.1660–c.1800', in Andrew Wear, ed., *Medicine in Society* (Cambridge, 1992), pp. 91–118.

11 J. Timbs, *Doctors and Patients; or Anecdotes of the Medical World and Curiosities of Medicine* (London, 1876), p. 360; M. P. Tilley, ed., *Dictionary of Proverbs in England* (Ann Arbor, 1950).

12 D. Little and G. Kahrl, eds, *The Letters of David Garrick*, 3 vols (London, 1963), 11, p. 743.

13 David Vaisey, ed., *The Diary of Thomas Turner of East Hoathley* (Oxford, 1984), p. 105.

14 Charles E. Mullett, ed. and intro., *The Letters of Dr. George Cheyne to the Countess of Huntingdon* (San Marino, CA, 1940); *idem*, ed., *The Letters of Doctor George Cheyne to Samuel Richardson (1733–1743)* (Missouri, 1943); Anita Guerrini, *Obesity and Depression in the Enlightenment: The Life and Times of George Cheyne* (Norman, OK, 2000).

15 Mullett, ed. and intro., *The Letters of Dr. George Cheyne to the Countess of Huntingdon*, pp. 59–60; Carol Houlihan Flynn, 'Running out of Matter: The Body Exercised in Eighteenth Century Fiction', in G. S. Rousseau, ed., *The Language of Psyche: Mind and Body in the Enlightenment* (Los Angeles, 1990), pp. 147–85.

16 Mullett, ed. and intro., *The Letters of Dr. George Cheyne to the Countess of Huntingdon*, p. 59. Note that Cheyne speaks about buying the horse: evidently it was a commercial speculation.

17 See discussion in Guerrini, *Obesity and Depression*.

18 *Gentleman's Magazine*, II (1732), p. 769; William Macmichael, *The Gold-Headed Cane*, ed. with Explanatory and Illustrative Notes and an Essay on William Macmichael, MD, His Life, His Works, and his Editors by Herbert Spencer

Robinson (New York, 1932), p. 183.

19 R. W. Chapman, ed., *Jane Austen's Letters to Her Sister Cassandra & Others* (London, 1952), p. 426.

20 T. G. H. Drake, 'The Medical Caricatures of Thomas Rowlandson', *Bulletin of the History of Medicine*, XII (1942), pp. 323–35, p. 324.

21 C. F. Barrett , ed., *The Diary and Letters of Madame d'Arblay, Author of 'Evelina', 'Cecilia', etc. 1778–1840*, 7 vols (London, 1842–6), I, p. 292.

22 Thomas Beddoes, *Hygëia: or Essays Moral and Medical, on the Causes Affecting the Personal State of our Middling and Affluent Classes*, 3 vols (Bristol, 1802) vol. I essay II, p. 23; I essay II, p. 25.

23 George Eliot, *Middlemarch* (Harmondsworth, 1965), pp. 116–7.

24 Roy Porter, 'The Patient in England, c. 1660–c. 1800', pp. 91–118. The hypochondriac was largely seen as male. The female analogue was the hysteric. The culture of the early modern hysterical woman has been studied, with particular reference to Netherlandish paintings, in Laurinda S. Dixon, *Perilous Chastity: Women and Illness in Pre-Enlightenment Art and Medicine* (Ithaca, 1995). See also Sander L. Gilman, Helen King, Roy Porter, G. S. Rousseau and Elaine Showalter, *Hysteria Beyond Freud* (Berkeley, 1993); Mark Micale, *Approaching Hysteria. Disease and its Interpretations* (Princeton, 19995).

25 B. Mandeville, *A Treatise of the Hypochondriack and Hysterick Diseases*, 2nd edn (London, 1730) (reprinted Hildesheim: George Olms Verlag, 1981), 49; see also Roy Porter, 'Reading: A Health Warning', in Robin Myers and Michael Harris, eds, *Medicine, Mortality and the Booktrade* (Winchester, 1998), pp. 131–52.

26 Joseph Addison and Richard Steele, *The Spectator*, ed. Donald Bond, 5 vols (Oxford, 1965), I, pp. 105–6.

27 J. M. Adair, *Essays on Fashionable Diseases* (London, 1790), p. 95; Steven Shapin, 'The Philosopher and the Chicken: On the Dietetics of Disembodied Knowledge',

in Christopher Lawrence and Steven Shapin, eds, *Science Incarnate–Historical Embodiments of Natural Knowledge* (Chicago and London, 1998), pp. 21–50.

28 Adair, *Essays on Fashionable Diseases*, p. 95.

29 J. Hill, *Hypochondriasis* (London, 1756), p. 24.

30 Quoted in A. M. Ingram, *Boswell's Creative Gloom* (London, 1982), p. 104.

31 Quoted in R. Hunter and I. Macalpine, *Three Hundred Years of Psychiatry 1535–1860* (London, 1963), p. 312.

32 Mullett, ed. and intro., *The Letters of Dr. George Cheyne to the Countess of Huntingdon*.

33 Aphra Behn, *Sir Patient Fancy* (London, 1678), Act 3 Scene 1, in J. Todd, ed., *The Works of Aphra Behn*, vol. VI: *The Plays* (London, 1996), p. 31.

34 Behn, *Sir Patient Fancy*, Act 2 Scene 2, p. 30; see Natsu Hattori, 'Performing Cures: Practice and Interplay in Theatre and Medicine of the English Renaissance', DPhil thesis, University of Oxford, 1995, p. 84.

35 John Wiltshire, *Jane Austen and the Body: 'The Picture of Health'* (Cambridge, 1991), p. 200.

36 Jane Austen, *Sanditon*, ed. M. Drabble (Harmondsworth, 1974), p. 174.

37 Austen, *Sanditon*, p. 175. On the fashion for biliousness, see Roy Porter, 'Biliousness' in W. F. Bynum, ed., *Gastroenterology in Britain* (London: Occasional Publications 3, 1997), pp. 7–28; for nervousness, see *idem*, '"Expressing Yourself Ill": The Language of Sickness in Georgian England', in P. Burke and R. Porter, eds, *Language, Self and Society: The Social History of Language* (Cambridge, 1991), pp. 276–99.

38 Austen, *Sanditon*, p. 175. For self-medication see Porter and Porter, *Patient's Progress*, chaps 1–4.

39 Austen, *Sanditon*, pp. 202–3.

40 For documentation of what follows, see Roy Porter, 'Biliousness' pp. 7–28.

41 George M. Gould, *Biographic Clinics: The Origin of the Ill-health of De Quincey, Carlyle, Darwin, Huxley and Browning* (London, 1903), p. 44.

42 *Ibid.*, p. 54. Carlyle's use of 'nicotine' is rather early.

43 *Ibid.*, p. 54.

44 *Ibid.*, p. 64.

45 *Ibid.*, p. 49.

46 *Ibid.*, p. 54.

47 Edwin W. Marrs, Jr, ed., *The Letters of Thomas Carlyle to his Brother, Alexander, with Related Family Letters* (Cambridge, MA, 1968), p. 591.

48 Anne Hunsaker Hawkins, *Reconstructing Illness: Studies in Pathography* (West Lafayette, 1993); illuminating is Oliver Sacks, *A Leg to Stand On* (London, 1984). For the Augustan refusal to mythologize illness in this way, see G. S. Rousseau and Marjorie Hope Nicolson, *This Long Disease My Life: Alexander Pope and the Sciences* (Princeton, 1968).

49 Tobias Smollett, *Humphry Clinker* pp. 65–66; Fiona Haslam, *From Hogarth toRowlandson. Medicine in Art in Eighteenth-Century Britain* (Liverpool, 1996), pp. 174f.

50 Janet Browne, 'I Could have Retched All Night: Charles Darwin and His Body, in Early Victorian England', in Christopher Lawrence and Steven Shapin, eds, *Science Incarnate – Historical Embodiments of Natural Knowledge* (Chicago and London, 1998), pp. 240–87; *idem*, 'Spas and Sensibilities: Darwin at Malvern', in Roy Porter, ed., *The Medical History of Waters and Spas* (London: Medical History, Supplement 10, 1990), pp. 102–13.

51 A. Barbeau, *Life and Letters at Bath in the Eighteenth Century*, ed. A. Dobson (London, 1904), p. 92; Barbara Brandon Schnorrenberg, 'Medical Men of Bath', *Studies in Eighteenth Century Culture*, XIII (1984), pp. 189–203; Aileen Douglas, *Uneasy Sensations. Smollett and the Body* (Chicago, 1995).

52 Fielding H. Garrison, 'Medicine in *The Tatler*, *Spectator* and *Guardian*', *Bulletin of the History of Medicine*, II (1934), pp. 477–503.

53 Schnorrenberg, 'Medical Men of Bath', pp. 189–203; Brigitte Mitchell and John Penrose, eds, *Letters from Bath, 1766–67* (Gloucester, 1983), p. 35.

54 Mitchell and Penrose, eds, *Letters from Bath, 1766–67*, p. 35.

55 Christopher Anstey, *The New Bath Guide: or Memoirs of the B-n-r-d Family, in a Series of Poetical Epistles* (1801), ed. Peter Wagner (Hildesheim, Zurich and New York, 1989); Smollett, *Humphry Clinker*; G. S. Rousseau, *Tobias Smollett: Essays of Two Decades* (Edinburgh, 1982); Barbeau, *Life and Letters at Bath in the Eighteenth Century*; Phyliss Hembry, *The English Spa 1560–1815: A Social History* (London, 1990).

56 Anstey, *The New Bath Guide*, letter II, p. 14.

57 Haslam, *From Hogarth to Rowlandson*, p. 181; Schnorrenberg, 'Medical Men of Bath', p. 196.

58 Tobias Smollett, *Peregrine Pickle* (1751) (Oxford, 1983); Schnorrenberg, 'Medical Men of Bath', p. 195.

59 Thomas Beddoes, *Manual of Health: or, the Invalid Conducted Safely Through the Seasons* (London, 1806), p. 330.

60 Beddoes, *A Letter to the Right Honourable Sir Joseph Banks*, p. 102.

61 Beddoes, *Manual of Health*, p. 331.

62 Beddoes, *A Letter to the Right Honourable Sir Joseph Banks*, p. 104; Mary E. Fissell, *Patients, Power, and the Poor in Eighteenth-Century Bristol* (Cambridge, 1991).

63 Beddoes, *Manual of Health*, p. 332.

64 *Ibid.*, p. 333.

65 *Ibid.*, p. 335.

66 *Ibid.*, p. 337.

67 Quoted in R. S. Downie, ed., *The Healing Arts. An Oxford Illustrated Anthology* (Oxford, 1994), p. 155.

68 Quoted in Miriam Bailin, *The Sickroom in Victorian Fiction: The Art of Being Ill* (Cambridge, 1994), p. 6.

69 H. Martineau, *Life in the Sick-Room: Essays by an Invalid* (2nd edn, London, 1854).

70 Bailin, *The Sickroom.*

7 局外人与闯入者

1 For the Scots, see Ivan Waddington, *The Medical Profession in the Industrial Revolution* (Dublin, 1984); C. J. Lawrence, 'Medicine as Culture: Edinburgh and the Scottish Enlightenment', PhD thesis, University of London, 1984; Lisa Rosner, *Medical Education in the Age of Improvement: Edinburgh Students and Apprentices, 1760–1826* (Edinburgh, 1990).

2 I. S. L. Loudon, *Medical Care and the General Practitioner 1750–1850* (Oxford, 1986); Anne Digby, *Making a Medical Living: Doctors and Patients in the English Market for Medicine, 1720–1911* (Cambridge, 1994). For the Continent, see Mary Lindemann, *Health and Healing in Seventeenth- and Eighteenth-Century Germany* (Baltimore, 1996); Matthew Ramsey, *Professional and Popular Medicine in France, 1770–1830. The Social World of Medical Practice* (Cambridge, 1988); Lawrence Brockliss and Colin Jones, *The Medical World of Early Modern France* (Oxford, 1997).

3 Sir Z. Cope, *The History of the Royal College of Surgeons of England* (London, 1959); for a new look at the history of surgery, see Christopher Lawrence, 'Democratic, Divine and Heroic: The History and Historiography of Surgery', in Christopher Lawrence, ed., *Medical Theory, Surgical Practice: Studies in the History of Surgery*, (London, 1992), pp. 1–47.

4 Lord Herbert, ed., *Pembroke Papers (1790–1794): Letters and Diaries of Henry,*

Tenth Earl of Pembroke and His Circle (London, 1950), II, p. 318.

5 Christopher Lawrence, 'Medical Minds, Surgical Bodies: Corporeality and the Doctors', in Christopher Lawrence and Steven Shapin, eds, *Science Incarnate – Historical Embodiments of Natural Knowledge* (Chicago and London, 1998), pp. 156–201.

6 Tobias Smollett, *Roderick Random* (1748) (Oxford, 1979), p. 86; Joan Druett, *Rough Medicine: Surgeons at Sea in the Age of Sail* (New York, 2000), pp. 80f.; Aileen Douglas, *Uneasy Sensations. Smollett and the Body* (Chicago, 1995).

7 Smollett, *Roderick Random*, p. 139.

8 *Ibid.*, p. 149.

9 *Ibid.*, p. 158.

10 For the following see J. Oppenheimer, *New Aspects of John and of William Hunter* (London, 1946); Roy Porter, 'John Hunter: A Showman in Society', *The Transactions of the Hunterian Society* (1993–4), pp. 19–24; *idem*, 'William Hunter: A Surgeon and a Gentleman', in W. F. Bynum and Roy Porter, eds, *William Hunter and the Eighteenth Century Medical World* (Cambridge, 1985), pp. 7–34; L. S. Jacyna, 'Images of John Hunter in the Nineteenth Century', *History of Science*, XXI (1983), pp. 85–108.

11 S. Paget, *John Hunter* (London, 1897), p. 126.

12 Jacyna, 'Images of John Hunter in the Nineteenth Century', pp. 85–108.

13 Lawrence and Shapin, eds, *Science Incarnate*, p. 193; see more broadly Lawrence, 'Democratic, Divine and Heroic', pp. 1–47.

14 Sir Samuel Garth, *The Dispensary* (London, 1699), canto ii, p. 19; Juanita G. L. Burnby, *A Study of the English Apothecary from 1660 to 1760* (London: *Medical History*, Supplement No. 3, 1983); W. H. Helfand, 'The Apothecary Caricatured', *Journal of the American Pharmaceutical Association*, ns II (1962), pp. 52–3.

15 Sir George Clark, *A History of the Royal College of Physicians of London*, 3 vols

(Oxford, 1964–72); Harold Cook, *The Decline of the Old Medical Regime in Stuart London* (Ithaca, 1986).

16 R. Campbell, *The London Tradesman: Being a Compendious View of All the Trades, Professions, Arts, Both Liberal and Mechanic, now Practised in the Cities of London and Westminster* (London, 1747), p. 64; I. S. L. Loudon, *Medical Care and the General Practitioner*; Penelope Corfield, *Power and the Professions in Britain 1700–1850* (London, 1995); G. Holmes, *Augustan England: Professions, State and Society, 1680–1730* (London, 1982); Anne Digby, *Making a Medical Living: Doctors and Patients in the English Market for Medicine, 1720–1911* (Cambridge, 1994).

17 For assessment see Johanna Geyer-Kordesch, 'Women and Medicine', in W. F. Bynum and Roy Porter, eds, *Companion Encyclopedia of the History of Medicine* (London, 1993), pp. 884–910. For an instance, see Richard Aspin, 'Who Was Elizabeth Okeover?', *Medical History*, XLIV (2000), pp. 531–40.

18 D. Gibson, ed., *A Parson in the Vale of White Horse* (Gloucester, 1982), p. 132: 'Sangrado' was a fictional doctor notorious for his bloodletting.

19 *Professional Anecdotes, or ANA of Medical Literature*, 3 vols (London, 1825), p. 126.

20 See James Beresford, *The Miseries of Human Life*, new edn (London, 1806), pp. 252–3; and Chap. 1.

21 Ludmilla Jordanova, *Nature Displayed. Gender, Science and Medicine 1760–1820* (Longman, 1999), p. 23.

22 Aldred Scott Warthin, 'The Physician of the Dance of Death', *Annals of Medical History*, ns ii (1930), pp. 351–71, 453–69, 697–710; ns III (1931), pp. 75–109, 134–65.

23 Fiona Haslam, *From Hogarth to Rowlandson. Medicine in Art in Eighteenth-Century Britain* (Liverpool, 1996), p. 16.

24 Quoted in J. Oppenheimer, *New Aspects of John and of William Hunter* (London, 1946), p. 115.

25 John Beresford, ed., *The Diary of a Country Parson: The Rev. James Woodforde, 1758–1802*, 5 vols (Oxford, 1978–81), I, pp. 184–5.

26 See N. Steneck, 'Greatrakes the Stroker: The Interpretations of Historians', *Isis*, LXXIII (1982), pp. 160–77.

27 David Gentilcore, *Healers and Healing in Early Modern Italy* (Manchester, 1998).

28 Haslam, *From Hogarth to Rowlandson*, p. 249.

29 Christine Hillam, ed., *The Roots of Dentistry* (London, 1990); *idem*, *Brass Plate and Brazen Impudence: Dental Practice in the Provinces 1755–1855* (Liverpool, 1991); Roger King, 'Curing Toothache on the Stage?: The Importance of Reading Pictures in Context', *History of Science*, XXXIII (1995), pp. 396–416.

30 D. Sprott, ed., *1784* (London, 1984), pp. 48–9.

31 Haslam, *From Hogarth to Rowlandson. Medicine in Art in Eighteenth-Century Britain*, p. 247; J. A. Donaldson, 'A Rowlandson Caricature. ["Transplanting of Teeth"]', *British Dental Journal*, CIV (1958), p. 6.

32 Haslam, *From Hogarth to Rowlandson*, p. 246.

33 Robert Burton, *The Anatomy of Melancholy* (1621), ed. D. Floyd and P. Jordan-Smith (New York, 1948), p 390.

34 George Crabbe, *The Borough: A Poem* (London, 1810), pp. 95–6.

35 Roy Porter, 'The Language of Quackery in England', in P. Burke and Roy Porter, eds, *The Social History of Language* (Cambridge, 1987), pp. 73–103; *idem*, *Quacks: Fakers and Charlatans in English Medicine* (Stroud, 2000).

36 C. J. S. Thompson, *The Quacks of Old London* (New York, 1993), p. 74.

37 William Schupbach, 'Sequah: An English American Medicine Man in 1890', *Medical History*, XXIX (1985), pp. 272–317.

38 J. Crellin, 'Dr James's Fever Powder', *Transactions of the British Society for the*

History of Pharmacy, I (1974), pp. 136–43.

39 Quoted in Thompson, *The Quacks of Old London*, p. 125.

40 M. H. Nicolson, 'Ward's Pill and Drop and Men of Letters', *Journal of the History of Ideas*, 29 (1968), pp. 173–96; Haslam, *From Hogarth to Rowlandson*, p. 61.

41 Nicolson, 'Ward's Pill and Drop and Men of Letters', p. 196. Horace Walpole recommended James's powders 'for cough, for gout, for smallpox, for everything'; Henry Fielding wrote of Ward's medicines, 'The powers of Mr. Ward's remedies want indeed no unfair puff of mine to give them credit.'

42 Haslam, *From Hogarth to Rowlandson*, p. 62f, where the painting is reproduced. A well-known copyist, Bardwell drew on some of the characters from Hogarth's *The Pool of Bethesda* at St Bartholomew's Hospital.

43 John Taylor, *History of the Travels and Adventures* (London, 1761), p. 22. For a fuller account of Taylor's career, see Porter, *Quacks: Fakers and Charlatans in English Medicine*, chap. IV, esp. pp. 67ff.

44 For what follows on Graham see R. Porter, 'The Politics of James Graham', *British Journal for Eighteenth Century Studies*, V (1982), pp. 201–6; *idem*, 'Sex and the Singular Man: the Seminal Ideas of James Graham', *Studies on Voltaire & the Eighteenth Century*, CCXXVIII (1984), pp. 3–24. There is a fine collection of Graham's newspaper advertisements in the Wellcome Library for the History and Public Understanding of Medicine, MS 73143; some were reproduced in F. Grose, *A Guide to Health, Beauty, Riches and Honour* (London, 1796).

45 James Graham, *A Sketch, or Short Description of Dr Graham's Medical Apparatus* (London, 1780), p. 53.

46 Haslam, *From Hogarth to Rowlandson*, p. 201.

47 Henry Angelo, *The Reminiscences of Henry Angelo* (London, 1904), II, pp. 61–2.

48 Roy Porter, '"I Think Ye Both Quacks": The Controversy between Dr TheodorMyersbach and Dr John Coakley Lettsom', in W. F. Bynum and Roy

Porter, eds, *Medical Fringe and Medical Orthodoxy, 1750–1850* (London, 1986), pp. 56–78.

49 Thompson, *The Quacks of Old London*, p. 345.

50 *Ibid*, p. 344.

51 W. F. Bynum and Roy Porter, eds, *Medical Fringe and Medical Orthodoxy, 1750–1850*, 'Introduction', pp. 1–4.

52 See Paget, *John Hunter*, p. 165.

53 James R. Missett, '"Mercury and His Advocates Defeated, or Vegetable Intrenchment". An Engraving by Thomas Rowlandson, 1789. New Haven, Yale Medical Library. Clements C. Fry Collection', *Journal of the History of Medicine*, XXII (1967), p. 413.

54 See Norman B. Gwyn, 'An Interpretation of the Hogarth Print "The Arms of the Company of Undertakers"', *Bulletin of the History of Medicine*, VIII (1940), pp. 115–277.

55 *Gentleman's Magazine*, 1731, quoted in R. Hambridge, 'Empiricomany, or an Infatuation in Favour of Empiricism, or Quackery', in S. Soupel and R. A. Hambridge, eds, *Literature and Science, and Medicine* (Los Angeles, 1982), pp. 47–102, p. 76.

8 职业问题

1 J. Ayres, ed., *Paupers and Pig Killers: The Diary of William Holland, a Somerset Parson 1799–1818* (Gloucester, 1984), p. 24.

2 K. Garlick and A. Macintyre, eds, *The Diary of Joseph Farington*, 16 vols (New Haven, 1978–9), III, p. 819.

3 C. Severn, ed., *Diary of the Rev. John Ward* (London, 1839), p. 119.

4 E. L. Griggs, ed., *Collected Letters of Samuel Taylor Coleridge*, 6 vols (Oxford, 1956–68), I, pp. 154, 256.

5 Penelope Corfield, *Power and the Professions in Britain 1700–1850* (London, 1995); G. Holmes, *Augustan England: Professions, State and Society, 1680–1730* (London, 1982).

6 Harold Cook, *The Decline of the Old Medical Regime in Stuart London* (Ithaca, 1986).

7 L. G. Stevenson, 'The Siege of Warwick Lane, Together with a Brief History of the Society of Collegiate Physicians 1767–98', *Journal of the History of Medicine*, VII (1952), pp. 105–21.

8 D. Little and G. Kahrl, eds, *The Letters of David Garrick*, 3 vols (London, 1963), II, p. 451.

9 B. Mandeville, *A Treatise of the Hypochondriack and Hysterick Diseases* (2nd edn, London, 1730; reprinted, Hildesheim: George Olms Verlag, 1981), pp. 31f. For an instance, see Anita Guerrini, '"A Club of Little Villains": Rhetoric, Professional Identity and Medical Pamphlet Wars', in Marie Mulvey Roberts and Roy Porter, eds, *Literature and Medicine during the Eighteenth Century* (London and New York, 1993), pp. 226–44.

10 Alexander Pope, *Moral Essays*, Epistle III, line I, in J. Butt, ed., *The Poems of Alexander Pope* (London, 1965), p. 570.

11 Garlick and Macintyre, eds, *The Diary of Joseph Farington*, IX, p. 3221.

12 Philip K. Wilson, *Surgery, Skin and Syphilis: Daniel Turner's London (1667–1741)* (Amsterdam, 1965), pp. 93–4.

13 *Ibid*., p. 93.

14 W. R. LeFanu, ed., *Betsy Sheridan's Journal* (London, 1960), p. 138; Richard Hunter and Ida Macalpine, *George III and the Mad Business* (London, 1969).

15 F. L. M. Pattison, *Granville Sharpe Pattison: Anatomist and Antagonist* (Edinburgh, 1987); for Dr Andrew Marshal as a duellist, see *Professional Anecdotes, or ANA of Medical Literature*, 3 vols (London, 1825), I, p. 43.

16 Thomas Middleton, *Fair Quarrell*, Act 4, quoted in Herbert Silvette, *The Doctor on Stage. Medicine and Medical Men in Seventeenth Century England*, ed. F. Butler (Knoxville, 1967), p. 269; Peter Burke and Roy Porter, eds, *Languages and Jargons: Contributions to a Social History of Language* (Cambridge, 1995).

17 Henry Fielding, *The History of the Adventures of Joseph Andrews* (1742), in *Joseph Andrews Preceded by Shamela* (London, 1973), book i, p. 40.

18 Thomas Dekker, *Wonder of a Kingdome*, Act 4; John Wilson, *Belphagor*, Act 4, quoted in Silvette, *The Doctor on Stage*, p. 269; see also Thomas Spaulding Willard, 'John Wilson's Satire of Hermetic Medicine', in Roberts and Porter, eds, *Literature and Medicine During the Eighteenth Century*, pp. 136–50.

19 Dorothy Porter and Roy Porter, *Patient's Progress: Doctors and Doctoring in Eighteenth-Century England* (Cambridge, 1989), p. 128.

20 Quoted in Porter and Porter, *Patient's Progress*, p. 129. The practice is discussed in Chap. 5.

21 Ayres, ed., *Paupers and Pig Killers*, p. 260; Anne Digby, *Making a Medical Living: Doctors and Patients in the English Market for Medicine, 1720–1911* (Cambridge, 1989).

22 Bernard Mandeville, *The Fable of the Bees*, ed. P. Harth (Harmondsworth, 1970), p. 65.

23 Matthew Prior, *Alma*, canto III, line 97, quoted in Porter and Porter, *Patient's Progress*, p. 57. 'Bill' has the double sense of prescription and invoice.

24 Andrew James Symington, 'Of Physicians and their Fees', in William Andrews, FRHS, ed., *The Doctor in History, Literature, Folk-Lore, etc.* (Hull and London, 1896), pp. 252–83.

25 Quoted in Tim Marshall, *Murdering to Dissect: Grave-Robbing, Frankenstein and the Anatomy Literature* (Manchester, 1995), p. 2. Dr Frankenstein was not a practising physician.

26 Thomas Beddoes, *Letter to Erasmus Darwin, M. D., on a New Method of Treating*

Pulmonary Consumption and Some Other Diseases Hitherto Found Incurable (Bristol, 1793) p. 4; Roy Porter, *Health for Sale: Quackery in England 1650–1850* (Manchester, 1989), pp. 187f.

27 Beddoes, *Letter to Erasmus Darwin, M. D.*, p. 4.

28 Thomas Beddoes, *Manual of Health: or, the Invalid Conducted Safely Through the Seasons* (London, 1806), p. 416.

29 Seamus Deane, *The French Revolution and Enlightenment in England 1789–1832* (Cambridge, MA, 1988); Norton Garfinkle, 'Science and Religion in England, 1790–1800: The Critical Response to the Work of Erasmus Darwin', *Journal of the History of Ideas*, XVI (1955), pp. 376–88.

30 Discussed in A. Lothian-Short, 'Pharmaceutical Caricatures', in *Die Vortrage d. Hauptversammlung in Dubrovnik 1959, Stuttgart, Veröffentlichungen d. Intern. Gesellschaft f. Geschichte d. Pharmazie*, 1960, pp. 89–96; R. Burgess, 'Humphry Davy or Friedrich Accum: A Question of Identification', *Medical History*, XVI (1972), pp. 290–93.

31 Fiona Haslam, *From Hogarth to Rowlandson. Medicine in Art in Eighteenth-Century Britain* (Liverpool, 1996), p. 241.

32 See D. Baxby, 'Gillray's "Cowpock" Caricature', *Society for the Social History of Medicine Bulletin*, XXI (1977), p. 60; A. W. Russell, 'Ye Cow-Pock, Gillray and Social Medicine – a Note on Gillray's Caricature of Jenner and the "New Inoculation"', *Society for the Social History of Medicine Bulletin*, XX (1977), pp. 17–22; G. Miller, *The Adoption of Inoculation for Smallpox in England and France* (London, 1957). For Perkins, see Chap. 4.

33 Porter and Porter, *Patient's Progress*, p. 171.

34 Luke Davidson, 'Raising up Humanity: The Introduction of Resuscitation into Late Eighteenth Century Britain (a cultural history)', DPhil thesis, University of York, 2001.

35 Marshall, *Murdering to Dissect*, p. 6. A further echo can be heard during the post

mortem, conducted by Dr Thomas Southwood Smith at Grainger's Anatomy Theatre in June 1832, of Jeremy Bentham, when the dead philosopher's features were dramatically irradiated by a thunderstorm and 'rendered almost vital by the reflection of the lightning playing over them': Ruth Richardson and Brian Hurwitz, 'Jeremy Bentham's Self Image: An Exemplary Bequest for Dissection', *British Medical Journal*, CCVC (1987), pp. 195–8.

36 Mary Shelley, *Frankenstein* (1818) (Oxford, 1993); Stephen Bann, ed., *Frankenstein, Creation and Monstrosity* (London, 1994); Jon Turney, *Frankenstein's Footsteps: Science, Genetics and Popular Culture* (New Haven and London, 1998).

37 P. Linebaugh, 'The Tyburn Riot Against the Surgeons', in E. P. Thompson *et al.*, eds, *Albion's Fatal Tree* (1975) (Harmondsworth, 1977), pp. 65–118.

38 Roy Porter, 'Laymen, Doctors and Medical Knowledge in the Eighteenth Century: The Evidence of the Gentleman's Magazine', in Roy Porter, ed., *Patients and Practitioners: Lay Perceptions of Medicine in Pre-Industrial Society* (Cambridge, 1985), pp. 283–314, p. 306.

39 Robert Southey, *The Poetical Works of Robert Southey* (London, 1845), p. 457; Ruth Richardson, *Death, Dissection and the Destitute: A Political History of the Human Corpse* (London, 1987); *idem*, '"Trading Assassins" and the Licensing of Anatomy', in Roger French and Andrew Wear, eds, *British Medicine in an Age of Reform* (London, 1991), pp. 74–91; Marshall, *Murdering to Dissect*.

40 Haslam, *From Hogarth to Rowlandson*, p. 281.

41 Walter Jerrold, ed., *The Complete Poetical Works of Thomas Hood* (London, 1906), p. 77. Bell and Carpue were amongst the leading anatomy school owners; Sir Astley Cooper was the most eminent surgeon in London.

42 Richardson, *Death, Dissection and the Destitute*.

43 [E. J.], *The Surprize or the Gentleman turn'd Apothecary* (London, 1739).

44 [Anon.], *A Letter to a Physician in the Country on Animal Magnetism* (London, 1786), p. 31. 'Crisis' was a medical term of art meaning the turning point in a bout of sickness.

45 Roy Porter, 'A Touch of Danger: The Man-Midwife as Sexual Predator', in G. S. Rousseau and R. Porter (eds), *Sexual Underworlds of the Enlightenment* (Manchester, 1988), pp. 206–32; C. H. Brock, *William Hunter, 1718–1783* (Glasgow, 1983).

46 For the contemporary 'trials for adultery' sources, see Porter, 'A Touch of Danger: The Man-Midwife as Sexual Predator', pp. 206–32.

47 J. Donnison, *Midwives and Medical Men: A History of Interprofessional Rivalries and Women's Rights* (London, 1977); Adrian Wilson, *The Making of Man-Midwifery: Childbirth in England 1660–1770* (London, 1995).

48 E. Nihell, *A Treatise on the Art of Midwifery* (London, 1760).

49 Haslam, *From Hogarth to Rowlandson*, p. 222; Robert A. Erickson, *Mother Midnight: Birth, Sex, and Fate in Eighteenth-Century Fiction (Defoe, Richardson, and Sterne)* (New York, 1986); Ludmilla Jordanova, *Nature Displayed. Gender, Science and Medicine 1760–1820* (London and New York, 1999), pp. 23–5.

50 George Crabbe, *The Village and Other Poems* (Edinburgh, 1838), p. 22.

51 Frank Nicholls, *The Petition of the Unborn Babes to the Censors of the Royal College of Physicians of London* (London, 1751), p. 6.

52 Philip Thicknesse, *Man Midwifery Analyzed* (London, 1764).

53 Quoted in *ibid.*, p. 28.

54 *Ibid.*, p. 17.

55 *Ibid.*, pp. 15, 10. 'Touch' was of course slang for sexual intercourse.

56 [Anon.], *The Man Midwife Unmasqu'd* (London, 1738), canto III, p. 3.

57 *Ibid*, p. 5.

58 Haslam, *From Hogarth to Rowlandson*, p. 222; Jordanova, *Nature Displayed*, p. 23;

Jason S. Zielonka, '"A Man-Midwife". Etching, Hand Coloured, by S. W. Fores, London, 1793. New Haven, Yale Medical Library, Clements C. Fry Collection', *Journal of the History of Medicine*, XXX (1975), p. 259; Porter, 'A Touch of Danger: The Man-Midwife as Sexual Predator', pp. 206–32.

59 Porter, 'A Touch of Danger: The Man-Midwife as Sexual Predator', pp. 206–32.

60 Karen Louise Harvey, 'Representations of Bodies and Sexual Difference in Eighteenth-Century English Erotica', PhD thesis, University of London, 1999.

61 Thomas Percival, *Medical Ethics; or, A Code of Institutes and Precepts Adapted to the Professional Conduct of Physicians and Surgeons* (Manchester, 1803); Robert Baker, 'Deciphering Percival's Code', in Robert Baker, Dorothy Porter and Roy Porter, eds, *The Codification of Medical Morality*, vol. I (Dordrecht/Boston/London, 1993), pp. 179–212; *idem*, 'The History of Medical Ethics', in W. F. Bynum and Roy Porter, eds, *Companion Encyclopedia of the History of Medicine* (London, 1993), pp. 848–83; Lisbeth Haakonssen, *Medicine and Morals in the Enlightenment: John Gregory, Thomas Percival and Benjamin Rush* (Amsterdam, 1997); Mary E. Fissell, 'Innocent and Honorable Bribes: Medical Manners in Eighteenth-Century Britain', in Robert Baker, Dorothy Porter and Roy Porter, eds, *The Codification of Medical Morality*, vol. I, pp. 19–46.

62 George Birkbeck-Hill, *Boswell's Life of Johnson* (Oxford, 1934), vol. IV, p. 306: 13 June 1784.

63 Roy Porter, 'Thomas Gisborne: Physicians, Christians, and Gentlemen', in Andrew Wear, Johanna Geyer Kordesch and Roger French, eds, *Doctors and Ethics: The Historical Setting of Professional Ethics* (Amsterdam, 1993), pp. 253–74.

64 Percival, *Medical Ethics*, pp. 91, 71.

9 医疗政治家与身体政治

1 Mark Jenner, 'Scatology, Coprophagia, and Political Cannibalism: The Rump

and the Body Politic in Restoration England', *Past and Present* (forthcoming); H. M. Atherton, 'The British Defend their Constitution in Political Cartoons and Literature', *Studies in Eighteenth Century Culture*, II (1982), pp. 3–31; Roy Porter and G. S. Rousseau, *Gout: The Patrician Malady* (New Haven and London, 1998); Roy Porter, 'Gout: Framing and Fantasizing Disease', *Bulletin of the History of Medicine*, LXVIII (1994), pp. 1–28.

2 John of Salisbury, *Policraticus*, ed. Cary J. Nederman (Cambridge, 1990), p. 67; Jacques Le Goff, 'Head or Heart? The Political Use of Body Metaphors in the Middle Ages', in M. Feher, ed., *Fragments for a History of the Human Body*, 3 vols (New York, 1989), III, pp. 12–27; see also Ernst H. Kantorowicz, *The King's Two Bodies: A Study in Medieval Political Theology* (Princeton, NJ, 1957).

3 Thomas Vicary, *The Surgions Directorie forYoung Practitioners* (London, 1651), p. 21; Leonard Barkan, *Nature's Work of Art: The Human Body as Image of the World* (New Haven, 1975); E. M. Tillyard, *The Elizabethan World Picture* (London, 1943).

4 Robert Burton, *The Anatomy of Melancholy*, ed. Floyd Dell and Paul Jordan Smith (New York, 1927), p. 134.

5 William Harvey, *An Anatomical Disputation Concerning the Movement of the Heart and Blood in Living Creatures*, translated and with notes by Gweneth Whitteridge (Oxford, 1976), p. 3; see Robert A. Erickson, 'William Harvey's *De motu cordis* and "The Republick of Literature"', in Marie Mulvey Roberts and Roy Porter, eds, *Literature and Medicine During the Eighteenth Century* (London, 1993), pp. 58–83; Philippa Berry, *Of Chastity and Power: Elizabethan Literature and the Unmarried Queen* (London, 1989); Paul Hammond, 'The King's Two Bodies: Representations of Charles II', in Jeremy Black and Jeremy Gregory, eds, *Culture, Politics and Society in Britain, 1660–1800* (Manchester, 1991), pp. 13–48; J. N. Figgis, *The Divine Right of Kings* (New York, 1965).

6 Roy Porter, *Enlightenment: Britain and the Creation of the Modern World* (Harmondsworth, 2000), chap. 8.

7 Adam Smith, *An Inquiry into the Nature and Causes of the Wealth of Nations*, ed. R. H. Campbell, A. S. Skinner and W. B. Todd, 2 vols (Oxford, 1976), vol. II, pp. 673–4; for the congruence of physiological and social metaphors in free-market thinking, see Anne Marcovich, 'Concerning the Continuity between the Image of Society and the Image of the Human Body: An Examination of the Work of the English Physician J. C. Lettsom 1746–1815', in P. Wright and A. Treacher, eds, *The Problem of Medical Knowledge* (Edinburgh, 1982), pp. 69–87.

8 Smith, *An Inquiry into the Nature and Causes of the Wealth of Nations*, vol. II, pp. 673–4; Sara E. Melser and Kathryn Norberg, *From the Royal to the Republican Body Incorporating the Political in Seventeenth- and Eighteenth-Century France* (Berkeley, 1997); Dorinda Outram, *The Body and the French Revolution. Sex, Class and Political Culture* (New Haven, 1989).

9 E. H. Gombrich, 'The Cartoonist's Armory', in *Meditations on a Hobby Horse* (London, 1963), pp. 127–42.

10 A point well made in Martin Kemp and Marina Wallace, *Spectacular Bodies: The Art and Science of the Human Body. From Leonardo to Now* (Berkeley and Los Angeles, 2000).

11 George Lakoff and Mark Johnson, *Metaphors We Live By* (Chicago, 1980).

12 Gombrich, 'The Cartoonist's Armory', pp. 127–42.

13 John Brewer, *The Common People and Politics, 1750–1790s* (Cambridge, 1986); H. M. Atherton, *Political Prints in the Age of Hogarth. A Study of the Ideographic Representation of Politics* (Oxford, 1974); Michael Duffy, *The Englishman and the Foreigner* (Cambridge, 1986); M. Dorothy George, *English Political Caricature 1793–1832: A Study of Opinion and Propaganda*, 2 vols (Oxford, 1967); *idem*, *Hogarth to Cruikshank: Social Change in Graphic Satire* (London, 1967); *idem*

and F. G. Stephens, *Catalogue of Political and Personal Satires ... in the British Museum to 1832*, 12 vols (London, 1870–1954).

14 The links between laughter and aggression have been explored this century, notably in Freud's notion of humour sublimating impermissible desires. For subversion, see P. Stallybrass and A. White, *The Politics and Poetics of Transgression* (Ithaca, 1986).

15 Ronald Paulson, *Hogarth*, vol. I, *The 'Modern Moral Subject'*, vol. 2, *High Art and Low, 1732–1750*, vol. 3, *Art and Politics, 1750–1764* (Cambridge, 1993).

16 The Napoleonic Wars everywhere gave caricature a more serious tone. Goya's *Disasters of War* developed from the often satiric *Proverbios* and *Caprichos* (his attacks on customs and manners and on Spanish Catholic bigotry).

17 Brewer, *The Common People and Politics, 1750–1790s*. Before the nineteenth century, such traditions of political prints were essentially English. See W. H. Helfand, 'Medicine and Pharmacy in French Political Prints', *Pharmacy in History*, XVII (1975), pp. 119–31; *idem*, *Medicine and Pharmacy in American Political Prints (1795–1870)* (Madison, WI, 1978); *idem* and S. Rocchietta, *Medicina e farmacia nelle caricature politiche Italiane 1848–1914* (Rome, 1982).

18 George Rudé, *The Crowd in History* (New York, 1964); E. P. Thompson, *Customs in Common* (London, 1991).

19 Peter D. G. Thomas, *The American Revolution* (Cambridge, 1986), pl. 49; Paul Langford, *Walpole and the Robinocracy* (Cambridge, 1986), pl. 67, pl. 99 and *passim*.

20 Vincent Carretta, *George III and the Satirists From Hogarth to Byron* (Athens, GA, and London, 1990), p. 297.

21 Benjamin Franklin, *Poor Richard's Almanack* (1744), quoted in Dorothy Porter and Roy Porter, *Patient's Progress: Doctors and Doctoring in Eighteenth-Century England* (Cambridge, 1989), p. 54.

22 Richard van Dülmen, *Theatre of Horror. Crime and Punishment in Early Modern Germany* (Cambridge, 1990).

23 Thomas, *The American Revolution*, pl. 19; J. G. L. Burnby, *Caricatures and Comments* (Staines, 1989).

24 Fiona Haslam, *From Hogarth to Rowlandson. Medicine in Art in Eighteenth-Century Britain* (Liverpool, 1996), p. 288.

25 Ruth Richardson, *Death, Dissection and the Destitute: A Political History of the Human Corpse* (London, 1987).

26 H. T. Dickinson, *Caricatures and the Constitution* (Cambridge, 1986), pl. 145.

27 Draper Hill, *Mr Gillray the Caricaturist* (London, 1965); Ronald Paulson, *Representations of Revolution 1789–1820* (New Haven, 1983).

28 Brewer, *The Common People and Politics, 1750–1790s*, p. 15.

29 W. H. Helfand, 'John Bull and his Doctors', *Veröffentlichungen der Internationalen Gesellschaft für Geschichte der Pharmazie*, XXVIII (1966), pp.131–42 is splendid.

30 Carretta, *George III and the Satirists From Hogarth to Byron*, p. 125; *English Caricature 1620 to the Present: Caricaturists and Satirists, Their Art, Their Purpose and Influence* (London, 1984), p. 95.

31 Duffy, *The Englishman and the Foreigner*, pl. 132; Atherton, 'The British Defend their Constitution in Political Cartoons and Literature', pp. 3–31.

32 George Cruikshank, 'Radical Quacks Giving a New Constitution to John Bull', in Dickinson, *Caricatures and the Constitution*, pl. 118.

33 Cruikshank's 'The Mountebanks, or Opposition Show Box', is reproduced in Helfand, 'John Bull and his Doctors', p. 137.

34 'The State Quack' is reproduced in Brewer, *The Common People and Politics, 1750–1790s*, pl. 101.

35 Quoted and illustrated in Burnby, *Caricatures and Comments*, p. 7.

36 W. H. Helfand, 'Medicine and Pharmacy in British Political Prints – the Example of

Lord Sidmouth', pp. 375–85.

37 Edgell Rickword, *Radical Squibs & Loyal Ripostes Satirical Pamphlets of the Regency Period, 1819–1821 Illustrated by George Cruikshank and Others* (Bath, 1972), pp. 103–4.

38 William Hone, *The Political House that Jack Built* (London, 1819).

39 See John Derry, *Charles James Fox* (London, 1972). Widely lampooned for his self-proletarianization, Charles James Fox claimed that 'Sayers' caricatures had done him more mischief than the debates in Parliament.'

40 For models for this print see Chap. 4.

41 Dickinson, *Caricatures and the Constitution*, pl. 52; William Schupbach, 'John Monro MD and Charles James Fox: Etching by Thomas Rowlandson', *Medical History*, XXVII (1983), pp. 80–83.

42 Sander L. Gilman, *Seeing the Insane* (New York, 1982); see Haslam, *From Hogarth to Rowlandson*, p. 153.

10 维多利亚时期的发展

1 See generally Roger French and Andrew Wear, eds, *British Medicine in an Age of Reform* (London, 1992); Christopher Lawrence, *Medicine in the Making of Modern Britain, 1700–1920* (London and New York, 1994); W. F. Bynum, *Science and the Practice of Medicine in the Nineteenth Century* (New York, 1994); and, in particular, Adrian Desmond, *The Politics of Evolution: Morphology, Medicine and Reform in Radical London* (Chicago, 1989).

2 *Lancet* (1835–6), II, p. 57.

3 For the following discussion of Morison see W. H. Helfand, 'James Morison and his Pills. A Study of the Nineteenth Century Pharmaceutical Industry', *Transactions of the British Society for the History of Pharmacy*, I (1974), pp. 101–35 and Roy Porter, *Health for Sale: Quackery in England 1650–1850* (Manchester, 1989), chap. VIII.

4 *Lancet* (1836–7), II, p. 130.

5 *Ibid.*, p. 130.

6 W. H. Helfand, 'James Morison and his Pills', pp. 101–35.

7 For this and what follows see Ivan Waddington, *The Medical Profession in the Industrial Revolution* (Dublin, 1984); I. S. L. Loudon, *Medical Care and the General Practitioner 1750–1850* (Oxford, 1986); Peter Bartrip, *Themselves Writ Large. The British Medical Association 1832–1966* (London, 1996).

8 Anne Digby, *The Evolution of British General Practice 1850–1948* (Oxford, 1999); *idem*, *Making a Medical Living: Doctors and Patients in the English Market for Medicine, 1720–1911* (Cambridge, 1994).

9 W. E. Houghton, *The Victorian Frame of Mind 1830–1870* (New Haven, 1957).

10 E. S. Turner, *Call the Doctor* (London, 1958), p. 202.

11 M. Faith McLellan, 'Images of Physicians in Literature: From Quacks to Heroes', *Lancet*, vol. 348 (17 August) 1996, pp. 458–60.

12 Harriet Martineau, *Deerbrook* (1838) (London, 1892), p. 26. See the discussion in Ann L. Reitz, 'Sawbones to Savior to Cynic: The Doctor's Relation to Society in English Fiction of the Eighteenth, Nineteenth, and Twentieth Centuries', PhD thesis, University of Cincinnati, 1985.

13 George Eliot, *Middlemarch* (1871–2) (Harmondsworth, 1965); W. J. Harvey, 'The Intellectual Background of the Novel: Casaubon and Lydgate', in Barbara Hardy, *Middlemarch: Critical Approaches to the Novel* (New York, 1967), pp. 25–38.

14 W. J. Harvey, 'The Intellectual Background of the Novel: Casaubon and Lydgate', in Hardy, *Middlemarch*, pp. 25–38, p. 35.

15 Eliot, *Middlemarch*, p. 204.

16 *Ibid.*, 206.

17 *Ibid.*, p. 835.

18 Penelope Corfield, *Power and the Professions in Britain 1700–1850* (London,

1995), p. 140.

19 The following draws upon the researches of Gertrude Mae Prescott, 'Fame and Photography, Portrait Publications in Great Britain, 1856–1900', PhD dissertation, University of Texas at Austin, 1985; see also Daniel M. Fox and Christopher Lawrence, *Photographing Medicine: Images and Power in Britain and America Since 1840* (Westport and London, 1988).

20 David Piper, 'Take the Face of a Physician', in Gordon Wolstenholme, ed., *Portraits: The Royal College of Physicians of London, Catalogue II* (Amsterdam, 1977), pp. 25–49.

21 For ethical debate at the time, see P. W. J. Bartrip, *Mirror of Medicine: A History of the BMJ* (Oxford, 1990).

22 Sir St Clair Thomson, 'Some Medical Celebrities of the Victorian Age as Depicted in the Cartoons of Vanity Fair', *The Medical Press and Circular*, CCI (1939), pp. 84–96.

23 E. H. Gombrich and E. Kris, *Caricature* (London, 1939), p. 20.

24 R. G. G. Price, *A History of Punch* (London, 1957), p.20.

25 Richard D. Altick, 'Punch's First Ten Years: The Ingredients of Success', *Journal of Newspaper and Periodical History*, VII (1991), pp. 5–16.

26 Harold Herd, *The March of Journalism. The Story of the British Press from 1622 tothe Present Day* (London, 1952), p. 209; Susan and Asa Briggs, eds, *Cap and Bell, Punch's Chronicle of English History in the Making, 1841–61* (London, 1972), see Chap. II, 'The Scope of Reform', pp. 75–94.

27 M. H. Spielmann, *The History of 'Punch'* (London, 1895), p. 409.

28 Richard D. Altick, *Punch: The Lively Youth of a British Institution, 1841–1851* (Columbus, 1997), pp. 129, 250.

29 'John Leech', *Dictionary of National Biography*, vol. XI (1909), p. 830; Graham Everitt, *English Caricaturists and Graphic Humourists of the Nineteenth Century*

(London, 1981); W. Feaver and A. Gould, *Masters of Caricature: From Hogarth to Scarfe and Levine* (London, 1981); June Rose, *The Drawings of John Leech* (London, 1950); Henry R. Viets, 'John Leech and the London Medical Student of 1842', *New England Journal of Medicine*, CCLXXX (1969), pp. 79–84.

30 Susan and Asa Briggs, eds, *Cap and Bell, Punch's Chronicle of English History in the Making, 1841–61,* XXVI.

31 Rose, *Drawings of John Leech*, IO.

32 Derek Pepys Whiteley, *George Du Maurier. His Life and Work* (London, 1948), p. 22; C. C. Hoyer Millar, *George Du Maurier and Others* (London, 1937).

33 Piper, 'Take the Face of a Physician', in Wolstenholme, ed., *Portraits: The Royal College of Physicians of London, Catalogue II*, 25–49, p. 44.

34 Wolfgang Born, 'The Nature and History of Medical Caricature', *Ciba Symposia*, VI (1944–5), pp. 1910–24.

35 'Charles Keene', *Dictionary of National Biography*, vol. X (1908), p. 1190.

36 Gordon N. Ray, *Thackeray. The Uses of Adversity. 1811–1846* (London, 1955); *idem*, *Thackeray. The Age of Wisdom. 1847–1863* (London, 1958); Andrew Sanders, 'Thackeray and Punch, 1842–1847', *Journal of Newspaper and Periodical History*, VII (1991) pp. 17–24.

37 Curt Proskauer, 'The Dentist in Caricature', *Ciba Symposia*, VI (1944), pp. 1933–48: 'The chief and inexhaustible subjects of the dental caricaturist are the fear and pain of the unhappy and unfortunate patient.'

38 Spielmann, *The History of 'Punch'*, p. 549.

39 *Ibid.*, p. 550.

40 John Geipel, *The Cartoon. A Short History of Graphic Comedy and Satire* (London, 1972), p. 86.

41 Spielmann, *The History of 'Punch'*, p. 549.

42 *Ibid.*, p. 568.

43 Shane Leslie, *Edward Tennyson Reed 1860–1933* (London, 1957), p. 56.

44 Spielmann, *The History of 'Punch'*, p. 367.

45 James Thorpe, *English Illustration: The Nineties* (London, 1935), pp. 251–2.

46 For the more recent history see Derek Pepys Whiteley, 'Bernard Partridge and Punch', *Image: A Periodical of the Visual Arts*, Autumn (1952), pp. 48–59.

后记

1 Jens Lachmund and Gunnar Stollberg, 'The Doctor, His Audience, and the Meaning of Illness. The Drama of Medical Practice in the Late 18th and Early 19th Centuries', in Jens Lachmund and Gunnar Stollberg, eds, *The Social Construction of Illness: Illness and Medical Knowledge in Past and Present* (Stuttgart, 1992), pp. 53–66.

2 Talcott Parsons, 'The Sick Role and the Role of the Physician Reconsidered', *Milbank Memorial Fund, Health and Society*, LIII (1975), pp. 257–78.

3 Natsu Hattori, 'Performing Cures: Practice and Interplay in Theatre and Medicine in the English Renaissance', DPhil thesis, University of Oxford, 1995.

4 Quoted in Fielding H. Garrison, 'Medicine in *The Tatler*, *Spectator* and *Guardian*', *Bulletin of the Institute of the History of Medicine*, II (1934), pp. 477–503, p. 488. See also John F. Sena, 'Smollett's Matthew Bramble and the Tradition of the Physician–Satirist', *Papers on Language & Literature*, XI (1975), pp. 380–96.

5 Anne Karpf, *Doctoring the Media: The Reporting of Health and Medicine* (London, 1988); Peter E. Dans, *Doctors in the Movies. Boil the Water and Just Say Aah*, (Bloomington, 2000).

图书在版编目（CIP）数据

病人、医生、江湖郎中：近代英国的医疗与社会 /（英）罗伊・波特著；欧阳瑾译 .—北京：中国工人出版社，2022.5

书名原文：*Bodies Politic: Disease, Death and Doctors in Britain, 1650–1900*

ISBN 978-7-5008-7916-9

Ⅰ.①病… Ⅱ.①罗… ②欧… Ⅲ.①医学史—英国—近代

Ⅳ.① R-095.61

中国版本图书馆 CIP 数据核字（2022）第 071774 号

著作权合同登记号：图字 01-2021-3448

病人、医生、江湖郎中：近代英国的医疗与社会

出 版 人　董　宽
责任编辑　陈晓辰　董芳璐
责任校对　丁洋洋
责任印制　黄　丽
出版发行　中国工人出版社
地　　址　北京市东城区鼓楼外大街 45 号　邮编：100120
网　　址　http://www.wp-china.com
电　　话　（010）62005043（总编室）（010）62005039（印制管理中心）
　　　　　（010）62001780（万川文化项目组）
发行热线　（010）82029051　62383056
经　　销　各地书店
印　　刷　北京市密东印刷有限公司
开　　本　880 毫米 ×1230 毫米　1/32
印　　张　12.875
彩插印张　1
字　　数　300 千字
版　　次　2022 年 7 月第 1 版　2025 年 1 月第 3 次印刷
定　　价　86.00 元

Size 147mm×210mm Words 300,000 Pages 444 ISBN 978-7-5008-7916-9 Picture History

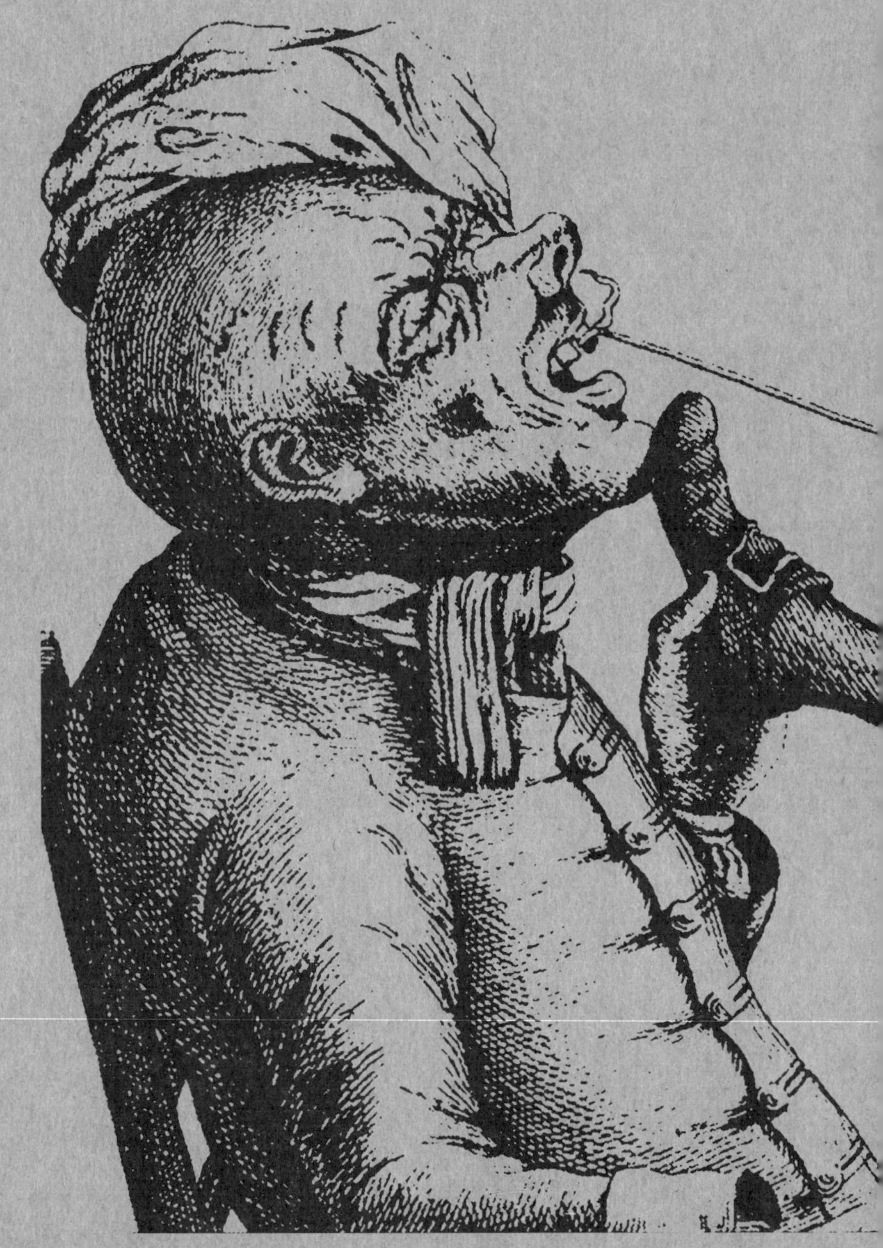